Monographien aus dem Gesamtgebiete der Psychiatrie

12

Psychiatry Series

Herausgegeben von
H. Hippius, München · W. Janzarik, Heidelberg
M. Müller, Rüfenacht/Bern

L. Ciompi · C. Müller

Lebensweg und Alter der Schizophrenen

Eine katamnestische Langzeitstudie bis ins Senium

Mit 27 Fallbeispielen, 23 Abbildungen und 48 Tabellen

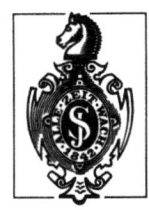

Springer-Verlag
Berlin Heidelberg GmbH

Prof. Dr. Luc Ciompi, Chefarzt der Rehabilitationsdienste an der Psychiatrischen Universitätsklinik „Cery", Lausanne/Schweiz

Prof. Dr. Christian Müller, Direktor der Psychiatrischen Universitätsklinik „Cery", Lausanne/Schweiz

ISBN 978-3-662-01607-7   ISBN 978-3-662-01606-0 (eBook)
DOI 10.1007/978-3-662-01606-0

Library of Congress Cataloging in Publication Data. Ciompi, Luc. Lebensweg und Alter der Schizophrenen. (Monographien aus dem Gesamtgebiete der Psychiatrie; Bd. 12) Bibliography: p. Includes index. 1. Schizophrenia – Congitudinal studies. 2. Schizophrenic – Cases, clinical reports, statistics. I. Müller, Christian, 1921 – joint author. II. Title. III. Series. RC514.C54 616.8'982'09   75-40372.
Das Werk ist urheberrechtlich geschützt. Die dadurch begründeten Rechte, insbesondere die der Übersetzung, des Nachdruckes, der Entnahme von Abbildungen, der Funksendung, der Wiedergabe auf photomechanischem oder ähnlichem Wege und der Speicherung in Datenverarbeitungsanlagen bleiben, auch bei nur auszugsweiser Verwertung, vorbehalten.
Bei Vervielfältigungen für gewerbliche Zwecke ist gemäß § 54 UrhG eine Vergütung an den Verlag zu zahlen, deren Höhe mit dem Verlag zu vereinbaren ist.

© Springer-Verlag Berlin Heidelberg 1976
Ursprünglich erschienen bei Springer-Verlag Berlin Heidelberg New York 1976
Softcover reprint of the hardcover 1st edition 1976

Die Wiedergabe von Gebrauchsnamen, Handelsnamen, Warenbezeichnungen usw. in diesem Werk berechtigt auch ohne besondere Kennzeichnung nicht zu der Annahme, daß solche Namen im Sinne der Warenzeichen- und Markenschutz-Gesetzgebung als frei zu betrachten wären und daher von jedermann benutzt werden dürften.

Vorwort

Wer mit der Schizophrenieforschung vertraut ist, wird dieses Buch womöglich mit leisem Seufzen zur Hand nehmen. Eine Verlaufsuntersuchung mehr, wird er klagen, obschon ja schon seit Jahrzehnten immer wieder Versuche gemacht wurden, Klarheit zu bringen in die Vielfalt der Wandlungen, Besserungen und Verschlimmerungen, die ein Mensch durchlaufen kann, dem einmal in seinem Leben die Etikette Schizophrenie angeheftet wurde. Diesen Vorwurf, alte Bahnen zu beschreiten, müssen wir auf uns nehmen. Wenn wir uns dennoch entschlossen haben, mit den Mitteln der deskriptiven Psychopathologie und der persönlichen Nachuntersuchung dem Rätsel des schizophrenen Verlaufs nachzugehen, so hat dies seine Gründe, über die später berichtet werden soll. Die Entstehungsgeschichte dieses Buches ist recht lang, und auch über sie soll der Leser später einiges erfahren. An dieser Stelle wollen wir lediglich kurz die wesentlichen Züge unserer Zusammenarbeit skizzieren. Der eine von uns (*C. Müller*) hat 1962/63 als Leiter der Psychiatrischen Universitätsklinik Lausanne ein Forschungsprogramm aufgestellt, das zum Ziel hatte, den Einfluß des Alters auf die verschiedenen psychischen Affektionen zu studieren, und das später den Namen „Enquete de Lausanne" erhielt. Er hat mit verschiedenen Mitarbeitern den Fragenkatalog entworfen, die bekannte Literatur gesammelt und eine Reihe von Kranken persönlich nachuntersucht. In dem vorliegenden Buch stammen der erste sowie der dritte Teil von ihm.

Der andere (*L. Ciompi*) hat sich als wissenschaftlicher Mitarbeiter der Klinik 1965–1973 ganz vorwiegend mit diesem Projekt befaßt, hat eine große Zahl von Kranken nachuntersucht, hat insbesondere für diese vorliegende Schizophreniestudie die Methodik erarbeitet und ist für den zweiten, d.h. für den Hauptteil des Buches, verantwortlich. Für uns beide war der stetige freundschaftliche Gedanken- und Meinungsaustausch im Laufe der Arbeit wichtig.

Lausanne-Prilly, Winter 1975/76

C. MÜLLER und L. CIOMPI

Dankwort

Der Leser geht nicht fehl, wenn er vermutet, daß diese umfangreiche Untersuchung nur dank der Zusammenarbeit verschiedener Institutionen und des Einsatzes einer Reihe von Beratern, Helfern und Mitarbeitern möglich war. Wir hätten zwar in den jeweiligen Kapiteln auf die empfangene Hilfe und Unterstützung hinweisen können, zogen es jedoch vor, gleich eingangs unseren Dank abzustatten. Als erstes müssen wir derer gedenken, ohne die das Buch überhaupt nicht geschrieben worden wäre, nämlich unserer Patienten und deren Familien. Es war nicht selbstverständlich, daß sie uns zu Gesprächen und Nachuntersuchungen empfingen. Ihnen gilt unser erster Dank.

Unter den Institutionen und Behörden, die uns unterstützten, nennen wir den Schweizerischen Nationalfonds für wissenschaftliche Forschung. Er gewährte uns großzügig finanzielle Kredite, die es als Starthilfe erlaubten, die „Enquete de Lausanne" anlaufen zu lassen. Zu Dank sind wir aber auch dem Eidgenössischen Statistischen Amt verpflichtet sowie den Zivilstandsämtern, den Einwohnerkontrollen, der Eidgenössischen Alters- und Hinterbliebenenversicherung. Sie ermöglichten die Wiederauffindung unserer ehemaligen Patienten.

An den Nachuntersuchungen der ehemaligen Kranken waren zusammen mit den Autoren folgende Ärzte beteiligt:

Frau Dr. *J. Bajusz-Nicolet*, Frau Dr. *P. Lai-Lavanchy*, Herr Professor Dr. *P. Berner*, Dr. *A. Calanca*, Dr. *E. Gabriel*, Dr. *Hadziantoniou*, Dr. *G. Landoni*, Dr. *G.P. Lai.* Sie alle waren während kürzerer oder längerer Zeit an unserer Klinik tätig. Frau *J. Medvecka* hat sich als Soziologin vor allem mit statistischen Fragen, insbesondere mit der Mortalität und den Todesursachen befaßt und daneben, zusammen mit Dr. *J. Schürch*, auch an verschiedenen Reliabilitätsprüfungen mitgearbeitet. Herr *Weber* half uns bei allgemeinen Fragen der Statistik. Für die elektronische Datenverarbeitung konnten wir auf Frau *Haller* und die Herren *Gurtner* und *Anet* zählen. Ihnen allen gilt unser herzlicher Dank. Nicht zu vergessen seien schließlich unsere Sekretärinnen, Frau *Francioli*, Frau *Junod*, Frau *Rosa*, Frau *Straube*, Frau *Thevenaz* und Frau *Wyss*, wobei die letztere als Bibliothekarin unserer Klinik vor allem zur Literatursammlung beitrug.

Dem Verlag gilt unser aufrichtiger Dank für die Gestaltung des Buches.

Inhaltsverzeichnis

Erster Teil: Einleitung 1
   A. Ausgangspunkt und allgemeine Voraussetzungen 2
   B. Ziel der Untersuchung, Fragestellung, Hypothesen 10
   C. Literaturübersicht 14

Zweiter Teil: Die katamnestische Nachuntersuchung und ihre Ergebnisse 21
   A. Auswahl und Repräsentativität des Untersuchungsmaterials 22
      1. Die Auswahl des Gesamtmaterials der „Lausanner Enquete" 22
      2. Die Auswahl der schizophrenen Patienten 24
      3. Vergleich des Ausgangsmaterials von 1642 Fällen mit den 289 Nachuntersuchten 31
      4. Zusammenfassung: Die Repräsentativität des Untersuchungsmaterials 33
   B. Untersuchungsplan und Methodik 35
   C. Mortalität und Todesursachen 40
      1. Problemstellung und Methodik 40
      2. Ergebnisse 43
         a) Mortalität 45
         b) Todesursachen 50
      3. Zusammenfassung: Der Tod als Selektionsfaktor................. 55
   D. Die Resultate der persönlichen katamnestischen Nachuntersuchung 57
     I. Vorbemerkungen: Katamnesedauer, Ergänzungen zur Methodik 57
     II. Die Langzeitentwicklung der Schizophrenie 60
       1. Zahl und Dauer von psychiatrischen Hospitalisationen im Laufe der Beobachtungszeit 61
         a) Die Dauer der Erstaufenthalte 61
         b) Die Zahl der Spitalaufenthalte 62
         c) Absolute Gesamtdauer der Hospitalisationen 63
         d) Relative Gesamtdauer der Hospitalisationen im Verhältnis zur Beobachtungszeit 64
         e) Hospitalisationsperioden und Lebensalter 66
       2. Die Verlaufsformen der schizophrenen Psychose 70
         a) Methodologische Vorbemerkungen 70
         b) Der Erkrankungsbeginn 71
         c) Der Verlaufstypus 73
         d) Die „Endzustände" 74
         e) Die Verlaufskurven 80
         f) Verlaufsbesonderheiten im höheren Alter 86

3. Langzeitveränderungen der schizophrenen Symptomatik 88
   a) Methodologische Vorbemerkungen 88
   b) Die Veränderung der schizophrenen Einzelsymptome 90
   c) Die Veränderung der schizophrenen Syndrome 92
   d) Neue Symptome und neue (nicht-organische) Krankheitsbilder im Alter 94
4. Die Globalentwicklung des schizophrenen Krankheitsbildes 97
   a) Methodologische Vorbemerkungen 97
   b) Ergebnisse 101
5. Die diagnostischen Untergruppen der Schizophrenie und ihre Veränderungen im Alter 102
6. Zusammenfassende Betrachtung zum Langzeitverlauf der Schizophrenie 107

III. Das psychoorganische Alterssyndrom bei Schizophrenen 111
1. Einleitende Bemerkungen, Methodik 111
2. Zur Häufigkeit des psychoorganischen Syndroms 115
3. Psychopathologische Wechselbeziehungen zwischen Psychose und psychoorganischem Syndrom 118
4. Zusammenfassende Betrachtung zum psychoorganischen Alterssyndrom bei Schizophrenen 126

IV. Soziale Situation und soziale Anpassung im Alter 128
1. Einleitende Bemerkungen, Methodik 128
2. Zur sozialen Alterssituation unserer Probanden 131
3. Die Ergebnisse der Beurteilung der „sozialen Anpassung" im Alter . . . 132
4. Zum subjektiven Erleben der Alterssituation 138
5. Zusammenfassende Betrachtung zur „sozialen Anpassung" im Alter . . 139

V. Zusammenfassung: Der „globale psychische Gesundheitszustand" im Alter 140
1. Einleitende Bemerkungen, Methodik 140
2. Zusammenfassende Ergebnisse 142

E. Günstige und ungünstige Faktoren in der Langzeitentwicklung unserer Probanden 146
I. Vorbemerkungen, Methodik 146
II. Anamnestische Faktoren 149
1. Langzeitverlauf und Geschlecht 149
2. Langzeitverlauf und Konstitution 149
3. Langzeitverlauf und Erbverhältnisse 151
4. Langzeitverlauf und Kindheitsverhältnisse 154
5. Langzeitverlauf und prämorbide Persönlichkeit 155
6. Langzeitverlauf und Intelligenz, Schulbildung 159
7. Langzeitverlauf und berufliche Ausbildung, Tätigkeit und „Anpassung" 161
8. Langzeitverlauf und frühere sozio-familiäre Anpassung, Zivilstand . . . 165
9. Zusammenfassende Betrachtung der Beziehungen zwischen Langzeitverlauf und anamnestischen Faktoren bis zur Erstaufnahme 168
III. Psychopathologische Faktoren 171
1. Langzeitverlauf und Alter bei Erkrankungsbeginn 171

2. Langzeitverlauf und Alter bei der Erstaufnahme 174
3. Langzeitverlauf und Form des Erkrankungsbeginns............. 176
4. Langzeitverlauf und „auslösende Begleitursachen" 177
5. Langzeitverlauf und Dauer der Ersthospitalisation 179
6. Langzeitverlauf und Periode der Ersthospitalisation 180
7. Langzeitverlauf und diagnostische Untergruppe bei der Ersthospitalisation 183
8. Langzeitverlauf und Symptomatik bei der Ersthospitalisation 185
9. Langzeitverlauf und Verlaufstypus der Psychose 191
10. Langzeitverlauf und relative Gesamtdauer der Hospitalisationen im Verhältnis zur Beobachtungszeit 193
11. Langzeitverlauf und Behandlung 193
12. Zusammenfassende Betrachtung der Beziehungen zwischen Verlauf und psychopathologischen Faktoren von der Erstaufnahme bis zur Nachuntersuchung 196
IV. Der Einfluß aktuell-situativer Faktoren im Alter 198
1. Langzeitverlauf und Alter zur Zeit der Nachuntersuchung 198
2. Langzeitverlauf und Zivilstand zur Zeit der Nachuntersuchung 201
3. Langzeitverlauf und Wohnmilieu im Alter 203
4. Langzeitverlauf und Beschäftigung im Alter 205
5. Langzeitverlauf und körperlicher Gesundheitszustand im Alter..... 205
6. Zusammenfassende Betrachtung der Beziehungen zwischen Verlauf und aktuell-situativen Faktoren zur Zeit der Nachuntersuchung ... 206
V. Zusammenfassung: Überblick über die Beziehungen der geprüften Variablen zum Langzeitverlauf 208

Dritter Teil: Diskussion und Ausblick 211

Literatur 228

Sachverzeichnis 239

Erster Teil **Einleitung**

A. Ausgangspunkt und allgemeine Voraussetzungen

In diesem Buch wird über lange Katamnesen bei Schizophrenen berichtet. Es mag angebracht sein, einleitend einige Überlegungen anzustellen darüber, was katamnestische Untersuchungen sind oder sein können, aber auch weshalb wir uns entschlossen haben, diese Forschungsmethode anzuwenden.

Krankheit, im landläufigen Sinn verstanden, ist zeitlich begrenzt, beginnt und endet an feststellbaren Punkten. Ein abnormer Zustand, der von der Geburt bis zum Tod besteht, wäre also keine Krankheit, sondern ein angeborenes Leiden, eine Mißbildung. Nun wissen wir zur Genüge, daß im Falle der Schizophrenie Beginn und Ende nicht scharf festgesetzt werden können. Hier beginnen deshalb die Lehrmeinungen bereits auseinanderzuklaffen. Während es den einen für sicher gilt, daß die Schizophrenie wie irgend eine andere Körperkrankheit das Individuum „überfällt", daß es einen zeitlich definierbaren Umschlag vom gesunden zum psychotischen Menschen gibt, bezweifeln dies andere.

Ist also die Schizophrenie eine Krankheit im üblichen Sinne, und kann man ihren „Verlauf" studieren?

Ihren Gipfelpunkt hat die Ablehnung des Krankheitsbegriffes in der Schizophrenielehre in den Auffassungen der Antipsychiater gefunden, für welche die „Schizophrenie" überhaupt nicht existiert, weder als Krankheit noch sonst irgendwie.

Würden wir einer derart extremen Auffassung huldigen, so könnten wir ruhig die in diesem Buch darzustellenden Daten und Fakten als null und nichtig betrachten. Der Tatsache, daß wir eine katamnestische Verlaufsuntersuchung publizieren, mag der Leser entnehmen, daß wir eine ganz bestimmte Vorstellung von der „Schizophrenie" haben, über die später noch zu berichten sein wird. Nehmen wir vorläufig an, daß im Leben eines Menschen zu einem nicht sicher eruierbaren Zeitpunkt schnell oder allmählich Erscheinungen, Verhaltensweisen im Sinn von „schizophrenen" Symptomen auftauchen, so wird es auch möglich sein, diese durch die Jahre hin zu verfolgen, ihre Wandlungen zu registrieren, ihr Verschwinden und Wiederauftauchen, ihre Form, ihren Inhalt mit anderen Gegebenheiten zu vergleichen und in Beziehung zu bringen.

Die Pioniere der Verlaufsforschung, allen voran *Kraepelin* (1913) hatten es in dieser Beziehung leicht. Für sie stand es fest, daß es sich bei der „Dementia praecox" um einen organischen Prozeß handelt, dessen Ablauf bestimmten Regeln folgen mußte, die es zu erforschen galt. In unserem heutigen Sprachgebrauch ausgedrückt heißt das, daß die Zahl der Variablen, die einzubeziehen waren, sehr klein und übersichtlich war. Man hatte die progressive Verschlimmerung einer katatonen Abkapselung, eines Größen- oder Verfolgungswahns im zeitlichen Ablauf zu beobachten, um Rückschlüsse auf die Gesetzmäßigkeiten zu ziehen.

Heute stehen wir vor der umgekehrten Situation. Es will uns scheinen, als ob die Zahl der Variablen, die berücksichtigt werden müssen, um überhaupt etwas Wesentliches zum Verlauf der Schizophrenie auszusagen, ins Unermeßliche gestiegen seien.

Alles und jedes kann ja theoretisch die schizophrene Psychose beeinflussen. Es gibt kaum eine gestörte Organfunktion, kaum ein lebensgeschichtliches Ereignis oder eine soziale Situation, von der mit absoluter Sicherheit angenommen werden könnte, daß sie nicht den geringsten Einfluß auf den Verlauf der Psychose hätte. Wie also sich beschränken? Doch damit sind wir bereits in die Probleme der Untersuchungsmethodik vorgestoßen, während es doch vorläufig noch um die Frage der allgemeinen Gültigkeit und Anwendbarkeit der Verlaufsforschung in der modernen Psychiatrie geht.

Heute noch schizophrene Lebensläufe katamnestisch zu verfolgen, zu vergleichen, Daten zu sammeln und auszuwerten, scheint uns aus folgendem Grunde sinnvoll: Betrachtet man die zahlreichen Untersuchungen bekannter Forscher, so stellt man im Laufe der Jahrzehnte eine eindrückliche Verfeinerung der Methodik fest. Während früher davon ausgegangen wurde, daß die Symptomatik sich von selbst verstehe, so daß es unnötig sei, genaue Definitionen zu bringen, während man ferner noch vor kurzem mit summarischen Beschreibungen wie „Besserung", „soziale Remission" oder gar „Heilung" operierte, ist man heute sehr viel vorsichtiger geworden. Es werden genaue Begriffe verlangt. Während man sich früher mit unkritisch ausgewählten Fällen begnügte, während Fragen der Vergleichbarkeit und der statistischen Signifikanz nicht beachtet wurden, mußten im Laufe der letzten Jahrzehnte für eine ganze Reihe von klassischen Untersuchungen in diesem Feld die Grundlagen als ungenügend bezeichnet werden.

Auch erkannte man, daß nur eine Beobachtung über lange Zeiträume wirklich stichhaltige Angaben über den Verlauf liefern konnte. Ja, es ist nicht übertrieben, wenn wir heute staunen über die „Leichtfertigkeit", mit welcher in früheren Epochen Schlüsse auf Verlaufsgesetze gezogen wurden auf Grund von Beobachtungen, die höchstens während 2–3 Jahren durchgeführt wurden. Die Verlaufsforschungsmethode hat sich also verfeinert, ist anspruchsvoller geworden. Wie eine Verlaufsforschung heute korrekt durchgeführt werden soll, hat *Wing* (1968) in gültiger Weise dargestellt. Ein leuchtendes Beispiel für eine gründliche Verlaufsbeobachtung ist das große Werk von *Manfred Bleuler* (1968), der 208 Schizophrene persönlich über 20 Jahre verfolgte.

Diese Verfeinerung der Beobachtungstechnik, das Einbeziehen statistischer Kriterien, die heute möglich sind, hat für unsere Aufgabe maßgeblich Bedeutung. Die Kranken, über die wir berichten werden, sind die Schizophrenen, wie sie unsere Vorgänger bis zurück zur Aera *Eugen Bleulers* sahen. Die Methoden, mit welchen wir diese Beobachtungen sichten und verwerten wollen, sind dagegen die Methoden des Jahres 1973. Hier liegt also eine unserer Rechtfertigungen.

Ein zweiter wesentlicher Rechtfertigungsgrund ist folgender: Das Ziel der meisten Verlaufsforschungen war, Gesetzmäßigkeiten aufzudecken und, wenn möglich, aus den lebenslänglichen Wandlungen Schlüsse auf das Wesen der Krankheit an sich zu ziehen. Niemand wird behaupten können, daß dies im Falle der Schizophrenie zur Zufriedenheit gelungen sei. Im Gegenteil. Überblickt man die Resultate und Schlußfolgerungen unserer Vorgänger, so muß man seine Enttäuschung eingestehen. Klaffende Widersprüche finden sich da und dort, so ist es beispielsweise immer noch nicht gelungen, eindeutig zu beweisen, ob es eine sogenannte „Kerngruppe" der Schizophrenie gibt, die voraussichtlich ein organisches Substrat hätte, und die sich nicht nur durch den typischen Verlauf, sondern eben auch durch im Beginn vorhandene Merkmale kennzeichnen ließe. Es ist auch nicht gelungen, sichere Angaben zu machen, ob die Mehrzahl der ungünstigen Verläufe in eindeutigem Zusammenhang mit der Dauer der Hospitalisation steht, ob also gewissermaßen der „Defekt" ein Artefakt ist.

Es ist noch viel zu wenig bekannt, was auf lange Frist aus jenen Schizophrenen wird, die nur einmal kurz in einem Schub hospitalisiert wurden und nachher niemals mehr in ärztlicher Behandlung waren. Trotz eindrücklichen Erhebungen, vor allem derjenigen *Bleulers,* geistert die Auffassung vom mehrheitlich ungünstigen Verlauf immer noch herum. Unsere in früheren Arbeiten mitgeteilte Beobachtung, wonach das Alter auf den schizophrenen Verlauf einen allgemein bessernden Einfluß hat, wurde teils bestätigt, teils aber auch bestritten, so daß auch hier noch Fragen offen sind.

Aber nicht nur die Möglichkeiten der verfeinerten Methodik oder das Bestehen ungelöster Fragen regten uns zu dieser Untersuchung an. Vielmehr gesellte sich ein drittes Motiv hinzu, das die vorgegebene lokale Situation resp. die „feasibility" betrifft.

Wir standen vor der erfreulichen Tatsache, daß in der Schweiz wichtige Voraussetzungen gegeben sind, die katamnestische Untersuchungen fruchtbar erscheinen lassen.

1. Seit Beginn dieses Jahrhunderts besteht in der schweizerischen Psychiatrie dank dem überragenden Einfluß von *E. Bleuler* eine gewisse „unité de doctrine", was die diagnostischen Kriterien betrifft. Es kann somit angenommen werden, daß die verschiedenen Psychiatergenerationen in einheitlicher Weise diagnostizierten, unabhängig davon, ob sie im einen oder anderen Teil der Schweiz lebten.

2. Wiederum unter dem Einfluß der Bleulerschen Schule wurde seit Beginn des Jahrhunderts großes Gewicht auf sorgfältige Krankengeschichten gelegt. Greifen wir wahllos aus den Archiven unserer Klinik eine Krankengeschichte aus den Jahren 1910–1960 heraus, so sind wir in der Regel überrascht über die Ausführlichkeit, mit welcher die initiale Situation beschrieben wird, mit welcher Sorgfalt das Vorhandensein psychopathologischer Phänomene registriert wird, wie der weitere Verlauf aufgezeichnet und last but not least auch die Angaben der Familie und der weiteren Umgebung berücksichtigt wurden. Diese alten Krankengeschichten, die oft 20 und mehr Schreibmaschinenseiten umfassen, bilden eine wichtige Grundlage.

3. Die schweizerische Bevölkerung blieb in den letzten 60 Jahren ausgesprochen stabil. Von Kriegen verschont, gab es relativ wenig Wanderbewegungen — abgesehen von einem sehr kleinen Prozentsatz von Auswanderungen ins Ausland. Nimmt man hinzu, daß die Gemeindearchive, die Registraturen der Einwohnerkontrollen immer sehr gut unterhalten wurden, so kann man annehmen, daß diese stabile Bevölkerung ideale Voraussetzungen dafür bietet, eine maximale Zahl von ehemaligen Kranken auch nach langen Zeitepochen wieder aufzufinden.

Auf diesen Vorteil haben wir an anderer Stelle bereits mehrfach hingewiesen.

Diese erwähnten Voraussetzungen brachten es mit sich, daß wir uns entschlossen, ab 1963 eine umfassende katamnestische Studie zu beginnen, die sämtliche ehemaligen Klinikpatienten, welche zu diesem Zeitpunkt über 65jährig waren, einschloß. Dies war der Anfang unserer „Enquete de Lausanne", deren Hauptziel war, den Einfluß des Alters auf die verschiedenen im Erwachsenenalter zu beobachtenden psychischen Störungen, welche in irgendeinem Zeitpunkt zu einer Hospitalisierung geführt hatten, zu untersuchen. Die vorliegende Arbeit ist somit ein Teil dieser „Enquete de Lausanne" und hat zum Ziel, das im Rahmen dieser Enquete gesammelte Material zur Schizophrenie zu verwerten. Über andere Krankheitsgruppen, die nachuntersucht worden sind, wurde an anderen Stellen berichtet.

Wie sich die Einzelheiten dieser Auswahl gestalteten und welche Schwierigkeiten wir überwinden mußten, wird in einem der folgenden Kapitel dargestellt werden.

Schließlich erlaubt uns die Auswahl unserer Patienten die Feststellung, daß unsere Katamnesen zu den längsten in der Literatur bis heute bekannten gehören. Daß in der Zwischenzeit das groß angelegte Werk von *M. Bleuler* erschienen ist, das über die bisher wohl gründlichste und umfassendste Katamnese der Schizophrenie berichtet, hätte uns eigentlich entmutigen müssen. Indessen können wir uns gerade auf diesen unseren Lehrer berufen, hat er doch nachdrücklich gefordert, daß eine Ergänzung und Überprüfung seiner Resultate wünschbar sei, insbesondere was das hohe Alter der Schizophrenen betreffe.

Über den allgemeinen „Sinn" katamnestischer Studien zur Schizophrenie kann aber noch folgendes beigefügt werden:

Sollte es möglich sein aufzuzeigen, daß es „innere" Gesetzmäßigkeiten des schizophrenen Krankheitsverlaufes gibt, und sollte man beweisen können, daß die lebensgeschichtlichen und sozialen Einflüsse irrelevant sind, dann würde die Hypothese von der vorwiegend somatogenen Genese der Schizophrenie um einiges wahrscheinlicher werden.

Sollte es sich indessen ergeben, daß die Wandlungen der schizophrenen Symptomatik, ihre Verschlimmerung und Besserung, ihr Auftauchen und Verschwinden in engem Zusammenhang mit den lebensgeschichtlichen Entwicklungen stehen, dann würde diese Hypothese einiges an Wahrscheinlichkeit verlieren.

Dabei sind wir uns durchaus bewußt, daß die Möglichkeiten, aufgrund katamnestischer Studien Auskunft über den hypothetischen Einfluß des „Milieus" zu erhalten, beschränkt sind. Wie wir auch methodisch den „Rückblick" auf die Lebensgeschichte des Schizophrenen gestalten, was wir auch unternehmen, um die Faktoren in den Griff zu bekommen, die einen so und nicht anders gestalteten Verlauf bestimmen, immer werden wir vor der Unmöglichkeit stehen, das „post hoc" mit Sicherheit von dem „propter hoc" abzugrenzen. Wir sind überzeugt, daß diese Frage letzten Endes nur durch die Fortführung der heute im Gange befindlichen Untersuchungen an Zwillingen, an Adoptivkindern sowie durch die prospektiven Studien von Personen aus der „high risk"-Gruppe möglich ist (*Rosenthal, Kety* u. *Kringlen*, 1968).

Trotz dieser gewichtigen Einschränkung meinen wir, daß auch die rein katamnestische Arbeit einen bescheidenen Beitrag zu dieser brennenden Frage leisten kann, vor allem, wenn man von folgenden Überlegungen ausgeht. Auch der überzeugteste Verfechter einer „Milieutheorie" resp. einer vorwiegend psychogenetischen Ätiologie der Schizophrenie muß sich vor Augen halten, daß zwar die frühkindliche Erlebniswelt, die Eltern-Kind-Beziehung maßgebliche Akzente setzt, daß aber im Laufe der Lebensentwicklung ständig neue, korrigierende Einflüsse auf den Gesunden wie den Schizophrenen treffen. Unter ihnen ist auch das Erleben der verschiedenen Altersstufen und ganz besonders der Eintritt ins Senium zu nennen. Hier kommt es zu tiefgreifenden psychodynamischen Umstellungen und Anpassungen. Diese wiederum können nur im Längsschnitt erfaßt werden. So ist es also doch nicht so aussichtslos, sehr lange Katamnesen im Hinblick auf die Frage der „Milieuwirkung" zu verwenden.

Wir sind im übrigen mit *M. Bleuler* der Meinung, daß pathogenetische und pathoplastische Elemente, wie man sie früher nannte, meistens nicht auseinandergehalten werden können.

Es wird heute von mehreren kompetenten Forschergruppen die Meinung vertreten, daß der Schizophrenie ein Enzymdefekt zugrunde liege. Sollte dies der Fall sein, sollte diese letztlich organisch bedingte Störung der Hauptfaktor am Zustandekommen einer schizophrenen Symptomatik sein, dann müßte sich dies auch in der Verlaufsweise widerspiegeln. Noch wissen wir relativ wenig über Langzeitverläufe bei Enzymopathien, die keine psychischen Störungen bewirken. Solche Vergleiche müßten jedoch gezogen werden können und müßten wertvolle Hinweise ergeben.

In der neueren, insbesondere amerikanischen Literatur fällt auf, daß die Verlaufsforschung an sich immer mehr unter dem Begriff der „Prognose" abgehandelt wird. Tatsächlich besteht ja ein brennendes Interesse daran, bessere prognostische Kriterien herauszuarbeiten, oder aber andererseits zu dem Schluß zu kommen, daß eine „Prognostik" im ursprünglichen Sinn im Falle der Schizophrenie gar nicht möglich ist.

Langfeldt und *Vaillant*, aber auch andere Forscher, haben ihre großen Nachuntersuchungen vor allem unter diesem Aspekt angelegt. Auch wir wollen uns bemühen, unser Material nach dieser Richtung hin auszuwerten. Dabei muß man sich indessen einer Tatsache bewußt sein. Gerade Forscher wie *Langfeldt*, aber auch *Achte, Holmboe* und andere, gehen von der durchaus zugestandenen Hypothese der Existenz einer „Prozeß-Schizophrenie" aus. Sie suchen in ihren Arbeiten diese Hypothese zu verifizieren. Inwiefern hat diese persönliche Auffassung die Wahl ihres Krankengutes beeinflußt? Konnten sie sich davor bewahren, das zu finden, was sie zu finden hofften? Die Problematik der Verlaufsuntersuchungen, die von solchen Voraussetzungen ausgehen, fängt schon bei der Diagnostik an. Sofern man eben nur die schlecht verlaufenden Fälle als „eigentliche" Schizophrene betrachtet, wird auch die Vergleichbarkeit zwischen verschiedenen Untersuchern zweifelhaft. Wie auch *Bleuler*, haben wir uns von allem Anfang an dagegen gestemmt, die Diagnostik mit dem Verlauf zu verquicken. Es ist ja auch aus der ganzen Medizin kein einziges Beispiel bekannt, wo ein solches Verfahren für zulässig erachtet worden wäre. Kein Mensch wird ein chronisches Leiden nur deshalb als eine eigenständige Krankheit erklären, weil es eben chronisch ist, ohne daß nicht noch andere wesentliche symptomatische oder morphologische Unterschiede zu beobachten wären.

Wir befinden uns mit dieser Auffassung in guter Übereinstimmung mit anderen Forschergruppen, insbesondere derjenigen des National Institute of Mental Health. *L. Mosher, G. Gunderson* und *S. Buchsbaum* haben in einem Übersichtsreferat 1972 auf die Schwierigkeit der vergleichbaren diagnostischen Kriterien hingewiesen. Sie bemerken, daß die in der Literatur als typisch beschriebenen Symptome häufig von der theoretischen Einstellung des Untersuchers abhängen. Überdies können diese Symptome variieren. Je nach der Intensität der Untersuchung kann ein als Simplex-Schizophrenie diagnostizierter Patient schließlich doch als paranoid erscheinen. Diese Schwierigkeiten hätten schließlich dazu geführt, dandere Diagnosekriterien einzuführen, wie zum Beispiel anamnestische oder prognostische. „While past history is useful in differentiating extreme types (e.g. good from poor premorbid patients) it fails to characterize adequately the majority of schizophrenic patients who fall midway along the process-reactive-continuum. As a diagnostic tool, prognosis too, seems inadequate — affected as it is by the uncertain influences of intervention efforts".

Die Problematik der Unterscheidung zwischen „Prozeß" und „Reaktion" wurde übrigens 1970 von *H. Heimann* aus unserer Klinik neu beleuchtet. Er konnte insbesondere zeigen, daß diese Begriffe schillernd sind, wenn man sie auf ihre historische Entstehung und ihre gegenwärtige Verwendung hin untersucht. „Prozeß" kann – wie *Jaspers* zeigte – ein psychopathologisches Kriterium sein, es kann sich aber auch auf den Verlauf beziehen. Prozeß wird in dieser Bedeutung mit Persönlichkeitsveränderung gleichgesetzt. „Die Entscheidung, ob eine Persönlichkeit schizophren verändert ist oder nicht, ist jedoch, wie alle Aussagen über Persönlichkeitszüge, keine echte Alternativentscheidung, sondern eine quantitative, d.h. eine Feststellung von mehr oder weniger". *Heimann* stellt fest, daß sich diese beiden Bedeutungen von Prozeß nicht in Einklang bringen lassen. Schließlich zeigt *Heimann*, daß eine weitere Bedeutung des Begriffes „Prozeß" in seiner Verknüpfung mit einer Endogenitätshypothese der Schizophrenie liegt.

Diese Bemerkungen zeigen, daß die Verwendung dieses Begriffes heute recht fragwürdig ist. Es ist in diesem Zusammenhang auch daran zu erinnern, daß *E. Bleuler* in seiner Schizophrenielehre nie von Prozeß gesprochen hat. (Siehe hierzu *Mosher* et al., 1973).

Um bei den terminologischen Problemen zu bleiben: Der Leser wird bereits festgestellt haben, daß wir wie in allen klassischen Lehrbüchern vom „Verlauf" der „Schizophrenie" sprechen. Es ist uns offen gestanden nicht ganz wohl dabei. Einmal wissen wir zur Genüge, daß es „die Schizophrenie" als Morbus an sich gar nicht gibt, sondern daß wir seit *E. Bleuler* von „den Schizophrenien" zu sprechen haben. Aber auch diese Erweiterung wird nicht alle Fachkollegen befriedigen. Indessen können wir hier nicht auf die hochwichtige Frage der „Krankheitseinheit" eingehen, da uns dies viel zu weit führen würde. Aus rein pragmatischen Gründen wollen wir uns nicht bei diesem Problem aufhalten im Vertrauen darauf, daß die nachfolgenden Kapitel erhellen werden, wie es mit unserer Sprachregelung steht.

Dasselbe gilt für den Begriff „Verlauf". Auch ihn verwenden wir nur mit schlechtem Gewissen. Da wir es gerade als eine unserer Hauptaufgaben betrachten, zur Frage beizutragen, ob es einen „Verlauf" im Sinne der allgemeinen medizinischen Terminologie gibt oder nicht, sollten wir im Grunde vorsichtiger sein und von Lebenslauf oder Schicksal reden. Auch hier möge uns der Leser verzeihen, wenn wir uns bequemlichkeitshalber an den traditionellen Sprachgebrauch gehalten haben.

Man wird uns vielleicht den Vorwurf machen, wir seien nicht vorurteilsfrei gewesen und hätten uns in unseren Untersuchungen von der Überzeugung leiten lassen, daß die psychogenetischen Faktoren zu den Hauptelementen des schizophrenen Geschehens gehören. Diesem Vorwurf können wir indessen leicht begegnen, jedenfalls was die Auswahl unserer Kranken hinsichtlich diagnostischer Kriterien betrifft. Da wir nämlich ausschließlich Schizophrene im höheren Alter aufsuchten, die in den Jahren 1910–1960 erstmals mit der Diagnose Schizophrenie in unserer Klinik hospitalisiert waren, konnte es gar nicht anders sein, als daß diese Patienten ihre Diagnose vorwiegend von Psychiatern erhalten hatten, die von dem organischen, prozeßhaften, ja unheilbaren Charakter der Schizophrenie überzeugt waren. Diese Eigenheit unseres Ausgangsmaterials, von dem später eingehender die Rede sein soll, stellt in unseren Augen einen unschätzbaren Vorteil für die möglichst kritische Auswertung dar. Um es pointiert zu sagen: Psychiater, welche den biologisch-organischen Komponenten der Schizophreniegenese den Vorrang einräumten, haben die Diagnosen gestellt, und psychodynamisch orientierte Nachfolger haben dieselben Kranken nachuntersucht. Diese Tatsache scheint uns beweiskräftig dafür, daß nicht unbewußte Motive die Auswahl unseres Krankengutes beeinflußt haben.

Selbstverständlich muß auch für unser Ausgangsmaterial die Frage geprüft werden, ob es sich um Schizophrene im „engeren" Sinne oder im „weiteren" Sinne gehandelt hat. Wir glauben, annehmen zu dürfen, daß es sich um Schizophrene im „engeren" Sinne handelt, und zwar aus zwei Gründen: Einmal war seit jeher in unserer Klinik die Praxis die, daß eine Schizophreniediagnose nicht einfach nach einem Eintrittsstatus oder gar nur aufgrund eines Einweisungszeugnisses gestellt wurde, sonder nach *Abschluß* der Ersthospitalisierung, d.h. mindestens nach einer Woche, in den allermeisten Fällen nach einigen Wochen bis Monaten. Zweitens haben wir bei der Auswahl unserer schizophrenen Fälle nochmals gesiebt und — wie in einem späteren Kapitel berichtet wird — nur die sicher als schizophren zu diagnostizierenden Fälle belassen.

Der Nachteile, die einem Verfahren wie dem unseren innewohnen, sind wir uns indessen sehr bewußt. Dem Vorteil der Ausschaltung subjektiver Selektionskriterien durch die erwähnte Gegensätzlichkeit der theoretischen Ausrichtung zwischen Erstuntersucher und Nachuntersucher steht der Nachteil gegenüber, daß die Erstuntersucher ihre Beobachtungen nicht nach einem einheitlichen Schema festgehalten haben und daß in manchen Krankengeschichten trotz großer Gründlichkeit ganz bestimmte Einzelheiten fehlen. Unser ursprünglicher Plan war, eine recht große Zahl von Variablen in die katamnestische Untersuchung einzubeziehen. So hatte unsere erste Aufgabe bei Beginn der Untersuchung darin bestanden, einen Fragenkatalog zu konstruieren (Check-list), der bei der Nachuntersuchung ausgefüllt werden sollte. Er umfaßte zu Beginn über 90 Items, die von den „harten" Daten wie Geschlecht, Zivilstand, körpermedizinische Befunde, Beruf usw. bei der Erstuntersuchung und der Nachuntersuchung bis zu „weichen" Daten wie Vorhandensein oder Nichtvorhandensein gewisser psychopathologischer Symptome, Beziehungen zur Umwelt, zur Familie, subjektive Einstellung zur Krankheit, zum Alter, zum Tod usw. umfaßten. Diese rund 90 Kategorien waren selbstverständlich unterteilt, zum Teil im Sinne von Skalen, zum Teil im Sinne einfacher Dichotomien. Schon bald ergab sich jedoch, daß wir auf eine ganze Reihe differenzierter Fragen verzichten mußten. Wir mußten unseren Katalog reduzieren und vereinfachen, um damit zu einem verwertbaren Vergleich zwischen Erstuntersuchung und Zweituntersuchung zu gelangen. So war es beispielsweise nicht möglich, auf Feinheiten der Erbverhältnisse, des Familienmilieus, der Kindheitsentwicklung usw. einzugehen. Die alten Krankengeschichten wiesen in dieser Richtung zu große qualitative Unterschiede auf. Ein Besipiel soll dies erläutern. Unter der Rubrik „anamnestische Angaben bei der Ersthospitalisation" figurierte ursprünglich unter der Gruppe „Verhalten" eine Untergruppe „Beziehungen zum Familienmilieu". Diese umfaßte wiederum 9 mögliche Antworten (z.B. Trennung von der Familie in einem bestimmten Alter, während einer bestimmten Dauer usw.). Diese ganze Gruppe mußten wir in eine einzige Frage zusammenfassen, da sonst die Vergleichsmöglichkeiten zu unscharf und die Dunkelziffern zu groß geworden wären.

Eines unserer Hauptziele war, die Frage des Einflusses biologischen und psychologischen *Alterns* auf die Schizophrenie weiter zu klären. Wir sind nämlich heute noch der Auffassung, daß sich in diesem Bereich grundsätzlich neue und noch zu wenig berücksichtigte Möglichkeiten der Schizophrenieforschung an sich eröffnen. Weshalb? Ganz einfach, weil das Altern ein physiologischer Prozeß ist, dem jedes Individuum, also auch der Schizophrene, unterworfen ist. Wir finden also im Alter die Situation vor, daß einerseits die vorbestandene Psychose, aber auch die hinzugetretenen Altersphänomene den Gesundheitszustand bestimmen. Geht man davon aus, daß die psycho-biologischen Einflüsse des

Alterns relativ homogen und konstant sind, so müßten aus dem regelmäßigen und häufigen Zusammentreffen zweier Entwicklungen, nämlich des Alterns und der Schizophrenie, Schlüsse auf die erstbestandene Krankheit gezogen werden können. Es ist nicht unlogisch anzunehmen, daß im Falle einer spezifischen Reaktion des Schizophrenen auf das Altern, die sich von derjenigen anderer Krankheitsgruppen unterscheiden würde, eine Basis für weitere pathogenetische Untersuchungen geschaffen werden könnte. Die Überprüfung der Wirkungsweise exogener Einflüsse auf die Schizophrenie leidet ja bekanntlich daran, daß diese Einflüsse sehr inhomogen sind, daß sie schwer zu identifizieren und vor allem fast nie innerhalb einer größeren Gruppe von Schizophrenen zu vergleichen sind. Dies trifft insbesondere zu für eine Reihe von Faktoren wie interkurrente körperliche Krankheiten, aber auch für psychologische Faktoren, wie es die Milieueigenschaften in der Kindheit und im späteren Leben darstellen. Für das Altern gilt dies in weit geringerem Maße. Wir sind heute in der Lage, an einer größeren Zahl von Schizophrenen den Faktor „Altern" systematisch zu untersuchen. Dieses Forschungsgebiet scheint uns deshalb lohnenswert.

Wir hatten in früheren Arbeiten, in denen wir die Entwicklung von Neurosen, posttraumatischen Störungen, Depressionen, Epilepsien, Alkoholismus usw. bis ins Alter studiert hatten, die Arbeitshypothese aufgestellt, daß sich das Alter desto ungünstiger auswirkt, je mehr eine psychische Störung ätiologisch durch organische Komponenten bedingt ist, und daß umgekehrt eine mehr oder weniger rein psychogene Erkrankung im Alter eher eine Besserungstendenz aufweist. Diese Hypothese gilt es auch in dieser Arbeit zu verifizieren.

Umgekehrt kann in bezug auf die Ätiologie der Schizophrenie angenommen werden, daß, wenn deren Verlauf im Alter demjenigen der Neurosen gleicht, die Wahrscheinlichkeit einer ähnlichen Ätiologie zunimmt, wogegen die Annahme einer eher organisch bedingten Entstehung wahrscheinlicher wird, sofern sich die Schizophrenie im Alterungsprozeß ähnlich verhält wie die somatisch bedingten psychischen Erkrankungen.

Wir haben von der verfeinerten Methodik der katamnestischen Verlaufsuntersuchungen gesprochen. Ohne die Aussage einzuschränken, glauben wir indessen, daß den weiteren Möglichkeiten katamnestischer Verlaufsuntersuchungen im Gebiet der Schizophrenie Grenzen gesetzt sind. Es ist nicht wahrscheinlich, daß in Zukunft noch viele ähnliche Untersuchungen wie die unsere angestellt werden. Es ist sogar mit der Möglichkeit zu rechnen, daß wir heute an einem Endpunkt der katamnestischen Forschung zur Schizophrenie stehen. Es wäre nicht verwunderlich, wenn diese hier vorliegende Studie eine der letzten rein katamnestischen Untersuchungen wäre, und in Zukunft das Feld ganz der prospektiven Forschung überlassen werden muß. Wiederum muß hier auf die Pionierarbeit von *M. Bleuler* verwiesen werden. Immerhin ist zu bedenken, daß gerade mit einer prospektiven Methodik die Frage der Alterseinflüsse nicht befriedigend abgeklärt werden kann, da ja ein Forscherleben nicht ausreichen würde, um eine größere Zahl von Schizophrenen über ihren ganzen Lebensweg zu verfolgen.

Daß auch unsere Studie nicht von ein oder zwei Psychiatern durchgeführt werden konnte, liegt auf der Hand. Unsere Resultate sind die Frucht einer Gruppenarbeit. Die beteiligten Mitarbeiter wurden im Dankwort erwähnt.

B. Ziel der Untersuchung, Fragestellung, Hypothesen

Die Auswahl unserer Kranken sowie die Art unserer Nachuntersuchung erlaubt, eine beschränkte Zahl von Fragen zu studieren. Eine Reihe von interessanten Gesichtspunkten, die in Nachuntersuchungen anderer Autoren berücksichtigt werden konnten, blieben für uns von vornherein außer Betracht. So mußten wir beispielsweise darauf verzichten, die Blutsverwandten unserer Kranken in die persönliche Untersuchung einzubeziehen, da die Mehrzahl der näheren Verwandten im Laufe der Jahre gestorben war. Ferner war es uns nicht möglich, die Entwicklung unserer Kranken etappenweise durch die verschiedenen Jahrzehnte seit der Ersthospitalisierung zu verfolgen. Unsere Untersuchung war von vornherein so angelegt, daß wir nur über zwei Lebensdaten genauere Auskunft erhalten konnten, nämlich über den Zustand im Moment der Ersthospitalisierung und dann wieder über den Zustand im Moment der Nachuntersuchung, d.h. nach dem 65. Lebensjahr. Freilich ist es wiederum nicht so, daß für uns die Zeit zwischen der Erst- und Zweituntersuchung in völligem Dunkel bleibt. Wir kennen nicht nur bei einer Reihe von Schizophrenen die einzelnen Etappen der Entwicklung recht genau, da sie mehrere Hospitalisationen durchliefen, sondern wir erhielten auch durch die Kranken selbst wie durch ihre Angehörigen oft recht plastische Angaben darüber, was sich zwischen der Ersthospitalisation und dem Alter abgespielt hatte. Da wir indessen strenge Kriterien an die statistische Verwertbarkeit unserer Daten anlegen wollten, verzichteten wir mit wenigen Ausnahmen darauf, dieses Material systematisch zu studieren. Wir verwendeten diese Angaben vor allem dazu, uns Rechenschaft zu geben über die Dauer eines stabilen Zustandes vor der Zweituntersuchung. Auch die Frage der präpsychotischen Persönlichkeit konnten wir nur recht kursorisch untersuchen. Dasselbe gilt, wie bereits erwähnt, für die Untersuchung der Erbverhältnisse sowie für die Beurteilung der Nachkommenschaft. Wir konnten also nicht wie *M. Bleuler* die verschiedenen Krankheitsverläufe mit dem verschiedenen familiären Herkommen und dem Gesundheitszustand von Verwandten und Nachkommen in Beziehung setzen.

Schließlich wird sich mancher Leser die Frage stellen, weshalb wir die erhobenen Katamnesen nicht im Sinne von Einzelfallstudien ausgewertet haben. In der Tat wäre uns nichts lieber gewesen, als unsere psychoanalytisch-tiefenpsychologischen Kenntnisse und Erfahrungen auch auf diese gesammelten Beobachtungen anzuwenden. Wenn wir dies nicht versuchten, so geschah dies vor allem deshalb, weil wir nicht zwei völlig verschiedene Forschungsansätze vermischen wollten. Auch wären wir bei einem solchen Vorhaben wiederum auf das Hindernis der allzu großen Lücken in der Erfassung der Kindheit und Jugend gestoßen. Es ist jedoch durchaus denkbar, daß wir in einer späteren Arbeit einzelne Themen wie beispielsweise die lebenslängliche Entwicklung des Wahns unter rein psychodynamischen Gesichtspunkten abhandeln werden.

Was sind nun die Probleme, welche wir mit unserem Material und mit der erwähnten Methodik untersuchen wollen?

1. Mortalität und Todesursachen

Mortalität und Todesursachen bei Schizophrenen zu untersuchen, kann in mehrfacher Hinsicht interessant sein. Einmal erlaubt uns diese Untersuchung, Schlüsse zu ziehen auf den Grad der Unausgelesenheit der effektiv nachuntersuchten Kranken, die ja im Hinblick auf ihr Überleben eine Selektion der ursprünglich einbezogenen Kranken darstellen. (Darüber wird eingehender zu berichten sein.) Nach wie vor muß ferner vermutet werden, daß die Mortalität in einem Zusammenhang mit der Ätiologie der Schizophrenie stehen könnte. Obschon alte Spekulationen über somatische Faktoren, die sowohl die Ursache der Schizophrenie und ihren Verlauf als auch die gegenüber einer Durchschnittbevölkerung veränderte Mortalität gemeinsam erklären könnten, aufgegeben werden mußten, bleibt doch die Tatsache bestehen, daß die Mortalität ein wesentliches Element für das Verständnis einer zu untersuchenden Krankheit darstellt. Mortalitätsstudien, die wie die unsere mit der Untersuchung der Todesursachen kombiniert sind, eröffnen Vergleichsmöglichkeiten zwischen den verschiedenen Psychosen. Sollten wir auf wesentliche Unterschiede stoßen zwischen der Schizophrenie und anderen Psychosen einerseits, zwischen Schizophrenie und Durchschnittsbevölkerung andererseits, so würde dies die Isolierung eines Faktors nahelegen, der seinerseits mit Ursache und Verlauf der Krankheit in Zusammenhang gebracht werden könnte. Würden wir dagegen finden, daß auch bei sehr langen Katamnesen, die praktisch nachträgliche Veränderungen nach der Zweituntersuchung ausschließen, die Mortalität und die Todesursachen der Schizophrenen nicht von denjenigen der Durchschnittsbevölkerung abweichen, so wäre dies eine beachtenswerte Tatsache, die im Gegensatz zu der nachgewiesenen erhöhten Mortalität bei anderen Psychosen stehen würde und deren Ursache zu diskutieren wäre.

2. Die Langzeitentwicklung der schizophrenen Psychose

Es erschien uns sinnvoll, an unserem Material die Resultate anderer Autoren zu überprüfen, wiederum im Hinblick darauf, daß unsere Patientengruppe den Vorteil aufweist, über eine ganz besonders lange Lebensepoche beobachtet worden zu sein. Damit könnte der Nachteil, der früheren Katamnesen anderer Autoren anhaftet, daß nämlich bei zu kurzer Beobachtungszeit nichts wirklich Schlüssiges über die vorhandenen Entwicklungsformen ausgesagt werden kann, aufgewogen werden.

3. Das psychoorganische Syndrom bei Schizophrenen

Die alte Kontroverse, ob Schizophrene häufiger oder weniger häufig als dies in der Durchschnittsbevölkerung beobachtet wird, senil dement werden, ist noch nicht abgeschlossen.

Hier gilt es, frühere Untersuchungen an einem größeren und weniger ausgelesenen Material zu ergänzen, um zu bindenderen Schlüssen zu kommen. Noch wichtiger ist es, der Frage auf den Grund zu kommen, ob und wie der altersbedingte Abbauprozeß die schizophrene Symptomatik beeinflußt.

4. Die Beziehung zwischen dem Gesamtverlauf und einzelnen erfaßbaren Variablen

Es ist nach wie vor nicht eindeutig klar, inwiefern Intelligenz, Schulbildung, berufliche Ausbildung, Geschlecht, Zivilstand, Alter bei der Ersthospitalisation, Behandlungsformen, körperlicher Gesundheitszustand usw. einen Einfluß auf den lebenslänglichen Verlauf haben. Unser Material sollte uns dazu befähigen, gewisse mögliche Korrelationen zu überprüfen. Über die anzubringenden Reserven hinsichtlich der Zuverlässigkeit unseres Materials wurde bereits generell berichtet. In den folgenden Kapiteln wird jedoch darauf zurückzukommen sein.

5. Im Gegensatz zu früheren Untersuchern werden wir versuchen, den **„globalen psychischen Gesundheitszustand"** im Moment der Zweituntersuchung darzustellen. Dies schien uns um so wichtiger, als eine Reihe anderer Autoren diese synthetische Betrachtung nicht versuchten, sondern sich darauf beschränkten, für einen bestimmten Zeitpunkt der schizophrenen Entwicklung nur den einen oder den anderen Aspekt hervorzuheben, etwa die Form und Intensität der schizophrenen Symptome, die soziale Anpassung, den Grad des Altersabbaus, die familiäre und soziale Situation usw. Der Versuch einer solchen Globalerfassung erschien uns um so wesentlicher, als es ja bei der Herausarbeitung prognostischer Kriterien, die praktisch verwendbar sein sollen, eben nicht nur um Einzelaspekte gehen kann.

Besondere Fragen

Geht man die vorhandene Literatur zum Verlauf der Schizophrenie durch, so tauchen eine Reihe von methodischen Einzelproblemen sowie gesonderte Faktoren auf, die in Beziehung zum Verlauf gebracht werden können. Es wird zu prüfen sein, ob unser Material es erlaubt, auf sie einzugehen. Insbesondere handelt es sich um folgendes:

1. Kann unsere Studie etwas beitragen zum Problem der möglichen Einflüsse sozio-ökonomischer Faktoren auf die Inzidenz der Schizophrenie in einer Bevölkerung?
2. Kommt es im Laufe eines langfristig untersuchten Schizophrenieverlaufes zu echten Übergängen in andere Psychoseformen, wenn ja, in welche und wie häufig?
3. Wurde die Häufigkeit und Dauer der intermittierend auftretenden schizophrenen Schübe durch die Einführung der Psychopharmaka seit 1953 beeinflußt?
4. Welchen Einfluß hat die ambulante Nachbehandlung nach der Ersthospitalisation auf den Verlauf der Schizophrenie?
5. Findet sich in unserem Material noch der früher von *M. Bleuler* beschriebene Verlaufstyp des unmittelbaren Übergangs von einem akuten Beginn zu einem schwersten dauernden Defektzustand (Katastrophenschizophrenie)?
6. Bestätigt sich an unserem Material, daß der Verlauf in der Regel günstiger ist bei Schizophrenen, die aus Familien stammen, in denen mehrere Angehörige Schizophrene waren?
7. Erlaubt unser Material die prognostischen Kriterien von *Vaillant* (1966) zu verifizieren?

8. Zeigt sich an unserem Material die Tendenz, daß Schizophrene häufiger als die Durchschnittsbevölkerung vom Land in die Stadt oder umgekehrt wechseln?
9. Kann die Hypothese von *Hirschmann* (1963) bestätigt werden, wonach sich unter den Spätschizophrenen relativ wenig mit ursprünglich schizoider prämorbider Persönlichkeit, dafür relativ häufig solche mit zyklothymer Wesensart finden?
10. Bestätigt es sich, daß unter den Spätschizophrenen Frauen häufiger sind als Männer (*Kay* et al., 1964)?
11. Besteht eine Beziehung zwischen den im Laufe der schizophrenen Entwicklung durchgeführten biologischen Behandlungen (Insulin, Elektroschock) und dem Grad und der Häufigkeit des im Alter auftretenden psychoorganischen Syndroms?

C. Literaturübersicht

Einleitend muß ernsthaft die Frage aufgeworfen werden, ob es sinnvoll ist, an dieser Stelle eine Literaturübersicht einzuschalten. Nicht selten wird bei größeren katamnestischen Untersuchungen in einem gesonderten Kapitel die neuere Literatur zur Schizophrenieforschung resümiert. Wir halten dies für wenig zweckmäßig und sind der Meinung, daß wir in dieser Hinsicht dem Leser dieser Studie weder Anregung noch Bereicherung bieten können. Wir setzen voraus, daß er über die neueren Entwicklungen der Schizophrenielehre anhand der zahlreichen ausgezeichneten Zusammenfassungen, die in den letzten Jahren erschienen sind, informiert ist. Vielleicht mag er indessen wissen wollen, aus welchen neueren Quellen wir vorwiegend unser Wissen über die Schizophrenie geschöpft haben. Hier ist vor allem *M. Bleuler* zu nennen, dessen letzte große Studie bereits mehrfach erwähnt wurde. Unter seinem Einfluß wurden auch bis in die letzten Jahre die großen und äußerst vollständigen Übersichtsreferate zur Schizophrenielehre von *Benedetti, Kind, Mielke, Galli, Johanson* und *Wenger* verfaßt. Sie hier nochmals zusammenfassen zu wollen, wäre sinnlos. Wichtig war uns aber auch die Lektüre von Arbeiten wie derjenigen von *Bellak, Janzarik, Fish*, das zusammenfassende Kapitel von *Benedetti* im Lexikon der Psychiatrie (*Müller*), *Pollin* und *Stabenau, Mosher, Rosenthal, Stephens, H. Ey, L. Wynne, Th. Lidz, Y. Alanen, Wyrsch*, um nur einige aus einer größeren Zahl zu nennen.

Was die Literatur betrifft, die in direktem Zusammenhang mit unserer Untersuchung steht, haben wir uns entschlossen, sie in drei Gruppen aufzuteilen: Die katamnestischen Studien im engeren Sinne, Alter und Schizophrenie, Mortalität.

1. Literatur über Katamnesen (Follow-up studies)

Auch hier sind bereits so ausgezeichnete, moderne Zusammenfassungen erschienen, daß es uns sinnlos erscheint, diese einfach zu wiederholen resp. abzuschreiben. Vor allem ist *M. Bleuler* zu erwähnen, aber insbesondere auch *Stephens*. In seinem Kapitel „Long-term course and prognosis in schizophrenia" (1970) gibt er eine ausführliche Liste der zwischen 1940 und 1970 publizierten Studien, die er tabellarisch gliedert nach Zahl der Patienten, Dauer der Katamnese, Typus der Schizophrenie, Verlauf. Wir haben diese Liste nach der uns zugänglichen Literatur ergänzt und geben sie nachfolgend wieder. Dabei haben wir uns auf die Arbeiten beschränkt, die sich vorwiegend mit unausgelesenen Gruppen von Schizophrenen befassen, und die über eine mindestens 10jährige Katamnese berichten. Ferner haben wir verzichtet, wie *Stephens* dies versuchte, die Arbeiten nach Art des Schizophreniekonzeptes zu unterteilen, ebenso ließen wir die tabellarische Aufstellung der Resultate weg. Es zeigt sich nämlich, daß es praktisch unmöglich ist, die einzelnen Autoren resp. deren Resultate zu vergleichen, da entweder die Methodik völlig verschieden, das Ausgangsmaterial anders ausgewählt oder zum Teil die Angaben ungenügend waren. So be-

Tabelle 1. Katamnesen von durchschnittlich 10 und mehr Jahren Dauer

Autor	Jahr	Katamnesedauer	Zahl der Probanden
Rennie	1939	15–26 Jahre	222
M. Bleuler	1941	10–15 Jahre	316
Müller	1951	5–30 Jahre	194
Harris u. *Lubin*	1952	18 Jahre	289
Harris u. *Norris*	1954	10 Jahre	98
Bender u. *Hirschmann*	1956	26–43 Jahre	19
Errera	1957	8–24 Jahre	54
Holmboe u. *Astrup*	1957	6–18 Jahre	225
Eitinger et al.	1958	5–15 Jahre	154
H. Ey	1958	5–24 Jahre	120
Johanson	1958	10–18 Jahre	98
F. Cornu	1958	8–42 Jahre	27
C. Müller	1959	35 Jahre	101
Astrup et al.	1962	20 Jahre	124
Ehrentheil et al.	1962	20 Jahre	124
Faergeman	1963	16–19 Jahre	190
Favorina	1965	10–40 Jahre	320
Henisz	1967	11 Jahre	?
Retterstöl	1966	15–18 Jahre	126
Vaillant	1966	8–14 Jahre	61
Achte	1967	15 Jahre	76
Jansson u. *Alström*	1967	11–17 Jahre	295
Noreik et al.	1967	16–28 Jahre	219
Sutter u. *Chabert*	1967	10 Jahre	80
Freyhan	1968	25–50 Jahre	63
Bruck	1968	? Jahre	200
Beck	1968	25–35 Jahre	84
Stephens et al.	1970	10–16 Jahre	143
Romel	1970	20–56 Jahre	155
Lindelius	1970	20 Jahre	270
M. Bleuler	1972	23 Jahre	208
P. Lawton	1972	45 Jahre	52
Gross u. *Huber*	1973	21,4 Jahre	449
H. Hinterhuber	1973	30–40 Jahre	58

schränkten wir uns darauf, das Erscheinungsjahr der Arbeit, die Dauer der Katamnese (wenn nur eine Zahl angegeben, bezieht sie sich auf die mittlere Dauer) sowie die Zahl der untersuchten Patienten anzugeben.

Es wäre ohne weiteres möglich, diese Liste von *Stephens* chronologisch nach rückwärts zu ergänzen und über die Arbeiten von *Strecker-Willey* (1927), *Mayer-Gross* (1932), *Gerloff* (1936), *Evenson* (1936) zu berichten. Damit beträten wir jedoch bereits historischen Boden, und es erscheint sehr fraglich, ob in diesen Arbeiten Elemente auftauchen, die uns heute noch nützlich sein könnten. Fassen wir die Schlußfolgerungen zusammen, die *Stephens* aus der Analyse der ihm bekannten Literatur der letzten 30 Jahre zieht: Betrachtet *Stephens* im Licht der verschiedenen katamnestischen Studien den Verlauf der Schizophrenie nach einer enggefaßten Definition, so ergibt sich ihm trotz der modernen Behandlungsmethoden ein eher ungünstiges Bild für die Prognose. Die von den Skandinaviern als reaktive Psychose bezeichnete Form dagegen habe einen ausgesprochen günstigen Verlauf. *Stephens* meint, daß das, was allgemein unter reaktiver Psychose, nicht-prozeßhafter Schizophrenie, schizophrenieformer Psychose, akut verwirrter Psychose, akute schizoaffektive Psychose bezeichnet wird, eine eigene Krankheitsform darstelle und nicht mit der eigentlichen Schizophrenie verwechselt werden sollte.

Nun zu den von *Stephens* nicht erwähnten Arbeiten:

1. *Bender* und *Hirschmann* untersuchten 1966 19 Schizophrene, die von einem zwischen 1913 und 1930 erstmals hospitalisierten Kollektiv von 90 Kranken übrig geblieben waren. 1930 hatte diese erste Gruppe erstmals nachuntersucht werden können. Es handelt sich in dieser Studie um eine individuelle Analyse der verschiedenen Lebensläufe mit Berücksichtigung der hereditären, biologischen situativen Elemente, indessen sind die Kriterien unscharf definiert, so daß kein Vergleich mit anderen Nachuntersuchungen möglich ist.

2. Die Arbeit von *Ehrentheil* et al. (1962) ist zwar nicht eine „follow-up"-Studie im üblichen Sinne, d.h. sie untersucht nicht den Verlauf an sich. Sie ist indessen doch nicht uninteressant für unser Thema, haben diese Autoren doch 124 Schizophrene nachuntersucht, die während mindestens 20 Jahren ununterbrochen hospitalisiert waren. Die Autoren versuchten eine Hypothese zu verifizieren, wonach die allgemeine Abnahme der motorischen Aktivität im Alter dazu führe, daß die zu Beginn der Erkrankung hyperaktiven Kranken häufiger im Alter entlassen werden könnten als die früher hypo- oder normoaktiven. Diese Hypothese konnte statistisch nicht befriedigend verifiziert werden.

3. *Favorina* berichtete 1965 über Spätremissionen bei Schizophrenen und stützte sich auf 320 über lange Zeit (?) beobachtete Schizophrene. Sie fand bei 62 Kranken Spätremissionen von unterschiedlicher Dauer und Qualität. Schizophrene Symptome waren vorher während 10–40 Jahren beobachtet worden. Bei all diesen Fällen hatte sie festgestellt, daß in der Initialphase ein wellenförmiger Verlauf vorhanden war, oder aber daß es sich um eine „milde" oder langsam progressive Form der Schizophrenie gehandelt hatte.

4. *Sutter* und *Chabert* versuchten 1967 im Rahmen der Nachuntersuchung von 80 Schizophrenen mit mindestens 10jähriger Krankheitsdauer zu einer neuen Einteilung der Schizophrenieformen an sich zu gelangen.

5. *Henisz* untersuchte 1967 in Polen eine Gruppe von Schizophrenen, die 1956 erstmals aufgenommen worden waren. Seine Ergebnisse weichen nicht von denjenigen anderer Autoren ab.
6. Eine Arbeit von *Bruck* et al. (1968) analysiert chronische Verläufe und zeichnet sich durch subtile statistische Technik aus, doch wird weder über die Diagnosekriterien berichtet, noch über die Dauer der Krankheit, Zahl der Hospitalisationen usw.
7. *Romel* berichtet 1970 über 155 Patienten mit „periodischer Schizophrenie", welche über eine Zeitspanne von 20—56 Jahre verfolgt wurde. Der phasische Charakter sei bis zuletzt festzustellen gewesen. Die Produktivität der Symptomatik hätte im Laufe der Jahre abgenommen. In der Involutionszeit sei es zu einer Verlängerung und Intensivierung der Schübe gekommen.
8. *Lindelius* hat 1970 eine gründliche Monographie veröffentlicht, in welcher er über 270 Schizophrene berichtet, die zwischen 1900 und 1910 in einem schwedischen Spital hospitalisiert worden waren. Er untersucht vor allem die Vererbung sowie die Mortalität. Seine Aussagen über den Verlauf müssen mit einiger Reserve bewertet werden, hat er doch offenbar keine persönlichen Nachuntersuchungen vorgenommen, sondern sich nur auf Krankengeschichten gestützt. Für die Hälfte seiner Fälle betrug die Katamnesedauer über 20 Jahre. Er setzt den Verlauf in Beziehung zur Krankheitsdauer vor der Ersthospitalisation, dem Erkrankungsalter, der Hospitalisationsdauer sowie auslösende Faktoren. Günstige Verläufe fand er bei Kranken mit kurzer Krankheitsdauer vor der Hospitalisation und akutem Beginn. Auslösende Faktoren, Alter bei Krankheitsbeginn, Geschlecht waren nicht mit dem Verlauf korreliert.
9. *Gross* und *Huber* haben 1973 eine Untersuchung über 449 Schizophrene der Bonner Klinik veröffentlicht. Die diagnostischen Kriterien waren diejenigen *K. Schneider*s. Nach durchschnittlich 21,4 Jahren fanden sie 19,6% Vollremissionen, 38,6% uncharakteristische Remissionstypen und 41,8% charakteristische Defizienztypen. Die Dauerprognose habe sich seit Einführung der Psychopharmaka gebessert. Weiterführende Schulbildung, depressive Züge im Erkrankungsbeginn, reaktive Auslösungsmomente sind prognostisch günstig. Die Herkunft aus unteren Sozialschichten hat keinen Einfluß auf die Prognose, auch das Erkrankungsalter ist nicht mit dem Verlauf korreliert. 53,1% aller ehemaligen Kranken waren voll erwerbsfähig. Zum „Prozeßbegriff" meinen die Autoren: „er ist bei der Schizophrenie so gut wie nie im Sinne einer stetigen unaufhaltsamen Progredienz, allenfalls im Sinne des Fortschreitens bis zu einem gewissen Krankheitsstadium mit relativem Stationärbleiben und Rückbildung der spezifisch schizophrenen Züge im weiteren Verlauf anwendbar". — Diese Arbeit von *Gross* und *Huber,* wie auch die in den Jahren 1969—1972 publizierten scheinen uns deshalb von großer Bedeutung zu sein, weil ihr Schizophreniebegriff im Sinne von *K. Schneider* ähnlich eng gefaßt ist wie derjenige der skandinavischen Autoren (*Astrup, Holmboe, Lindelius*) oder wie *Stephens*, enger jedenfalls als derjenige *M. Bleuler*s. Trotzdem kommen *Gross* und *Huber* zu gleichen Ergebnissen wie *M. Bleuler,* können also die relativ ungünstige Entwicklungstendenz der „Prozeßschizophrenie" im Sinne von *Langfeldt, Astrup, Stephens* usw. nicht bestätigen.
10. *Hinterhuber* hat 1973 eine Arbeit veröffentlicht, in welcher er über Nachuntersuchungen an 58 überlebenden Schizophrenen berichtet, die 30—40 Jahre vorher hospitalisiert worden waren. Er fand, daß 29,2% „geheilt" waren. Wie *Bleuler* beobachtete er eine

Abnahme der schwersten schizophrenen Verläufe. Rückschlüsse vom Erscheinungsbild der Psychose am Beginn der Erkrankung auf den Ausgang erschienen ihm nicht berechtigt. Er fand auch keine Zusammenhänge zwischen Sozialklasse und Verlauf. Auch die Konstitution scheint keine Bedeutung zu haben. Dagegen fand *Hinterhuber*, daß eine starke erbliche Belastung den Verlauf ungünstig beeinflusse. Vor allem betonte dieser Autor die große Bedeutung gestörter familiärer Verhältnisse für das spätere Schicksal der Schizophrenen.

Leider sind die Angaben *Hinterhubers* knapp. So erfahren wir nicht genau, wie lange die Beobachtungsdauer währte. Auch über die Art der Untersuchung werden nur summarische Angaben gemacht.

11. Als weitaus überragendste Arbeit der letzten Jahre muß das Buch von *M. Bleuler* gelten, über dessen Untersuchungen *Stephens* in seiner erwähnten Zusammenfassung nur summarisch berichten konnte, da damals die detaillierten Ergebnisse noch nicht vorlagen. Da wir uns im Rahmen der einzelnen Kapitel unserer Arbeit immer wieder auf *M. Bleuler* beziehen werden, erscheint es überflüssig, hier eine eingehende Zusammenfassung versuchen zu wollen. Immerhin sei herausgehoben, daß *M. Bleuler* aufgrund seiner fortlaufenden Nachuntersuchungen von 208 Schizophrenen über mehr als 23 Jahre zur eindeutigen Feststellung kam, ,,daß 5–10 Jahre nach der Erkrankung die Schizophrenie sich im Durchschnitt nicht mehr verschlimmert. Die Proportionen der geheilten, gebesserten und ungebesserten Zustände bleiben sich von da an gleich. Nach ihrer ersten Erkrankung bis 23 Jahre später oder bis zum Tode lebten die Probanden während 35% ihrer Lebenszeit in Spitälern.

Katastrophenschizophrenien (akuter Beginn, unmittelbarer Übergang in schwerste chronische Psychose) kommen kaum mehr vor. Mehr als 20 Jahre nach Beginn der Krankheit sind akute Phasen noch häufig. Auch chronische schizophrene Zustände verändern sich nach dieser Zeit noch oft. Die Schizophrenie ist kein dauernd progressives Leiden zu einer endgültigen eigentlichen Verblödung hin. Im Gegenteil, im Durchschnitt erreicht die Schizophrenie nach einigen Jahren ihren Höhepunkt, im Laufe weiterer Jahre treten oft noch Veränderungen, häufiger Besserungen als Verschlimmerungen auf''.

Abschließend kann zur vorhandenen Literatur noch folgende grundsätzliche Feststellung gemacht werden, die an sich nicht neu ist und nur das wiederholt, was andere (*Stephens, Lindelius, Bleuler*) bereits betonten: Angesichts der individuellen Verschiedenartigkeit der diagnostischen Kriterien ist es äußerst schwer, brauchbare Vergleiche zwischen den einzelnen Untersuchungen zu ziehen. Vergleiche wären wohl möglich, wenn sich jeder Autor die Mühe genommen hätte, die Auswahl des Materials, die diagnostischen Kriterien, die Art der Verlaufsbeobachtung, die statistische Methodik mit absoluter Gründlichkeit darzustellen. Dies war denn auch für uns der Anspron, um den Preis einer gewissen Schwerfälligkeit alles daranzusetzen, um den Leser über alle angewandten Kriterien erschöpfend zu informieren.

2. Literatur über Schizophrenie und Altern

In unserer 1959 erschienenen Arbeit über das Senium der Schizophrenen (*Müller*) haben wir die Literatur, die zu diesem Thema zu diesem Zeitpunkt vorhanden war, ausführlich resümiert. Es soll deshalb nicht nochmals darauf zurückgekommen werden. Seither haben *Gamna* et al. (1962) unsere Befunde bestätigt, wonach nämlich im höheren Alter eine Tendenz zum Abklingen der schizophrenen Symptomatik zu beobachten sei. Auch *Ruemke* (1963) berichtete in einem kurzen Aperçu, daß er bei alten Schizophrenen nicht mehr das „Praecoxgefühl" erlebe. Er stellt die gestörte Beziehung zum Zeiterleben fest und findet, daß die affektiven Störungen an Bedeutung verlören im Vergleich zum Beginn der Psychose.

Wenger (1958) kam zu ähnlichen Resultaten aufgrund der Untersuchung von 25 alten schizophrenen Kriegsveteranen, die mit 25 Nicht-Schizophrenen verglichen wurden. *Wachsmuth* hat 1960 wie wir über 60jährige Schizophrene untersucht, die sich an einem Stichtag in der Psychiatrischen Klinik Gütersloh befanden. Bei 2/3–3/4 fand er das Alt- und Frischgedächtnis nicht wesentlich beeinträchtigt. Er konnte ebenfalls bestätigen, daß das Alter einen lindernden Einfluß auf die Psychose hatte, daß impulsive Akte seltener wurden, die Halluzinationen wurden subjektiv gelassener getragen. Eine ganz besonders lange Katamnese konnte *Lawton* 1972 an 52 über 65jährigen Schizophrenen, die durchschnittlich 45 Jahre lang hospitalisiert waren, erheben. Er fand, daß die Sekundärsymptome im Sinne *Bleulers* abgenommen hatten, daß das Verhalten der alten Schizophrenen angepaßter geworden sei. Er konnte eine Reihe von Tests verwenden, welche seine Befunde objektivierten.

Hier ist auch der Ort, auf die Arbeiten von *Berner* und *Gabriel* (1973) hinzuweisen. Diese Autoren haben als zeitweilige Mitarbeiter unserer Klinik einen Teil der schizophrenen Probanden unserer „Enquete de Lausanne" untersucht und ihre Befunde bereits veröffentlicht. Sie interessierten sich vor allem für das Problem der Spätschizophrenie. Im Anschluß an frühere eigene Arbeiten ist *Berner* davon ausgegangen, daß sich die Schizophrenen – und in diesem Falle auch die Spätschizophrenen – auf rein psychopathologischer Ebene in vier Untergruppen teilen lassen, je nach der Dominanz eines sogenannten Achsensyndroms (manisch-depressiv, manisch-depressiv schizophren, schizophren, uncharakteristisch).

Bei der Nachuntersuchung der Spätschizophrenen unseres Materials fanden *Berner* und *Gabriel*, daß sich die psychiatrisch erkrankten Eltern und Geschwister der Probanden unterschiedlich auf die Achsensyndrome verteilen, so daß infolgedessen eine differenzierte genetische Vorbedingung vermutet werden kann. Ferner fanden sie, daß die dem schizophrenen Achsensyndrom zugeschlagenen Probanden in höherem Alter als die anderen angetroffen wurden, und daß sie auch häufiger als die anderen deutliche Zeichen psychoorganischen Abbaus zeigten, während die dem manisch-depressiven Achsensyndrom zugeschlagenen häufiger als erwartet keine oder nur leichte psychoorganische Abbauzeichen boten.

Schließlich stellten sie fest, daß die nach den Kriterien von *M. Bleuler* definierten Spätschizophrenen unserer nachuntersuchten Population mehrheitlich bei einem Verlaufstyp bleiben und nur eine Minderheit den Verlaufstyp wechselt.

Die Verläufe im Greisenalter seien einförmig. Ein Wechsel des Verlaufstyps innerhalb des Greisenalters konnte in keinem Fall beobachtet werden. Das Vorhandensein bestimmter psychopathologischer Merkmale im Beginn der Erkrankung zeige den langfristigen Verlauf der Psychose offenbar nur in mäßigem Grade an. Im übrigen fanden sich unter den nachuntersuchten Spätschizophrenen im Alter am häufigsten ein strukturierter Wahn, während die nächstgrößte Gruppe Kranke betraf, „die weder an einer chronischen floriden Psychose, noch an strukturierten Wahnformen, noch an mehr oder minder charakteristischen Defektzuständen kranken, sondern ‚anders', d.h. meist im Sinne von Verstimmungen krank sind".

3. Mortalität der Schizophrenen

Da die neueren Arbeiten in dem entsprechenden Kapitel eingehend diskutiert werden, verzichten wir an dieser Stelle auf eine erschöpfende Übersicht. Folgendes sei indessen hervorgehoben:

In der älteren Literatur wurde vor allem die Rolle der Tuberkulose diskutiert sowie das Problem der sogenannten perniziösen Katatonie. Es ist heute nicht mehr nötig, auf die alte Theorie von der Prädisposition der Schizophrenen zur Tuberkulose zurückzukommen. Dagegen mag erwähnt sein, daß bis vor kurzem die Frage der Existenz einer perniziösen Katatonie relativ offen war. Aus unserer Klinik konnte *De Simone* (1962) nachweisen, daß im Laufe der letzten 20 Jahre die akuten Todesfälle im katatonen Anfall praktisch verschwunden sind, resp. daß es sich jeweils um schizophrenie-unabhängige interkurrente körperliche Erkrankungen gehandelt hat.

Unter den neueren Arbeiten zur Mortalität sind vor allem diejenigen von *Niswander* et al. (1963) zu erwähnen. Diese Autoren untersuchten nach strengen Kautelen die Überlebensdauer und die Todesursache verschiedener Gruppen von Schizophrenen, die unter anderem im New Hampshire State Hospital aufgenommen worden waren. Die Schlußfolgerungen, die aus den drei 1963 veröffentlichten Studien gezogen werden können, sind folgende:

1. Hinsichtlich der Zeitpunkte des Todes besteht kein statistischer Unterschied der Häufigkeit zwischen Männern und Frauen.
2. Unter den vor dem 50. Lebensjahr verstorbenen Frauen prädominieren die kardiovaskulären und renalen Erkrankungen als Todesursache.
3. Es besteht eine enge Beziehung zwischen Katatonie und verkürzter Lebensdauer.
4. Todesalter und Todesursache der Katatonen unterscheiden sich signifikant von den übrigen schizophrenen Untergruppen.
5. Es bestehen signifikante Unterschiede bezüglich der Lebensdauer, je nachdem, ob Schizophrene einmal kurz hospitalisiert waren oder ob es sich um langdauernde Hospitalisationen handelte.
6. Die Lebensdauer aller Schizophrenen ist kürzer als diejenige der Durchschnittsbevölkerung.
7. Die im Spital verstorbenen Schizophrenen haben gleiche Todesursachen wie die gleichaltrige Durchschnittsbevölkerung mit Ausnahme der Suizid-, Unfall- und Mordhäufigkeit. Gewisse Schlußfolgerungen, welche die Autoren ziehen, erscheinen uns fragwürdig, so wenn sie glauben, daß die Mortalität desto größer sei, je früher die Schizophrenie eingesetzt habe. Es ist zu vermuten, daß die Autoren zu wenig der Tatsache Rechnung getragen haben, daß jung erkrankte Schizophrene (es handelt sich um Patienten, die zwischen 1900 und 1919 aufgenommen worden waren) im Spital gewissen Einflüssen ausgesetzt waren, die unabhängig sind vom eigentlichen Krankheitsgeschehen (Ernährung, Hygiene, Behandlungszwischenfälle, unangemessene Behandlung der akuten Erregungszustände usw.).

Zweiter Teil

Die katamnestische Nachuntersuchung und ihre Ergebnisse

A. Auswahl und Repräsentativität des Untersuchungsmaterials

Bei einer Arbeit wie der vorliegenden ist wohl kaum etwas so entscheidend zur Beurteilung der erhaltenen Resultate wie eine genaue Information über die Selektion des zugrundeliegenden Untersuchungsmaterials. Dabei ist namentlich zu berücksichtigen, daß leider noch immer bei den Fachleuten verschiedenster Länder und Schulen keine Einigkeit darüber herrscht, was als Schizophrenie zu gelten hat und was nicht. Die Vergleichbarkeit der Ergebnisse vieler Schizophrenieuntersuchungen wird deshalb zu Recht immer wieder in Frage gestellt. Das Fehlen eines allgemeingültigen Schizophreniekonzeptes zwingt zu einer Auswahl unter den Lehrmeinungen; erste, aber leider nicht selten vernachlässigte Pflicht jedes Schizophrenieforschers muß es deshalb sein, die angewandten Auswahlkriterien zu analysieren und präzise zu erläutern. Dies soll im folgenden nicht nur in bezug auf die Diagnose, sondern soweit möglich auch aller übrigen erfaßbaren Faktoren, die zur Selektion unseres Patientengutes beitrugen, versucht werden. Eine Übersicht über den ganzen, in 8 Schritte a–h aufgeteilten Selektionsprozeß verschafft Abb. 1. Als Ergebnis sollte der Leser in die Lage versetzt werden, sich ein klares Bild von der Natur unseres Untersuchungsmaterials und damit von der weiteren und engeren Gültigkeit unserer Ergebnisse zu verschaffen.

1. Die Auswahl des Gesamtmaterials der „Lausanner Enquete"

Sämtliche Patienten, die Gegenstand dieser Untersuchung sind, stammen aus dem Material der seit 1963 laufenden „Lausanner Enquete" zur katamnestischen Erforschung der Altersentwicklung vorbestehender psychischer Erkrankungen. Dieses ausgedehnte, das ganze Spektrum hospitalisationsbedürftiger psychischer Störungen umfassende Forschungsprogramm hat sich zum Ziel gesetzt, den Langzeitverlauf psychischer Krankheiten bis ins höhere Alter hinein systematisch zu untersuchen. Als Ausgangsmaterial wurden deshalb alle ehemaligen Klinikpatienten schweizerischer Nationalität gewählt, die erstmals vor dem 65. Lebensjahr in der Psychiatrischen Universitätsklinik „Cery" in Lausanne hospitalisiert worden waren, und die zu Beginn unserer Untersuchungen im Jahre 1963 zwischen 65 und 90 Jahre zählten. Mit anderen Worten, es wurden in das Ausgangsmaterial der Gesamtuntersuchung sämtliche vor 1963 bei uns ersthospitalisierten Schweizer und Schweizerinnen der Jahrgänge 1873–1897 einbezogen (Selektionsschritt a, Abb. 1).

Theoretisch könnten die Ersthospitalisationen damit bis ins Jahr 1873 zurückgehen – dann nämlich, wenn ein 1873 geborener und also 1963 90jähriger Patient schon im ersten Lebensjahr bei uns aufgenommen worden wäre. Der spätmöglichste Zeitpunkt für eine Einweisung ist dagegen das Jahr 1962, und zwar für die Patienten der letzten Altersgruppe 1897, die 1962 im 64. Lebensjahr in die Klinik eintraten. Praktisch allerdings zählt unser Material nur ganz vereinzelte Ersteintritte vor Beginn der Jahrhundertwende und selbst bis 1910; die große Mehrzahl unserer Patienten gelangte zwischen 1920 und 1940 erstmals

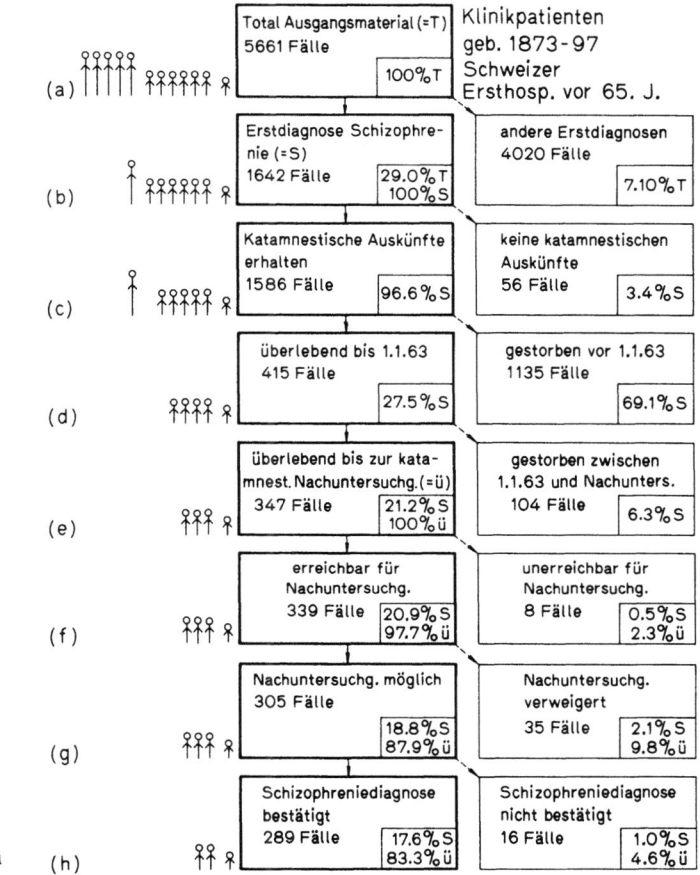

Abb. 1 a–h. Selektion der nachuntersuchten ehemaligen Schizophrenen

zur Aufnahme; diese liegt damit bei breiter Streuung zumeist drei bis vier Jahrzehnte zurück. Auf diese Weise erhalten wir bei der Mehrzahl der Patienten die Möglichkeit, 30–40-jährige Katamnesen zu erheben, wobei mit einigen Extremwerten nach beiden Seiten hin zu rechnen ist.

Über all diese Daten wird später im einzelnen zu berichten sein. Vorerst geht es nur darum, zu zeigen, daß schon unsere ersten und grundlegenden Auswahlkriterien zu einem ganz besonderen Patientengut führen und zugleich eine Reihe von komplexen, nun näher zu analysierenden Selektionsfaktoren enthalten.

Es ist nämlich vor allem zu fragen, welche Art von Patienten denn überhaupt in unsere Klinik gelangen und inwiefern sich gewisse Auslesefaktoren über die langen Zeiträume, die hier zur Diskussion stehen, verändern. Zur Beantwortung der ersten Frage ist wichtig zu wissen, daß die Psychiatrische Universitätsklinik Lausanne mit ihren ca. 700 Betten während der ganzen in Frage kommenden Zeit zugleich die Funktion des einzigen großen staatlichen psychiatrischen Krankenhauses für den Kanton Waadt erfüllte. Diese 3 209 km² große welsch-schweizerische, vorwiegend landwirtschaftliche und weinbauerische oder dann kleinstädtische, protestantische Gegend am Genfer See zählte 1900 281 379 und 1960 429 512 Einwohner. Die Klinik ist verpflichtet, ohne Auswahl sämtliche im Kanton wohnhaften akuten und chronischen psychiatrischen Patienten aufzunehmen; eine Ausweichmöglichkeit in andere staatliche Kliniken bestand bis 1963 nicht. Entsprechend der seit jeher in der Schweiz vorhandenen Trennung zwischen Psychiatrie und Neurologie nimmt die Klinik nur psychiatrische, nicht aber rein neurologische Fälle auf.

Mit einigen Einschränkungen, die sogleich zu besprechen sein werden, sind wir deshalb in der günstigen Lage, praktisch alle schwereren, psychiatrisch hospitalisationsbedürftigen Patienten dieser ganzen Region und Bevölkerung in unser Material zu bekommen (leichtere psychiatrische Fälle wurden und werden natürlich des öfteren außerhalb der psychiatrischen Klinik – z.B. in Allgemeinspitälern, Erholungsheimen usw. – behandelt). Die Einschränkungen betreffen, neben den erwähnten Altersgrenzen, erstens reichere Privatpatienten, die sich – obwohl auch in unserer Klinik zeitweilig eine kleine Privatabteilung geführt wurde – wohl nicht selten eher in einem der kleinen, luxuriösen, stark von Ausländern belegten psychiatrischen Privatspitälern (in der fraglichen Zeit um 170 Betten) des Kantons, oder auch außerhalb der Kantons- oder gar Landesgrenzen behandeln ließen. Zweitens gelangen gelegentlich auch aus den unteren und mittleren Bevölkerungsschichten umständehalber – zum Beispiel während einer Reise – gewisse Fälle außerhalb des Wohnkantons zur Aufnahme, wobei freilich immer eine Rückführung in den Wohnkanton erfolgt, sobald der Spitalaufenthalt länger als einige Tage oder Wochen dauert. Umgekehrt müssen sich in unserem Material einige Parallelfälle finden, die, anderswo wohnhaft, umständehalber zunächst bei uns ersthospitalisiert wurden.

Man darf deshalb annehmen – genaue Statistiken stehen uns nicht zur Verfügung –, daß die bisher genannten Einschränkungen zahlenmäßig wenig ins Gewicht fallen. *Die Annahme ist durchaus berechtigt, daß unser Ausgangsmaterial für die Jahrgänge 1873–1897 als weitgehend repräsentativ für alle schwereren psychischen Erkrankungen zumindest der mittleren und unteren Bevölkerungsschichten schweizerischer Nationalität des Kantons Waadt gelten darf.*

Schließlich bedarf auch die Beschränkung auf schweizerische Staatsbürger noch einer kurzen Diskussion. Sie ist anteilsmäßig nicht ganz unbeträchtlich, zählte man doch in der Wohnbevölkerung des Kantons Waadt zwischen 1900 und 1960 immer rund 10% (1960 12,6%) Ausländer. Wir haben die Ausländer aus unserer Untersuchung vor allem deswegen ausgeschlossen, weil sie weniger seßhaft und damit für Langzeitkatamnesen ungeeignet sind. Gleichzeitig erhalten wir damit ein homogeneres und psychopathologisch wohl auch leichter zu beurteilendes Material. Indessen spielt dieser Auslesefaktor als eine von mehreren Fehlerquellen beim Vergleich von Mortalität und Todesursachen unserer Patienten mit der Durchschnittsbevölkerung eine Rolle, da hier als Vergleichsbasis nur Statistiken über die gesamte Wohnbevölkerung inklusive Ausländer zur Verfügung stehen.

2. Die Auswahl der schizophrenen Patienten

Die bisher besprochene Auswahl betrifft das Gesamtmaterial der „Lausanner Enquete". Wir erfaßten damit, wie Abb. 1 zeigt, im ganzen 5661 Fälle der verschiedensten Diagnosegruppen. Aus diesen wurden nun die Schizophrenen, die den Gegenstand der vorliegenden Untersuchung bilden, nach folgenden Gesichtspunkten ausgesondert (Selektionsschritt b).

Als einheitliches Auswahlkriterium für die ganze „Lausanner Enquete" haben wir uns entschlossen, uns ausschließlich auf die von den seinerzeitigen Untersuchern gestellte *Diagnose bei der Ersthospitalisation* zu stützen. Zweit; und Mehrhospitalisationsdiagnosen wurden nicht als Auswahlkriterium, sondern als ein Aspekt des zu untersuchenden Verlaufs behandelt. Auf eine höchst mühsame und dabei im Ergebnis problematische retrospektive Revision sämtlicher seinerzeit gestellten Erstdiagnosen aufgrund der Krankenblätter allein haben wir verzichtet. Überprüft wurden die Diagnosen der Erstuntersucher dagegen in einem späteren Selektionsschritt h, wie noch genauer erläutert werden soll, bei denjenigen Patienten, die wir persönlich nachuntersuchen konnten.

Unter die Schizophrenen wurden damit alle jene Fälle eingereiht, deren Diagnose beim ersten Klinikaufenthalt ausdrücklich auf „Dementia praecox", „Schizophrenie" oder eine der klassischen Untergruppen Hebephrenie, Katatonie, paranoide Schizophrenie, Schizophrenia simplex lautete.

Auf diese Weise gewannen wir, wie Abb. 1 zeigt, ein Ausgangsmaterial von 1642 Fällen.

Im Bestreben, ein möglichst klar definiertes, auch nach heutigen Gesichtspunkten von den meisten Untersuchern verschiedener Schulen als schizophren anerkennbares Untersuchungsgut zu erhalten, haben wir keine der vielen unsicheren, bald mehr oder weniger synonym und bald abweichend verwendeten diagnostischen Termini aus dem weiteren Umkreis der Schizophrenie als Auswahlkriterium berücksichtigt. So wurden aus der vorliegenden Untersuchung 212 Fälle (= 12,9% von 1642) des Gesamtmaterials der „Lausanner Enquete" ausgeschlossen, bei denen die Diagnose bei der Ersthospitalisation folgendermaßen formuliert worden war:

délire hallucinatoire (halluzinatorischer Wahn)	8 Fälle
état délirant, délire aigu, bouffée délirante (akuter Wahn)	16 Fälle
délire de jalousie, délire de persécution, délire systématisé, délire d'épuisement, délire quérulent, délire sensitif (verschiedene Wahnformen)	18 Fälle
„paranoide" („paranoid")	22 Fälle
Paranoia	49 Fälle
délire psychogène, délire émotionel (psychogener Wahn)	17 Fälle
délire et état confusionnel, délire infectieux, délire toxique, délire fébrile (wahnhafter Verwirrtheitszustand, infektiöser, toxischer, febriler Wahn)	54 Fälle
confusion mentale, état confusionnel, syndrome confusionnel, épisode onirique (Verwirrtheitszustände verschiedener Art)	28 Fälle
	212 Fälle

Zweifellos müßten nachträglich einige dieser vorwiegend durch Wahn oder Verwirrtheitszustände gekennzeichneten Syndrome als Schizophrenien diagnostiziert werden, während die meisten wohl unter die exogenen oder psychogenen Reaktionen und Entwicklungen eingereiht würden. Eine Schizophrenie in unserem heutigen, gleich zu erörternden Sinne ist namentlich bei einigen Fällen von „bouffé délirante", von „paranoid" und vielleicht auch von „Paranoia" in Betracht zu ziehen. Diese letztere, seit jeher umstrittene Diagnosegruppe aus unserem Material ist übrigens von *Berner* (1969) bereits gesondert bearbeitet worden. Eine Durchsicht der Krankengeschichten ergab aber klar, daß die Bedeutung solcher diagnostischer Termini im Laufe der Zeit und von Untersucher zu Untersucher sehr stark variierte, während der Bedeutungsgehalt der Bezeichnungen „Dementia praecox" und „Schizophrenie", deren ausdrückliche Erwähnung wir zum alleinigen Auswahlkriterium erhoben haben, sehr viel stabiler und klarer blieb.

Dies führt uns nun zur Diskussion des *Schizophreniekonzeptes*, das den an unserer Klinik gestellten Diagnosen in der fraglichen Zeit der Erstaufnahmen, d.h. praktisch vom Beginn des Jahrhunderts bis 1962, zugrunde lag. Trotz dieser überaus langen Zeitspanne, die bis in die historischen Anfänge des Dementia praecox-Begriffes überhaupt zurückreicht, sind wir in der glücklichen Lage, das hier angewandte Konzept recht gut definieren zu können, deckt es sich doch in jeder Weise mit den Anschauungen, die *Kraepelin* seit 1896, *E. Bleuler* seit 1908 und später *M. Bleuler* entwickelt haben. Eine der frühesten katamnestischen Arbeiten zur „Dementia praecox" überhaupt stammt aus unserer Klinik; sie wurde schon im Jahre 1911 von *H. Schmid* verfaßt. Dort finden wir folgende aufschlußreiche Bemerkung:

.... „Seit 1899 werden hier Diagnosen und Prognosen fast bedingungslos nach den Angaben der *Kraepelin*schen Schule gestellt. So fand ich unter 3138 Aufnahmen der Jahre 1901–1910 973mal die Diagnose Dementia praecox = 31% aller Aufnahmen. An der Heidelberger Klinik wurde dieselbe Diagnose nach *Kraepelin* in 39% gestellt (Mittel der Jahre 1901–1907), von *Bleuler* in Zürich in 30% (1898–1905)...."

Der damalige Direktor der Klinik war Professor *Mahaim* (im Amt von 1899–1925), der also wie die meisten Schweizer Kliniker – ganz im Gegensatz etwa zur französischen Psychiatrie – das *Kraepelin*sche Konzept der Dementia praecox und später den *Bleuler*schen Schizophreniebegriff von Anfang an voll übernommen hatte. Dasselbe gilt in jeder Hinsicht für seine Nachfolger Professor *Preisig* (1926–1936), Professor *Steck* (1936–1960) und Professor *Müller* (seit 1960). Damit engt sich unsere Frage auf das Problem ein, inwiefern die von *Kraepelin* und *M. Bleuler* entwickelten Schizophreniebegriffe vergleich- und definierbar sind. Eine eingehende Erörterung dieser vieldiskutierten und medizingeschichtlich bedeutsamen Frage erübrigt sich hier; jeder Psychiater weiß, daß das *Kraepelin*sche Konzept der „Dementia praecox" um einiges enger war als der nicht so stark an den frühen Beginn und an den ungünstigen Ausgang in eine sogenannte „Demenz" gebundene Schizophreniebegriff von *E.* und auch *M. Bleuler*. Die Divergenzen betreffen – wie auch heute noch mancherorts – hauptsächlich die Frage, ob der ungünstige Verlauf als diagnostisches Kriterium herangezogen werden soll oder nicht, während die Unterschiede in bezug auf das als Dementia praecox oder Schizophrenie zu diagnostizierende Querschnittsbild viel geringer sind. Gewisse Schwankungen sind freilich auch in dieser Hinsicht zu verzeichnen, wie kürzlich wieder *Stephens* (1969) in seiner ausgezeichneten Arbeit zur Prognose der Schizophrenie darlegte. So faßte wahrscheinlich *Kraepelin* die Grenzen des psychopathologischen Dementia praecox-Bildes etwas enger als *E. Bleuler,* der – mit dem Hauptakzent auf dem Autismus – der Schizophrenie zeitweise zum Beispiel auch gewisse

Syndrome zuzurechnen schien, die wir heute, ebenso wie wahrscheinlich *M. Bleuler*, eher als atypisch manische, melancholische oder schizoid-psychopathische Störungen bezeichnen würden. Solche relativ geringfügigen Veränderungen haben sich zweifellos auf die Selektion unserer Patienten in den verschiedenen Zeitperioden übertragen; völlig homogen wird unser Material deshalb in diagnostisch-psychopathologischer Hinsicht nicht sein können. Jedoch zeigt das Studium der einzelnen Krankengeschichten, daß noch im Ganzen die angewandte Diagnostik während der langen fraglichen Zeit bemerkenswert einheitlich geblieben ist. Mit wenigen Ausnahmen – 4,6% der Fälle zum Beispiel unter den 305 zur Nachuntersuchung verfügbaren Patienten (s.S. 29) – würden wir auch heute noch in den gleichen Fällen ohne Zögern eine Schizophrenie diagnostizieren.

Das unserer Selektion zugrundeliegende und übrigens hierzulande immer noch voll gültige Schizophreniekonzept könnte etwa folgendermaßen umschrieben werden: Eine Schizophrenie wurde in der fraglichen Periode angenommen, wenn zur Zeit der Erstaufnahme eine Persönlichkeitsstörung von psychotischem, d.h. das Verhältnis zur Realität schwer tangierendem Ausmaß vorlag, die in vielfältiger und wechselnder Kombination durch sogenannte „Primärstörungen" des Denkens und Fühlens, durch Autismus, Ambivalenz, Kontaktverlust, Depersonalisations- und Derealisationserlebnisse gekennzeichnet war. In den seltenen Fällen, wo nur derartige „Primärsymptome" vorlagen, wurde eine Schizophrenia simplex diagnostiziert. Kamen noch sogenannte „Sekundärsymptome" wie Wahn, Halluzinationen, hebephren-läppisch-puerile oder kataton-psychomotorische Störungen (wie psychomotorische Erregung oder Sperrung, Stereotypien, Manierismus usw.) dazu, so wurde je nach vorwiegendem Sekundärsymptom eine paranoide, hebephrene oder katatone Schizophrenie diagnostiziert[1].

Für die Zuordnung zur Schizophrenie war also nicht der – im Einzelfall bei der Ersthospitalisation ja noch völlig unbekannte und weitgehend unvorhersehbare – Verlauf, sondern das psychopathologische Bild in der Anfangsphase der Erkrankung entscheidend.

Damit unterscheidet sich das dieser Arbeit zugrundeliegende Schizophreniekonzept sowohl von dem oft sehr weiten Begriff der Amerikaner mit der Tendenz, „praktisch alle nichtorganischen Psychosen als Schizophrenie zu diagnostizieren" (zitiert nach *Stephens*, 1969), wie auch von der besonders in den skandinavischen Ländern oft angestrebten engeren Auslegung mit einer vorwiegend auf dem Verlauf begründeten Unterscheidung in eine „schizophrene Kerngruppe" oder „Prozeßpsychose" einerseits, und in eine bloß „schizophrenieforme" Gruppe von „reaktiven Psychosen" andererseits.

Immerhin meinen wir doch, aufgrund der angegebenen, relativ engen und eindeutigen Selektionskriterien sowie des Ausschlusses einer ganzen Reihe von kontrovers beurteilbaren Randgruppen *über ein Material zu verfügen, das von den Autoren aller Schulen, die nicht den obligat ungünstigen Verlauf als entscheidendes diagnostisches Kriterium werten, ohne weiteres als schizophren anerkannt werden müßte.*

---

[1] Bei unseren retrospektiven Diagnosen (s. Kap. D.II.5) haben wir neben den 4 klassischen Untergruppen noch folgende 2 Kategorien verwendet:
  5. „gemischte oder atypische Schizophrenien" dann, wenn eine eindeutige Einreihung in eine der 4 Untergruppen nicht gelang;
  6. „schizo-affektive Psychose" dann, wenn neben den genannten Schizophreniesymptomen noch deutlich depressive oder manische Phasen vorkamen.

Eine relativ breite, freilich von Fall zu Fall sorgfältig abzuwägende Vergleichbarkeit mit den Arbeiten von Autoren anderer Länder und Schulen scheint uns damit gegeben zu sein.

Kehren wir nun von der Erörterung des diagnostischen Konzeptes, das zur Auswahl unseres Ausgangsmaterials von 1642 Schizophrenen geführt hat, zur Besprechung der weiteren, in Abb. 1 dargestellten Selektionsschritte c—h, d.h. bis zur Formierung der Gruppe der persönlich nachuntersuchten 289 ehemaligen Patienten zurück.

Zunächst galt es, Aufschluß über den weiteren Verbleib und namentlich über das eventuell seit der Ersthospitalisation erfolgte Ableben der 1642 Patienten des Ausgangsmaterials zu gewinnen. Dazu waren mühsame, aber dank außerordentlich günstiger Umstände in der Schweiz (geographisch kleines, vom Kriege verschontes Land mit intakter, verwertbarer und zuverlässiger Kontrolle über die Bevölkerungsbewegung; relativ große Seßhaftigkeit der Bevölkerung innerhalb der Landesgrenzen[2]) fast immer erfolgreiche Nachforschungen in den Zivilregistern der Heimat- und Wohngemeinden, teilweise auch in den Karteien der Alters- und Hinterbliebenenversicherung oder direkt bei noch erreichbaren Angehörigen notwendig. So gelang es uns, trotz der meist mehrere Jahrzehnte zurückliegenden Ersthospitalisation die gesuchten Auskünfte über 1585 Patienten, d.h. 96,6% des Ausgangsmaterials zu beschaffen (Selektionsschritt c, Abb. 1). Der geringe, offenbar ganz von Zufälligkeiten abhängige Ausfall von 56 Patienten (3,6% des Ausgangsmaterials) scheint keine für unsere Untersuchung wichtigen Auslesefaktoren zu enthalten und darf deshalb wohl vernachlässigt werden.

Ganz anders sind dagegen die Verhältnisse beim nächsten, zahlenmäßig weitaus wichtigsten Selektionsfaktor in unserem Nachuntersuchungsmaterial, nämlich demjenigen, der durch das Ableben vor Beginn der Nachuntersuchung bedingt ist (Selektionsschritt d, Abb. 1). Angesichts der als Auswahlkriterium gewählten Jahrgänge 1873—1897 ist es nicht verwunderlich, daß eine sehr große Zahl unserer Patienten bereits vor Beginn unserer Nachuntersuchungen verstorben ist. Um eine einheitliche Vergleichsbasis für unsere Mortalitätsstatistiken zu erhalten, haben wir zunächst die Todesfälle bis zum 31.12.1962 unmittelbar vor Beginn der „Lausanner Enquete" gezählt. Ihr Anteil beläuft sich bei den Schizophrenen auf 1135 Fälle, d.h. 69,1% des Ausgangsmaterials. Bis zum Zeitpunkt der Nachuntersuchung, welche in dieser Krankheitsgruppe meist in die Jahre 1965—1968 fiel, verstarben noch weitere 104 Patienten (6,3% des Ausgangsmaterials), so daß schließlich für die direkte katamnestische Untersuchung nur noch 347 Überlebende (21,2% des Ausgangsmaterials) zur Verfügung standen (Selektionsschritt e, Abb. 1).

Der Materialverlust durch Todesfälle beträgt also total 75,4%: Es stellt sich somit zwingend die Frage nach den bei dieser massiven Reduktion wirksamen Selektionsfaktoren, die wir durch den Vergleich von Mortalität und Todesursachen in der Durchschnittsbevölkerung und in unserem Material zu beantworten versucht haben. Um schon jetzt eine Diskussion dieses wichtigsten Selektionsfaktors zu ermöglichen, müssen wir einiges von den im Kapitel C.2 genau zu berichtenden Ergebnissen dieser Gegenüberstellung vorwegnehmen: Im Vergleich zur schweizerischen Durchschnittsbevölkerung ist die Mortalität in unserem Gesamtmaterial von 1642 Schizophrenen im ganzen deutlich erhöht; die Auf-

---

[2] Ähnlich günstige Voraussetzungen für katamnestische Langzeituntersuchungen liegen ohne Zweifel einzig noch in den skandinavischen Ländern vor.

spaltung nach Geschlecht zeigt eine relativ stärkere Erhöhung bei Frauen[3]. Des weiteren ist die Mortalität besonders groß bei katatoner Schizophrenie im Vergleich zu den übrigen diagnostischen Untergruppen und etwas stärker erhöht auch bei Erstaufnahmen nach dem 40. Lebensjahr gegenüber den früheren Erstaufnahmen. Nach Todesursachen unterscheiden sich unsere Schizopphrenen signifikant von der Durchschnittsbevölkerung durch vermehrte Todesfälle an Erkrankungen der Atmungsorgane, an unbekannten Todesursachen, an Infektionskrankheiten inklusive Tuberkulose (nur bei Männern) und an Affektionen des Nervensystems (nur bei Frauen), denen eine signifikante Verminderung der Todesfälle wegen Herz- und Kreislauferkrankungen und malignen Tumoren (beides nur bei Frauen) gegenübersteht.

Diese summarischen Ergebnisse zeigen vor allem, daß bestimmte Gruppen von Schizophrenen (besonders Katatonie, in geringem Maße auch Frauen und späte Erstaufnahmen) in unserem Nachuntersuchungsmaterial untervertreten sein werden. Dieses darf also nicht mehr als repräsentativ für die seinerzeit bei uns ersthospitalisierten Patienten betrachtet werden, was bei der Interpretation unserer Nachuntersuchungsresultate zu berücksichtigen sein wird.

Im Vergleich zur überragenden Bedeutung des Auswahlfaktors „Tod vor der Nachuntersuchung" fallen die letzten Selektionsschritte f–h (Abb. 1) nicht mehr stark ins Gewicht. Dies gilt namentlich von den 8 Patienten (0,5% des Ausgangsmaterials; 2,3% der Überlebenden), die im Ausland oder mit unbekannter Adresse in der Schweiz unerreichbar waren (Selektionsschritt f). Selbst wenn man annimmt, daß ein solcher Wegzug eine besondere Gruppe von ehemaligen Schizophrenen betreffen könnte, so darf dieser Ausfall der unbedeutenden Zahl wegen vernachlässigt werden.

Mehr Bedeutung wird man der Tatsache zumessen müssen, daß 35 (2,1% des Ausgangsmaterials und 9,8% der Überlebenden) der 339 erreichbaren Überlebenden die Nachuntersuchung verweigert haben (Selektionsschritt g). Die Vermutung liegt nahe, daß es sich hier vorwiegend um besonders gestörte Patienten handeln könnte, so daß unsere Nachuntersuchungsresultate möglicherweise etwas nach der günstigen Seite hin verschoben würden. Auch dieser Umstand wird bei der Interpretation unserer Resultate zu bedenken sein.

Es verblieben somit schließlich nur noch 305 Fälle (18,6% des Ausgangsmaterials und 87,9% der Überlebenden), die wir persönlich nachuntersuchen konnten. Durch einen letzten Selektionsschritt h verringerte sich indessen auch diese Zahl noch um 16 Patienten (1,1% des Ausgangsmaterials und 4,6% der Überlebenden), bei denen nach übereinstimmendem Urteil der beiden Autoren aufgrund des eingehenden, durch die Nachuntersuchungsresultate ergänzten Studiums der Krankengeschichten die seinerzeitige Erstdiagnose einer Schizophrenie gemäß den im Kapitel A.2 berichteten Kriterien retrospektiv nicht mehr aufrecht erhalten werden konnte[4]. 8 dieser 16 Fälle beurteilten wir nachträglich als abnorme Erlebnisreaktionen oder -entwicklungen mit depressiven, stuporösen, wahnhaften oder agitierten Zügen. 7mal stellten wir die Diagnose einer atypischen Depression mit

---

[3] (was indessen noch nicht in Umkehr der normalen Verhältnisse eine auch *absolut* höhere Mortalität beim weiblichen Geschlecht bedeutet).

[4] Der Anteil von 16 (4,6%) diagnostisch zweifelhaften Fällen unter den 305 Nachuntersuchten ist interessant, da er als ein Näherungswert für den in bezug auf die Diagnose anzunehmenden Fehlerbereich in unserem Ausgangsmaterial angesehen werden kann.

stupurösem oder wahnhaftem Syndrom, und 1 Fall erwies sich retrospektiv als progressive Paralyse.

Zur Illustration seien kurz 2 der auf diese Weise nachträglich noch eliminierten Fälle dargestellt:

Fallbeispiel Nr. 1

♀, 1892 (Fall 706)

Ledige Haushälterin, über deren Vorleben wenig bekannt ist. Muß sich 34jährig gynäkologisch behandeln lassen und behauptet daraufhin aufgrund einiger vielleicht tatsächlich etwas zweifelhafter Vorkommnisse immer bestimmter, vom betreffenden Arzt sexuell attackiert, vergewaltigt und mit Geld zum Schweigen verpflichtet worden zu sein. Wird zunehmend gespannt, schreibt dem Arzt anonyme Protestbriefe, bedroht ihn schließlich mit einem Revolver und wird darauf 1928 36jährig ersthospitalisiert. Völlig geordnet, keine „Primärstörungen", keine Halluzinationen.

Katamnese: Verläßt die Klinik nach 4 Monaten mit wenig veränderten Wahnideen, zieht aus der Gegend weg, arbeitet in der Folge bis ins Alter erfolgreich als Kunststickerin, findet sich mit ihrem Ledigsein ab, entwickelt mannigfache Kompensationen in sozialen Kontakten und Interessen. Bei der Nachuntersuchung 1969 treffen wir, selbständig in einer hübschen Wohnung lebend, eine sehr rüstige, ausgeglichene und dabei aktiv und vielseitig interessierte 77jährige Frau an, die fähig ist, mit gelassenem Humor von ihrem Leben in Vergangenheit und Gegenwart, von den Nach- und Vorteilen des Ledigbleibens und von der besonderen Situation des Altseins zu berichten. Den im Klinikaufenthalt gipfelnden Lebensabschnitt empfindet sie heute als weitgehend durch ihre eigenen Probleme bedingt, schwierigste, aber nun glücklich überwundene Lebenskrise. Die ehemalige Patientin wirkt in jeder Hinsicht völlig normal, obwohl Spuren der alten Anklagen gegen ihren Arzt hintergründig immer noch durchscheinen. – Die seinerzeitige Diagnose „démence paranoide" (paranoide Schizophrenie) scheint uns im Rückblick zu unsicher, um den Fall in unser Material aufzunehmen. Wir meinen, daß es sich viel wahrscheinlicher um eine wahnhaft-psychogene Entwicklung wohl auf neurotischer Grundlage gehandelt hat.

Fallbeispiel Nr. 2

♀, 1880 (Fall 721)

Ledige Schneiderin, seit jeher ängstlich und übergewissenhaft. Ersthospitalisation bei uns mit 27 Jahren (1907) nach einem Suizidversuch. Ängstlich-gespannte, gehemmt-depressive Symptomatik mit wahnhaften Selbstbeschuldigungen sexueller Natur, Beziehungsideen, erwartet schwere Strafen, hört wahrscheinlich entsprechende Stimmen. Besserung und Entlassung innerhalb von 3 Monaten; arbeitet wieder in ihrem Beruf, lebt in der Folge bei einer Schwester und wird nie mehr völlig unabhängig. Macht im weiteren Verlauf noch mehrere ähnliche Schübe durch, die teilweise ambulant abklingen, teilweise zu neuen Klinikaufenthalten mit 31, 40, 47, 67 und 73 Jahren führen. Mehrfach werden zweifelsfrei akustische und optische Illusionen beobachtet; bei der letzten Hospitalisation mit 73 Jahren ist die frühere Symptomatik weitgehend von vorgerückten Zeichen einer senilen Demenz (schwere Störung von Orientierung, Gedächtnis, Aufmerksamkeit usw., hochgradige Affektinkontinenz bei gereizt-dysphorischer Grundstimmung, dazu einige Verfolgungs- und Vergiftungsideen) überlagert. Bei der Nachuntersuchung im Chronischenheim unserer Klinik mit 84 Jahren (1964) bietet sich das Bild einer schweren senilen Demenz. Seit mehreren Jahren ist die Patientin bettlägerig, ihre Grundstimmung bleibt gehässig-dysphorisch, sonst besteht kaum ein Kontakt zur Umgebung. – Bei der Ersthospitalisation wurde die Diagnose einer katatonen Schizophrenie gestellt, während man bei späteren Schüben eine rezidivierende endogene Depression annahm. Erst beim letzten Klinikaufenthalt im 73. Lebensjahr sprach man wiederum von der Möglichkeit einer „depressiven Katatonie". – Retrospektiv scheint es uns nicht möglich, zwischen den beiden fraglichen Ersthospitalisationsdiagnosen (depressive Katatonie oder atypische endogene Depression) eine sichere Entscheidung zu treffen, weshalb wir auch diesen Fall als zu zweifelhaft aus unserem Material ausgeschlossen haben.

Zusammenfassend ergibt sich also, wie auf Abb. 1 dargestellt, daß vom Ausgangsmaterial der ursprünglich 1642 Schizophrenen, die die gewählten Alters- und Diagnosekriterien erfüllten (Selektionsschritt a) nach 7 weiteren Selektionsschritten b—h nur noch 289 Fälle (17,6%) für die klinische Nachuntersuchung im Alter zur Verfügung standen. Die vergleichende Untersuchung von Mortalität und Todesursachen mit der Durchschnittsbevölkerung ermöglicht uns, den entscheidenden Selektionsfaktor „Tod vor der Nachuntersuchung" genauer zu erfassen. Wie sich aber der gesamte Selektionsprozeß auf die Zusammensetzung des Ausgangsmaterials ausgewirkt hat, soll durch den Vergleich einiger wichtiger Parameter der 289 Nachuntersuchten mit denjenigen der 1642 Ausgangsfälle im nächsten Abschnitt weiter präzisiert werden.

3. Vergleich des Ausgangsmaterials von 1642 Fällen mit den 289 Nachuntersuchten

An sich könnte es vielleicht wünschenswert erscheinen, zum Vergleich zwischen Ausgangsmaterial und Nachuntersuchten so viele Variablen wie nur möglich heranzuziehen. Das ergäbe indessen — ganz abgesehen vom verhältnismäßig großen Arbeitsaufwand — eine derartige Fülle von Vergleichsdaten, daß deren Interpretierbarkeit und damit der Nutzeffekt der ganzen Gegenüberstellung fragwürdig würde. Deshalb haben wir uns entschlossen, uns auf die folgenden vier zugleich wesentlichen und auch technisch leicht ermittelbaren Parameter zu beschränken[5].

1. Geschlechtsverteilung
2. Altersverteilung
3. Jahr der Erstaufnahme
4. Altersverteilung bei der Erstaufnahme

Das Ergebnis dieser Gegenüberstellung ist in Abb. 2 graphisch dargestellt. In bezug auf die *Geschlechtsverteilung* zählten wir im Ausgangsmaterial 690 Männer (42%) und 952 Frauen (58%), während bei den Nachuntersuchten 92 Männer (31,8%) 197 Frauen (68,2%) gegenüberstehen. Der Unterschied zwischen Ausgangsmaterial und Nachuntersuchten ist statistisch signifikant ($p \leq 0,05$) bei den Männern (die also bei den Nachuntersuchten leicht untervertreten sind, was mit ihrer absolut erhöhten Mortalität zusammenhängt[6]), nicht signifikant dagegen bei den Frauen. Das recht starke Überwiegen des weiblichen Geschlechts sowohl im Ausgangsmaterial wie bei den Nachuntersuchten ist auffällig, rechnet man doch im allgemeinen bei der Schizophrenie mit keinen bedeutenden Häufigkeitsunterschieden zwischen den Geschlechtern (*Bleuler*, 1969). Das gilt indessen nicht für die sogenannten „Spätschizophrenen" nach dem 40. Lebensjahr, wo die Frauen stark überwiegen. Wie der Vergleich zwischen den Prozentzahlen bei Männern und Frauen in bezug auf die Verteilung des Erstaufnahmealters zeigt, ist dies auch in unserem Material ausgeprägt der Fall. Da ein

---

[5] Im Gegensatz zu anderen Arbeiten aus der „Lausanner Enquete" scheint uns angesichts der Relativität der Einteilungsprinzipien der zusätzliche Vergleich der diagnostischen Untergruppen bei den Schizophrenen nicht wichtig und vor allem nicht sicher genug, um wesentliche Aufschlüsse über die wirksamen Selektionsfaktoren liefern zu können.

[6] zum scheinbaren Widerspruch mit der festgestellten relativ größeren Mortalitätserhöhung im weiblichen Geschlecht (s. Fußnote S. 29).

bedeutender Anteil unserer Fälle (15,2% der Männer und 39,1% der Frauen) erst nach dem 45. Lebensjahr erstmals aufgenommen wurde, darf wohl in diesem Umstand die Haupterklärung für die ungewohnt unterschiedliche globale Geschlechtsverteilung in unserem Krankengut gesucht werden.

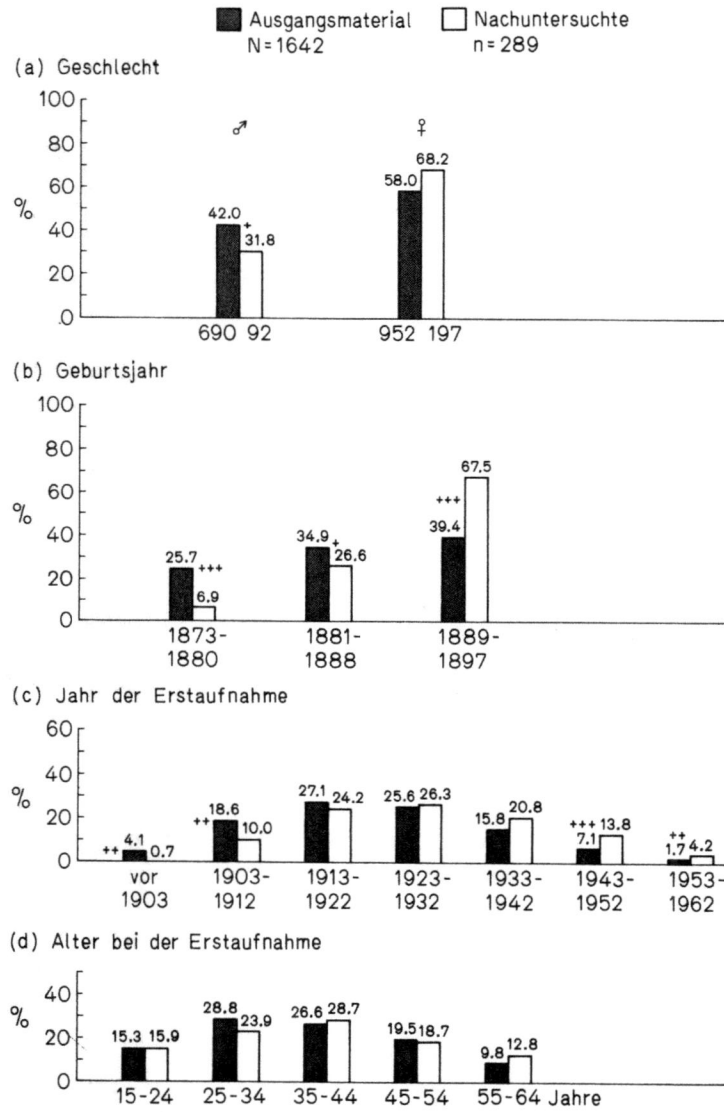

Abb. 2 a–d. Vergleich der Verteilung von Geschlecht, Geburtsjahr, Alter und Jahr der Erstaufnahme im Ausgangsmaterial und bei den Nachuntersuchten.
Statistische Signifikanz: + = $p \leq 0{,}05$
++ = $p \leq 0{,}01$
+++ = $p \leq 0{,}001$

Was die Altersverteilung resp. die *Geburtsjahre* anbetrifft, so zeigt Abb. 2b stark signifikante Unterschiede zwischen Ausgangsmaterial und Nachuntersuchten in den jüngsten und ältesten Extremgruppen, einen nur schwach signifikanten Unterschied dagegen in der Mittelgruppe. Bei den Nachuntersuchten finden wir prozentual zu wenig besonders alte, d.h. 1873—1880 geborene Patienten, dagegen einen relativ zu großen Anteil von besonders jungen, d.h. 1889—1897 geborenen Patienten. Diese Verschiebung erklärt sich natürlich durch das viel häufigere Hinwegsterben der besonders alten Patienten. Es wird unsere Resultate u.a. dahin beeinflussen, daß ihre Generalisierbarkeit für besonders alte Patienten eingeschränkt wird.

Gleichsinnige, statistisch signifikante Unterschiede in den Extremgruppen finden wir auch, wie Abb. 2c zeigt, hinsichtlich dem *Jahr der Ersthospitalisation*: Patienten, deren Erstaufnahme bis in die Jahre vor 1912 zurückreicht, sind unter den Nachuntersuchten deutlich untervertreten, während die anteilsmäßig weitaus wichtigste Mittelgruppe der Erstaufnahmen zwischen 1913 und 1942 im Ausgangsmaterial annähernd gleich verteilt ist wie unter den Nachuntersuchten. Die Erstaufnahmen nach 1942 dagegen sind bei der Nachuntersuchung deutlich übervertreten. In gewissem Sinne ist diese, ebenfalls teilweise dem Alter, teilweise wohl aber auch der schwereren Auffindbarkeit der besonders lang zurückliegenden Erstaufnahmen zuzuschreibende Selektion nicht unwillkommen: Angesichts der früher diskutierten, etwas anderen diagnostischen Kriterien zu Anfang des Jahrhunderts gewinnen so sicher die nachuntersuchten Patienten an diagnostischer Einheitlichkeit. Andererseits aber vermindert sich damit der Anteil der extrem langen (über 50jährigen) und gerade deshalb besonders interessanten Katamnesen; möglicherweise entgehen uns dadurch in gewissem Grade bestimmte, auch statistisch zur Auswirkung kommende Phänomene, die nur bei ausnehmend langen Verläufen zu beobachten wären. Als weitere Möglichkeit muß in Betracht gezogen werden, daß besonders schwere Fälle aus der Frühzeit häufiger gestorben sein könnten, wodurch sich wieder eine gewisse Verschiebung in Richtung auf die günstigeren Verläufe ergeben könnte. Konkrete Anhaltspunkte für eine solche Annahme fehlen indessen.

In bezug auf die *Altersverteilung bei der Erstaufnahme* dagegen lassen sich gemäß Abb. 2d keine statistisch signifikanten Unterschiede zwischen dem Ausgangsmaterial und den Nachuntersuchten nachweisen. Letztere bleiben also in dieser Hinsicht voll repräsentativ für erstere.

Zusammenfassend zeigt der für vier Faktoren durchgeführte Vergleich zwischen Ausgangsmaterial und Nachuntersuchten, daß die eingetretenen Verschiebungen — eine relative Verminderung der Männer, der besonders betagten Patienten und der extrem weit zurückliegenden Erstaufnahmen — in erster Linie dem wichtigsten Selektionseffekt einer größeren Sterblichkeit bestimmter Patientengruppen während der langen Beobachtungszeit zuzuschreiben ist. Inwiefern hier auch psychopathologisch relevante und deshalb für die Nachuntersuchungsresultate wichtige Auswahlfaktoren einwirken, kann zwar vermutet, durch diesen Vergleich aber nicht entschieden werden.

4. Zusammenfassung: Die Repräsentativität des Untersuchungsmaterials

Als Ergebnis der in den vorangehenden Abschnitten berichteten Überlegungen kann über die Repräsentativität unseres Untersuchungsmaterials zusammenfassend folgendes ausgesagt werden:

Es darf angenommen werden, daß das 5661 Fälle zählende Ausgangsmaterial der gesamten „Lausanner Enquete" sozusagen sämtliche schwereren Fälle — d.h. stationärer psychiatrischer Pflege bedürftigen Kranken der Jahrgänge 1873—1897 und der Erstaufnahmejahre bis 1962 aus den unteren und mittleren Schichten — einer ganzen, heute annähernd 500 000 Einwohner zählenden geographischen Region von 3 209 km^2 umfaßt. Die daraus als Ausgangsmaterial dieser Arbeit ausgewählten 1642 Fälle gruppieren alle jene Kranken, bei denen nach vorerst *Kraepelin*schen und später E. *Bleuler*schen Kriterien die Erstaufnahmediagnose „Dementia praecox" bzw. „Schizophrenie" gestellt worden war. Das Ausgangsmaterial der 1642 Fälle ist also innerhalb der besprochenen, altersmäßigen, sozialen und nosologischen Grenzen nicht nur repräsentativ für die solcherart ausgewählten Schizophrenen des Kantons Waadt, sondern stellt praktisch die *Gesamtheit* dieser Kranken dar.

Ganz anders verhält es sich mit den 289 nachuntersuchten Fällen, die, wie wir gesehen haben, ganz vorwiegend durch die in der langen Zeit zwischen Ersthospitalisation und Nachuntersuchung aufgetretene Sterblichkeit selektiert sind. Die vergleichende Untersuchung einiger Parameter zeigt deutlich, daß die 289 Nachuntersuchten *nicht* repräsentativ sind für das Ausgangsmaterial der 1642 ursprünglich aufgenommenen Schizophrenen. Gerade wegen des Einflusses der Mortalität findet man unter ihnen zum Beispiel einen schwachen Überschuß an Frauen, an Patienten jüngerer Jahrgänge, an solchen mit relativ kürzerer Katamnese. Wie später noch ausführlicher diskutiert wird (S. 55 u. 56), besteht die Möglichkeit, daß der weitaus wichtigste Selektionsfaktor Mortalität auch gewisse psychopathologische Parameter verändert hat, eventuell in Richtung auf eine verlaufsmäßig eher günstige Auslese. Ein gleichsinniger Effekt könnte vielleicht dem Umstand zugeschrieben werden, daß knapp 10% der Überlebenden die Nachuntersuchung verweigert haben. Abgesehen davon dürfen aber die nachuntersuchten 289 Fälle als weitgehend repräsentativ für die bis ins höhere Alter *überlebenden* Schizophrenen angesehen werden. Da unser Hauptproblem die Altersentwicklung der Schizophrenien ist, und da ja — was leicht übersehen wird — grundsätzlich Altersprobleme überhaupt nicht anders als an vorher durch den Tod dezimierten Populationen von Überlebenden studiert werden können, *scheint uns trotz der erfolgten Selektion die Behauptung berchtigt, daß unser Nachuntersuchungsmaterial für die uns interessierende Fragestellung — immer innerhalb der dargelegten sozialen, regionalen und anderen Einschränkungen und unter Berücksichtigung einer möglicherweise verlaufsmäßig etwas zu günstigen Auslese — zu weitgehend gültigen, d.h. mit Vorsicht verallgemeinerungswürdigen Resultaten führen dürfte.*

B. Untersuchungsplan und Methodik

Die Untersuchung der nach den beschriebenen Kriterien ausgewählten Patienten erfolgte nach zwei grundsätzlich verschiedenen Gesichtspunkten und Fragestellungen:

1. Am *Ausgangsmaterial der 1642 Schizophrenen* untersuchten wir – neben einigen bereits besprochenen Vergleichsparametern – einzig die von der Erstaufnahme bis zu einem Stichtag im Jahre 1962 (kurz vor Beginn unserer Nachuntersuchungen) aufgetretene *Mortalität und Todesursachen*, welche dann mit Mortalität und Todesursachen in der schweizerischen Durchschnittsbevölkerung verglichen wurden. Obgleich auch von allgemeinerem Interesse für die Schizophrenieforschung, verfolgt diese Vergleichsuntersuchung im Rahmen unserer Arbeit doch in erster Linie den Zweck, uns – wie im vorangehenden Kapitel erörtert – genaueren Aufschluß über den wichtigsten in unserem Material wirksamen Auslesefaktor zu verschaffen.
2. Die nach den verschiedenen Selektionsschritten noch übrigbleibenden *289 über 65jährigen Überlebenden* dagegen wurden von einem der Psychiater aus unserer Forschungsgruppe *persönlich nachuntersucht* mit dem allgemeinen Ziel, auf diese Weise so viele Aufschlüsse wie möglich über die zentrale Fragestellung dieser Arbeit, nämlich über den Langzeit- und Altersverlauf der Schizophrenie und über die dabei wirksamen Faktoren zu gewinnen.

Es scheint uns zweckmäßig, auf die Methodik der Mortalitäts- und Todesursachenstatistik erst im entsprechenden Kapitel selbst näher einzugehen. Das methodische Vorgehen im Hauptteil unserer Untersuchung, d.h. bei der persönlichen katamnestischen Exploration, möchten wir dagegen jetzt näher erläutern. Es handelt sich dabei übrigens um in anderen Arbeiten bereits mehrfach diskutierte Fragen, da in dieser Beziehung die Methodik bei allen von der „Lausanner Enquete" erfaßten Krankheitsgruppen einheitlich ist.

Die katamnestische Nachuntersuchung umfaßte für jeden einzelnen Fall folgende Arbeitsgänge:

1. Vorbereitendes, eingehendes Fallstudium anhand der Akten.
2. Direkte, persönliche Nachuntersuchung des ehemaligen Patienten.
3. Vervollständigung der erhaltenen Angaben durch Drittauskünfte.
4. Teilweise Überprüfung und Neubeurteilung der erhaltenen Informationen durch andere Untersucher.

Die ersten drei Arbeitsgänge lagen im Aufgabenbereich ein und desselben Untersuchers. Zeitlich gruppieren sie sich eng um das Datum der eigentlichen Nachuntersuchung. Der vierte, anderen Untersuchern übertragene Arbeitsgang dagegen folgte erst sehr viel (praktisch meist 1–3 Jahre) später.

Das *vorbereitende Fallstudium* stützt sich in erster Linie auf die Krankengeschichte von der seinerzeitigen Erstaufnahme an unserer Klinik, wobei schon hier eine große Zahl von Angaben über allgemeine Daten (Geschlecht, Alter, Zivilstand, Beruf usw.), über die Kindheitsentwicklung, die Krankheitsanamnese, das in den ersten drei Monaten der Ersthospitalisation beobachtete psychopathologische Bild, die Diagnose, Behandlung usw. auf einen individuellen Fragebogen zu übertragen waren. Ferner wurden anhand von laufenden Krankengeschichtsnotizen, späteren Wiederaufnahmen, Aktenangaben usw. alle erreichbaren Auskünfte über den weiteren Verlauf gesammelt. Die wichtigsten Verlaufsdaten wurden ebenfalls in den individuellen Fragebogen aufgenommen. Schließlich schrieb der Untersucher eine freie Zusammenfassung von 1–2 Schreibmaschinenseiten über die ganze, bisher bekannte Vorgeschichte bis zur Nachuntersuchung.

Methodisch könnte gegen das der Untersuchung vorangehende intensive Fallstudium mit Recht eingewendet werden, daß dadurch der Untersucher dem aus den Akten schon bekannten Patienten voreingenommen gegenübertritt, was seine Beobachtungen beeinflussen muß. Diesem Nachteil steht indessen der unseres Erachtens viel wesentlichere, auch aus dem nächsten Abschnitt klar ersichtliche Vorteil gegenüber, daß die ganze Nachuntersuchung, von der so wichtigen ersten Kontaktnahme bis zur speziellen Art der Fragestellung, der individuellen Vielfalt der persönlichen Umstände, der Verläufe und der psychopathologischen Bilder angepaßt werden kann. Wir sind deshalb zur Auffassung gelangt, daß einem nicht informierten und also „objektiveren" Beobachter, der jeden Patienten nach dem gleichen Schema untersuchen würde, soviel entgehen müßte, daß damit der durch seine Nichtvoreingenommenheit erreichte Vorteil bei weitem aufgehoben und in einen viel schwerwiegenderen Nachteil verwandelt würde.

Die *persönliche Nachuntersuchung des Probanden* fand in der großen Mehrzahl der Fälle an seinem jetzigen Wohnort statt, hatte es sich doch rasch gezeigt, daß den meisten betagten, oft gebrechlichen und weit entfernt wohnenden ehemaligen Patienten eine Reise zur ambulanten Nachuntersuchung in der Klinik nicht zugemutet werden konnte. Nachdem wir in der Anlaufphase der „Lausanner Enquete" schlechte Erfahrungen mit brieflichen, übrigens auch durch eine Presseorientierung unterstützten Voranmeldungen gemacht hatten (die schriftliche Voranmeldung wirkte trotz individueller Gestaltung oft verunsichernd und mißtrauenerweckend, so daß zu viele ehemalige Patienten nicht oder negativ antworteten), suchten wir die Probanden, soweit sie nicht in einem Heim oder Spital weilten, unangemeldet auf. Auf diese Weise war es viel besser möglich, den Zweck der Nachuntersuchung im direkten persönlichen Kontakt zu erklären und etwaige, manchmal ganz abwegige Befürchtungen zu zerstreuen. So meinten einige ehemalige Patienten natürlich, man wolle sie erneut hospitalisieren; andere vermuteten sonstige dunkle Machenschaften; gewisse alte, schon psychoorganisch abgebaute Patienten waren völlig unfähig, die Untersuchungssituation zu erfassen, sie verkannten sie zum Beispiel als mit den Altersversicherungen oder gar mit kommerziellen Zwecken zusammenhängende Enquete. Freilich führte das gewählte Vorgehen zuweilen zu erheblichen Zeitverlusten, so zum Beispiel bei weit entfernten Probanden, die wir manchmal erst nach mehreren vergeblichen Besuchen zu Hause antrafen. Andererseits gelang es aber auf diese Weise in der großen Mehrzahl der Fälle, die Mitarbeit sowohl der ehemaligen Patienten wie auch ihrer Angehörigen zu gewinnen. Im allgemeinen war nach der ersten Überraschung der Empfang sogar ausgesprochen gut; viele der alten und manchmal vereinsamten Probanden bezeugten sogar auch brieflich eine rührende Dankbarkeit dafür, daß man nach Jahr und Tag noch an sie gedacht habe.

Die eigentliche Nachuntersuchung hatte die Form eines semistrukturierten Interviews von durchschnittlich — soweit wegen des Zustands des Probanden überhaupt möglich — etwa 2 Std Dauer. Das heißt, daß in freiem, der individuellen Situation flexibel angepaßtem Gespräch mit dem Probanden in jedem Fall folgende Fragenkreise so exploriert werden mußten, daß nachher die entsprechenden Punkte des Fragebogens ausgefüllt werden konnten:

Gegenwärtige allgemeine und soziale Situation (Wohnmilieu, Beschäftigung, Zivilstand, körperlicher Allgemeinzustand usw.).

Gegenwärtiger klinisch-psychopathologischer Status (Vorliegen oder Fehlen grober Störungen affektiv-funktioneller oder psycho-organischer Art).

Gegenwärtige subjektive psychische Verfassung und Einstellung in bezug auf einige Sonderthemen wie Vergangenheit, Gegenwartssituation, Zukunft, Tod, Religion, Sexualität, Umweltbeziehungen u.a.

Verlauf der vorbestehenden psychischen Krankheit vom Zeitpunkt an, seit dem wir nicht bereits über zuverlässige Informationen verfügten (Erst- bzw. Letzthospitalisation).

Soweit immer möglich, wurde dieses Gespräch allein mit dem Patienten geführt. Zuweilen allerdings ließ sich die Anwesenheit von Angehörigen oder Pflegepersonal nicht vermeiden, was sich sowohl positiv wie auch negativ auswirken konnte (die Angehörigen brachten wichtige Ergänzungen oder schnitten dem Probanden zum Beispiel die Rede ab und trachteten, an seiner Stelle und aus ihrer Sicht zu antworten). Eigentliche Testverfahren konnten in der beschriebenen Untersuchungssituation nicht angewendet werden. Wohl aber wurden dem Probanden systematisch die bei einer klinischen Exploration üblichen Testfragen zum Beispiel in bezug auf Orientierung, Aufmerksamkeit, Konzentration usw. gestellt. Auch schriftliche Notizen wurden ihres störenden Einflusses wegen während des Gesprächs selbst in der Regel vermieden mit Ausnahme der jeweils wörtlich festgehaltenen Antworten über die gegenwärtige subjektive Befindlichkeit und die Einstellungen des Probanden zu den erwähnten Sonderthemen. Unmittelbar nach Beendigung des Interviews wurde aber der individuelle Fragebogen ausgefüllt und darauf ein wiederum ca. eine Schreibmaschinenseite umfassender freier Bericht über die gemachten Beobachtungen verfaßt.

Der eingehenden Befragung von zumindest einer, wenn immer möglich aber mehrerer *Drittpersonen* maßen wir aus naheliegenden Gründen große Wichtigkeit bei. Es ist uns in der überwiegenden Mehrzahl der Fälle denn auch gelungen, solche Drittauskünfte zu erhalten[7]. Soweit es sich um Angaben von Angehörigen oder Pflegepersonal handelte, wurden sie im Anschluß an das Gespräch mit dem Patienten, aber in seiner Abwesenheit, an Ort und Stelle erhoben. Auskünfte von behandelnden Ärzten, Spitälern, Vormündern und anderen behördlichen Instanzen, Bekannten, Pfarrern, Fürsorgern usw. wurden in der Regel erst nachträglich eingeholt. Alle diese Drittinformationen dienten dazu, die bereits im Gespräch mit dem Probanden selber erhaltenen Angaben zu den berichteten Fragekreisen zu ergänzen und zu präzisieren.

---

[7] Drittauskünfte konnten wir für 87,9% oder 254 der 289 Nachuntersuchten erhalten, wobei in 66,4% der Fälle eine, in 20,8% zwei und in 0,7% drei zusätzliche Informationsquellen verwertet wurden. In 25,6% der Fälle stammten diese Auskünfte von der Familie des Probanden, in 61,2% von der weiteren Umgebung, in 18,7% von Ärzten und in 4,5% von verschiedenen behördlichen Instanzen.

Der vierte, eigentlich bereits zur Auswertung gehörende Arbeitsgang, nämlich die *teilweise Überprüfung und Neubeurteilung der gemachten Beobachtungen durch andere Untersucher,* soll doch schon jetzt besprochen werden, da er wie das Vorangehende wesentlich für die Einschätzung der Nachuntersuchungsmethodik ist. Es handelt sich bei diesen Nachprüfungen allerdings nicht um Zweitexplorationen durch einen unabhängigen Untersucher. Auf ein solches Vorgehen mußten wir aus vielen technischen und psychologischen (zum Beispiel Zeitaufwand, Belastbarkeit von Patienten und Angehörigen), aber auch aus bestimmten methodischen Bedenken (Möglichkeit der Veränderung des „Untersuchungsobjektes" durch die Erstuntersuchung und durch die inzwischen verflossene Zeit) verzichten. (Nur in einzelnen Fällen konnten wir die ambulant erhobenen Befunde bei einer späteren Hospitalisation verifizieren, wobei sich trotz kleinerer Abweichungen in keinem Fall schwerwiegende Zweifel an der globalen Validität der Nachuntersuchungsergebnisse ergaben.) Um indessen trotzdem die angesichts der ganzen Untersuchungssituation zweifellos beträchtlichen subjektiven und situativen Einflüsse unter eine gewisse Kontrolle zu bringen und damit die Verläßlichkeit unserer Resultate zu erhöhen, haben wir die meisten wichtigen Beurteilungen, bei denen starke Abweichungen von einem Untersucher zum anderen zu erwarten waren, einer nachträglichen Überprüfung durch unabhängige Beurteiler unterzogen. Die damit verbundenen Reliabilitätsprüfungen führten mehrfach dazu, daß bestimmte Beurteilungskriterien schärfer definiert oder zweifelhafte Unterscheidungen vereinfacht, eventuell sogar aufgegeben wurden. Die Neubeurteilungen erfolgten entweder aufgrund der Krankengeschichte, oder aber — was natürlich methodisch nur beschränkt gültig ist, im Rahmen unserer Untersuchung indessen die einzige praktische Möglichkeit darstellte — aufgrund der durch den Erstuntersucher gemachten Beobachtungen.

So wurden zum Beispiel anamnestische, aus den Krankengeschichten erhobene Befunde und Beurteilungen betreffend die Heredität, das Ersterkrankungsalter, die Unterscheidung zwischen akutem und chronischem Beginn, gewisse eventuell auslösende Begleitumstände und das anfängliche psychopathologische Bild nochmals überprüft. Das gleiche geschah — hier allerdings aufgrund der Feststellungen des Erstuntersuchers — mit den wichtigsten Resultaten der katamnestischen Exploration: Die Beurteilung der Veränderungen im psychopathologischen Bild, die Einstufung eines eventuellen psycho-organischen Syndroms, der „sozialen Anpassung", der Verlaufsformen, des Endzustandes, und schließlich die Einschätzung der Gesamtentwicklung nach Besserungs- bzw. Verschlechterungskriterien und die diagnostische Einordnung jedes Falles im Lichte der Katamnese wurden jeweils von zwei unabhängigen Beurteilern systematisch überprüft, verglichen und wenn nötig korrigiert.

Um von Fall zu Fall eine Wertung unserer Resultate zu erlauben, sollen weitere Einzelheiten zum methodischen Vorgehen jeweils erst in den entsprechenden Abschnitten im Kapitel „Ergebnisse" dargestellt werden. An dieser Stelle geht es uns nur darum zu zeigen, daß wir die unzweifelhaften methodischen Schwächen einer Nachuntersuchung durch einen einzigen Beobachter in der geschilderten Untersuchungssituation sowohl durch die Einholung von möglichst vielen Drittauskünften wie auch durch nachträgliche kritische Überprüfung vieler Beurteilungen im Rahmen des praktisch überhaupt Möglichen zu vermindern versucht haben.

Im ganzen entsprechen die Grenzen und Möglichkeiten unserer Nachuntersuchungsmethodik also denjenigen einer sorgfältigen, semistandardisierten und durch bestimmte

Kautelen wie Überprüfung und Präzisierung der Beurteilungskriterien verbesserten konventionellen klinisch-psychiatrischen Untersuchung. Es muß ohne Umschweife anerkannt werden, daß trotz unserer wohl sichtbar gewordenen Anstrengungen eine solche Methodik den heute in der psychiatrischen Forschung immer mehr angestrebten, schärfer quantifizierenden Verfahren mit weitergehender Kontrolle aller Störfaktoren unterlegen ist. Diesem zweifellos berechtigten und wohl schwerwiegendsten methodischen Einwand gegen unsere Untersuchung hätte indessen nur durch eine dramatische, praktisch für uns nicht durchführbare Erweiterung des — ohnehin schon sehr beträchtlichen — Arbeitsaufwandes inklusive der technischen und personellen Mittel begegnet werden können. Dabei stellt sich immer auch die Frage, ob der durch vervielfachten Aufwand zu erzielende Gewinn an methodisch-wissenschaftlicher Rigorosität noch in einem vernünftigen Verhältnis zum zu erwartenden, dem Problemstand angemessenen Erkenntniszuwachs steht. Und hier glauben wir nun doch, daß unsere Untersuchung trotz der erwähnten Schwächen sehr wohl brauchbare Resultate zu liefern imstande ist. Es muß nämlich berücksichtigt werden, daß es uns bei dieser Langzeitstudie zur Schizophrenie, die in das noch kaum systematisch bearbeitete Neuland der Altersentwicklung vorstößt, in erster Linie um die Erkenntnis von groben allgemeinen Entwicklungstendenzen und möglichen Zusammenhängen mit einer Reihe von ebenfalls nur grob umschriebenen Faktoren geht. Auch mit einer nicht voll befriedigend ausdifferenzierten Methodik sind von einer solchen explorativen Untersuchung zum mindesten Daten zu erwarten, die durch die vorläufige Formulierung neuer Fragen den Weg für nachfolgende rigorosere Detailarbeiten abzustecken vermögen.

C. Mortalität und Todesursachen

1. Problemstellung und Methodik

Ziel der Untersuchung von Mortalität und Todesursachen im Rahmen dieser Studie ist es, wie gesagt, in erster Linie, den weitaus wichtigsten Selektionsfaktor in unserem Material besser kennenzulernen, um so die Bedeutung der Nachuntersuchungsresultate bei der Minderheit von Überlebenden korrekter einschätzen zu können. Gleichzeitig aber ergibt sich, allerdings geographisch-epidemiologisch auf bescheidener Basis, auch ein Beitrag zur Frage der Mortalität Schizophrener an sich, da diesbezügliche Untersuchungen, vor allem solche katamnestischer Art mit langen und bis ins Alter reichenden Beobachtungszeiten, immer noch erstaunlich selten sind.

So untersuchten zum Beispiel *Meyer* (1933) in einem deutschen Landeskrankenhaus, *Malzberg* (1934) in New York, *Alström* (1942) in Schweden die Mortalität *hospitalisierter* Schizophrener während ein bis mehreren Jahren. Katamnestische Langzeituntersuchungen bei *klinikentlassenen* Patienten verdanken wir vor allem *Ødegaard* (1951, 1952), der die in allen norwegischen Spitälern aufgenommenen Schizophrenen der Jahre 1916–1940 bis 1926–1941 weiterverfolgte, und *Lindelius*, der 1970 Mortalitätsberechnungen bei schizophrenen Erstaufnahmen eines schwedischen Spitals aus den Jahren 1900–1910 anstellte. Auch *Essen-Moeller* (1935) untersuchte die Sterblichkeit von klinikentlassenen Schizophrenen, verfügte aber nur über Beobachtungszeiten von einigen Jahren.

Praktisch alle Autoren, die sich mit dieser Frage beschäftigt haben, stellten eine *erheblich erhöhte Sterblichkeit Schizophrener* gegenüber der Durchschnittsbevölkerung fest. Teilweise wurde über deutliche Unterschiede zwischen den Geschlechtern berichtet: Nach *Niswander* et al. (1963) leben im Gegensatz zur Allgemeinbevölkerung schizophrene Männer länger als schizophrene Frauen; *Malzberg* (1934) fand eine entsprechende Differenz, allerdings nur bis zum 50., *Lindelius* (1970) bis zum 60. Lebensjahr; später verkehrt sich dieser Geschlechtsunterschied nach *Malzberg* in sein Gegenteil bzw. er verschwindet nach *Lindelius*.

Die Zahlen über das Ausmaß der Mortalitätserhöhung Schizophrener gehen von Autor zu Autor erheblich auseinander, wobei es wegen methodologischer Verschiedenheiten nicht immer klar wird, ob es sich um bloße Selektionseffekte oder um tatsächliche, zum Beispiel zeitlich, geographisch oder sozial bedingte Unterschiede handelt. So fand *Meyer* (1933) 1925–1929 bei 15–50jährigen hospitalisierten Schizophrenen eine 5mal, *Malzberg* (1934) bei ebenfalls hospitalisierten Patienten in New York aus dem Jahre 1929–1931 dagegen nur eine 2,5mal höhere Sterblichkeit als in der Durchschnittsbevölkerung. Unter den Untersuchern, die die Mortalität spitalentlassener Schizophrener katamnestisch prüften, kam *Essen-Moeller* (1935) auf die dreifache, *Ødegaard* (1951, 1952) für Männer ebenfalls auf die dreifache und für Frauen auf die vier- bis fünffache, *Lindelius* (1970) dagegen nur auf die zweifache Sterblichkeit der Allgemeinbevölkerung.

Was die *Todesursachen* anbetrifft, so schien abgesehen von einer besonders hohen Mortalität bei Katatonen (*Niswander,* 1963) und einer vielfach festgestellten erhöhten Suizidanfälligkeit (*Jantz,* 1951; *Bellak,* 1952; *Schneider,* 1955; *Pokorny,* 1964; *Tenoche* et al., 1964; *Pöldinger,* 1968; *Bleuler,* 1972 u.a.), für die erhöhte Sterblichkeit Schizophrener weniger die Psychose direkt als vielmehr ihre indirekten Auswirkungen — zum Beispiel schlechte Hospitalisationsbedingungen, Verwahrlosung, Unterernährung usw. — verantwortlich zu sein: Schizophrene sterben nach mehreren Autoren weit häufiger als die Allgemeinbevölkerung an Tuberkulose (*Malzberg,* 1934; *Schulz,* 1949; *Meyer,* 1933; *Alström,* 1942; *Lindelius,* 1970) oder anderen Infektionskrankheiten (*Roeder,* 1970; *Niswander,* 1963; *Malzberg,* 1934), Ernährungs- und metabolischen Krankheiten (*Michaux,* 1965). Andererseits wird gelegentlich über eine relative Verminderung der Todesfälle an malignen Tumoren berichtet (*Schulz,* 1949; *Bleuler,* 1972). *Niswander* allerdings fand in vier verschiedenen Zeitperioden (1928–1932, 1938–1942, 1948–1952, 1958–1962) ein durchschnittlich zwar verfrühtes Eintreten des Todes, nicht aber wesentliche Unterschiede zur Allgemeinbevölkerung in bezug auf die Todesursachen. Vor der Ära der Antibiotika dominierten die Infektionskrankheiten, später kardio-vaskuläre und renale Affektionen.

Man wird gut daran tun, wegen vielfältiger methodologischer Unterschiede in solchen Untersuchungen auch hier genaue zahlenmäßige Vergleiche zwischen den Ergebnissen verschiedener Autoren nur mit größter Vorsicht anzustellen. Nicht nur variieren Probandenauswahl und Beobachtungsperioden, sondern es ist auch mit Unterschieden und Unsicherheiten in der Diagnosestellung sowohl für die Schizophrenie wie für die Todesursachen selbst zu rechnen.

Und schließlich sind je nach Ausgangssituation zudem verschiedene Vergleichs- und Berechnungsverfahren zu berücksichtigen. In der vorliegenden Untersuchung standen wir in dieser Beziehung ganz besonderen Schwierigkeiten gegenüber, da unsere Probanden ja innerhalb einer über mehrere Dezennien ausgedehnten Zeitperiode und in ganz unterschiedlichem Alter zur Erstaufnahme kamen und demgemäß auch in ganz verschiedenen Zeitperioden verstarben. Für einen korrekten Vergleich mit der Durchschnittsbevölkerung ist also eine laufende Berücksichtigung der erheblichen Veränderungen von Mortalität und Todesursachen über lange Zeiträume vonnöten.

Für die *vergleichende Mortalitätsberechnung* haben wir deshalb folgendes Vorgehen gewählt[8]: Als Beobachtungsperiode definierten wir für jeden einzelnen Probanden die Zeit von der Erstaufnahme in unsere Klinik bis zu seinem Tod bzw., sofern er überlebte, bis zum einheitlich für alle Mortalitätsberechnungen der „Lausanner Enquete" festgesetzten Stichtag des 31.12.1962 (d.h. kurz vor Beginn der Nachuntersuchungen). Für jedes Jahr der im Gesamtmaterial in Frage kommenden Beobachtungsperiode, d.h. von 1900–1962, haben wir, unter laufender Berücksichtigung von Neuaufnahmen und Todesfällen, die zu Jahresbeginn in unserer Kohorte vorhandenen Probanden jeder Altersstufe gesondert (d.h. zum Beispiel alle 33jährigen, 34jährigen, 35jährigen usw.) gezählt. Den Berechnungen des Schweizerischen Statistischen Amtes zur jährlichen Überlebenswahrscheinlichkeit,

---

[8] Das in früheren Mortalitätsuntersuchungen der „Lausanner Enquete" verwendete Berechnungsverfahren von *Sjögren* und *Larsson* (1949) enthält, wie wir erst kürzlich entdeckten, einen systematischen Fehler, der zu einer gewissen Unterschätzung der Sterblichkeitsunterschiede zur Durchschnittsbevölkerung führt. Dies ist unter Korrektur früherer Ergebnisse in einer gesonderten Studie genauer gezeigt (*Ciompi* u. *Medvecka*).

die auf den effektiv Jahr für Jahr in der Schweiz beobachteten Todesfällen beruhen, entnahmen wir, wieviele Todesfälle im gleichen Jahr in einer gleichgroßen, gleichaltrigen und gleichgeschlechtlichen Allgemeinbevölkerung zu erwarten wären. Die Summe dieser Todesfälle bis und mit 1962 konnte dann mit der Summe der in unserem Material bis zum selben Datum tatsächlich erfolgten Todesfälle verglichen werden. Aus der Differenz zwischen Erwartungs- und Beobachtungswert ergab sich, wie in Tabelle 2 gezeigt, der gesuchte Mortalitätsunterschied zwischen unseren Probanden und der Vergleichsbevölkerung.

Auf diese Weise gelingt es, über Dezennien sowohl die von Jahr zu Jahr und je nach Altersstufe veränderte Mortalität in der Durchschnittsbevölkerung wie auch die durch Neueintritte und Abgänge immer wieder wechselnde Zusammensetzung unserer Probandenkohorte in der Vergleichsbevölkerung fast genau zu verfolgen. Einzig der Umstand, daß in den schweizerischen Statistiken die Überlebenserwartung in der Durchschnittsbevölkerung nicht in jedem Jahr neu, sondern aufgrund der Beobachtungen der ersten Jahre für eine ganze Zehnjahresperiode berechnet wird, führt zu einer kleinen, füglich zu vernachlässigenden Ungenauigkeit. Schwerer wiegt dagegen wahrscheinlich die Tatsache, daß wir wegen des Fehlens von entsprechenden kantonalen Statistiken die ganze schweizerische Wohnbevölkerung statt, wie es gemäß unserer Materialauswahl korrekt wäre, nur die im Kanton Waadt wohnenden Schweizer Bürger zum Vergleich heranziehen müssen. Obwohl keine großen Mortalitätsunterschiede zwischen den Waadtländern und den übrigen Schweizer Bürgern bestehen dürften, muß doch — wie schon früher erwähnt — vor allem wegen der ständig rund 10% Ausländer in der schweizerischen Wohnbevölkerung mit einem nicht exakt festlegbaren, sicher aber nicht sehr erheblichen zusätzlichen Fehler in unseren Ergebnissen gerechnet werden.

Was die Untersuchung der *Todesursachen* anbetrifft, so können wir hier leider nicht die gesamte Beobachtungsperiode von der Erstaufnahme bis zum eventuellen Tod eines Probanden, sondern nur die zwischen 1942 und 1962 erfolgten Todesfälle berücksichtigen. Unglücklicherweise wurden nämlich mitten in unseren Nachforschungen die gesamten Archive der Jahre vor 1942 mit den Auskünften über jeden in der Schweiz erfolgten Todesfall im Schweizerischen Statistischen Amt aus Platzgründen vernichtet (!); wir besitzen deshalb für die Todesfälle vor 1942 nur noch rudimentäre und statistisch nicht verwertbare Informationen. Da 1942 sämtliche unserer (1873—1897 geborenen) Probanden bereits 45—69jährig und 1962 65—89jährig waren, können wir also nur über die Todesursachen in der zweiten Lebenshälfte berichten. Damit entgehen uns die gerade in der Schizophrenie interessanten frühen Todesfälle, was natürlich den Wert unserer Untersuchung schmälert. Immerhin fallen noch rund die Hälfte (genaue Angaben s. unten) aller Todesfälle aus unserem Material in die Jahre 1942—1962; da zudem zu dieser Zeit der größte Teil unserer Probanden längst spitalentlassen war (s. Kap. D.II.1), verfügen wir gerade dieser Beschränkung wegen über ein Untersuchungsmaterial, das uns — ähnlich wie kürzlich *M. Bleuler* (1972) —erlaubt, bislang in der Literatur noch fast völlig fehlende Aufschlüsse über die Todesursachen Schizophrener lange Zeit nach deren Austritt aus dem Spital zu erhalten.

Bei der vergleichenden Berechnung der Todesursachen haben wir indessen anders als *Bleuler* bei unseren Probanden und in der Allgemeinbevölkerung statt nur eine summarische Altersgruppierung die genaue Altersverteilung, statt nur dreier Stichjahre aus der zwanzigjährigen Beobachtungsperiode (zunächst) jedes Jahr gesondert und schließlich statt nur der prozentualen Verteilung der verschiedenen Todesursachen unter den Todesfällen auch ihre Häufigkeit in bezug auf eine initiale gleichaltrige Bevölkerung von *Lebenden* berücksichtigt. Dies führt nicht nur zu einer größeren Genauigkeit hinsichtlich der hier naturgemäß sehr wichtigen Altersgruppierung und der jährlichen Verteilungsveränderungen der Todesursachen, sondern vermeidet auch den Eindruck einer Minderung bestimmter Todesursachen durch bloße prozentuale Erhöhung von anderen. Da — wie wir gleich sehen werden — bei unseren Probanden die Mortalität im Vergleich zur Allgemeinbevölkerung erhöht ist, können solche relativen Verminderungen im Verhältnis zur Gesamtzahl der Todesfälle bloß scheinbar sein: In einer Bevölkerung von 70jährigen Schizophrenen mögen zum Beispiel genau gleichviele Probanden innerhalb eines bestimmten Zeitraumes an Herzerkrankungen, Pneumonie und allen übrigen gängigen Todesursachen sterben wie in der Durchschnittsbevölkerung, *zusätzlich* aber noch ein erheblicher Anteil an Suizid. Prozentual zur Gesamtzahl der Todesfälle würden indessen in einem solchen Fall sämtliche Todesursachen außer dem Selbstmord als vermindert erscheinen. Die wirklichen Verhältnisse werden deshalb besser durch einen Vergleich in bezug auf eine unter Todesfallrisiko stehende Lebendbevölkerung wiedergegeben.

Demgemäß haben wir aufgrund der jährlichen Angaben des Schweizerischen Statistischen Amtes[9] wiederum zunächst Jahr für Jahr von 1942—1962 die zu erwartenden Todesfälle bzw. Todesursachen in einer unserer Probandenbevölkerung an Zahl, Alter und Geschlecht entsprechenden schweizerischen Allgemeinbevölkerung berechnet und diese nachher für die Gesamtperiode 1942—1962 summiert. Die so erhaltenen Erwartungswerte wurden dann mit den in diesen Jahren bei unseren ehemaligen Patienten tatsächlich beobachteten Todesursachen verglichen. — Wie bei der Mortalitätsberechnung ist auch hier als Fehlerquelle der Vergleich mit der ganzen schweizerischen Wohnbevölkerung statt nur mit den im Kanton Waadt ansässigen Schweizer Bürgern zu nennen; des weiteren können kleine Ungenauigkeiten aus einer möglicherweise etwas unterschiedlichen Altersverteilung innerhalb der in den schweizerischen Statistiken verwendeten Altersklassen (40—49, 50—59, 60—69 Jahre usw.) entstehen. Darüber hinaus ist natürlich immer noch mit der grundsätzlichen Problematik zu rechnen, die allen Statistiken über Todesursachen anhaftet. Sowohl in der Allgemeinbevölkerung wie auch bei unseren Probanden beruhen die diesbezüglichen Angaben auf dem Zeugnis des letztbehandelnden Arztes, welches sich nur in einer Minderheit der Fälle (31,7% in unserem Krankengut, sicher wesentlich weniger in der Durchschnittsbevölkerung) auf einen Autopsiebefund stützt. Eine erhebliche Unsicherheitsmarge ist deshalb von vornherein unvermeidlich.

2. Ergebnisse

Wie bereits in Abb. 1 dargestellt, waren bis zum Stichtag des 31.12.1962, d.h. kurz vor Beginn der katamnestischen Nachuntersuchungen, 1 135 (69,1%) der ursprünglich 1 642 schizophrenen Probanden unserer Ausgangspopulation sicher verstorben, während über 56 Fälle (3,4%) diesbezüglich keine Auskünfte beigebracht werden konnten. Bei zusätzlichen 24 Probanden (1,5%) fehlten genaue Angaben über das Todesdatum, so daß sie für die Mortalitätsberechnungen nicht verwendbar waren. Diese beziehen sich somit auf 1 111

---

[9] s. im Literaturverzeichnis unter „Schweizerisches Statistisches Amt".

Todesfälle unter total 1 562 Probanden (657 Männer und 905 Frauen). Die Abb. 3—5 zeigen für diese 1 562 Probanden die *Periode und das Alter bei der Erstaufnahme* und für die 1 111 Todesfälle das *Todesalter*.

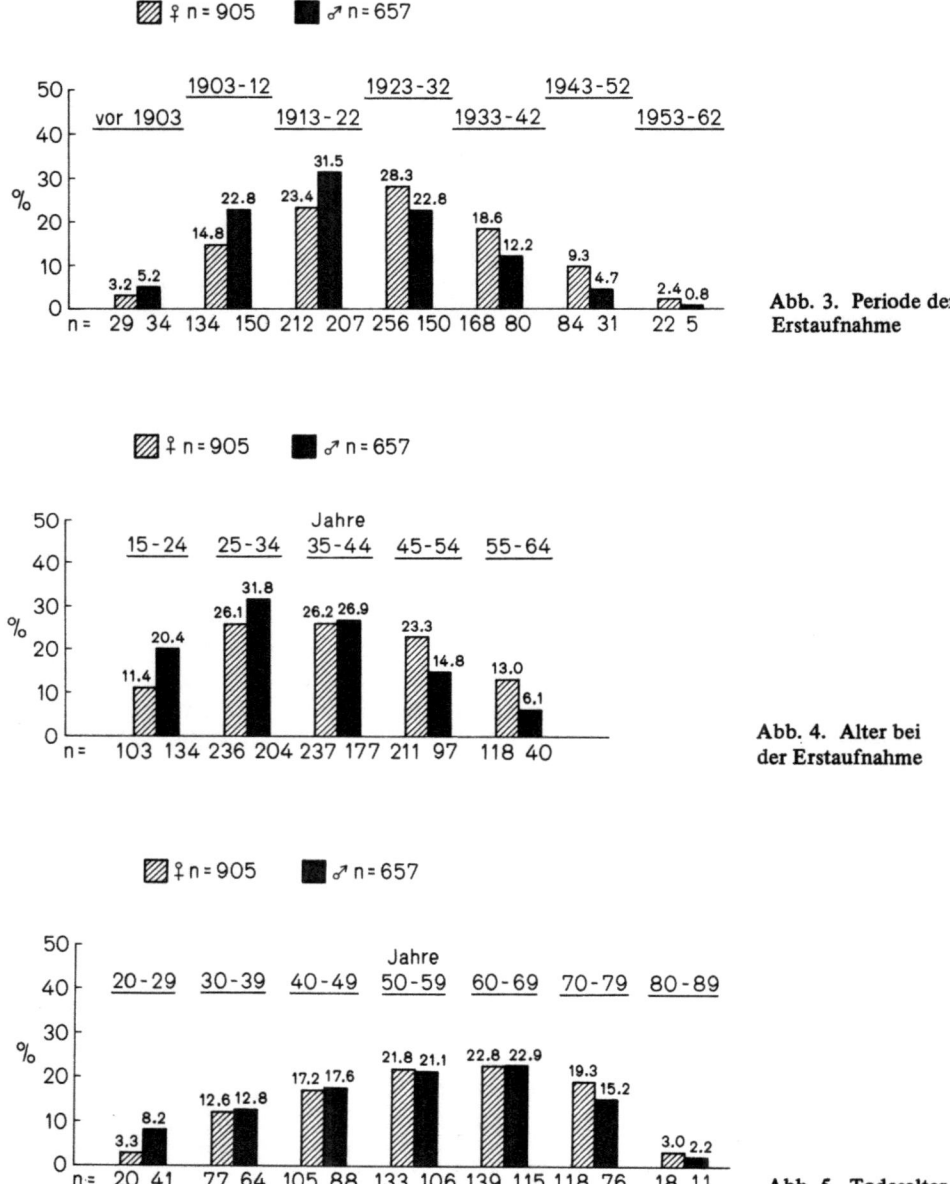

Abb. 3. Periode der Erstaufnahme

Abb. 4. Alter bei der Erstaufnahme

Abb. 5. Todesalter

Wir sehen, daß der größte Teil unserer Patienten (66,5% der Männer und 70,3% der Frauen) in den Jahren 1913—1942 zur Erstaufnahme kam, Männer im Durchschnitt etwas früher als Frauen. Am stärksten sind in beiden Geschlechtern die Altersgruppen 25—34 Jahre und 35—44 Jahre vertreten (zusammen 58,7% der Männer und 52,3% der Frauen). Bei Männern sind daneben die frühen, bei Frauen dagegen die späten Erstaufnahmen relativ häufiger.

Unsere Zahlen entsprechen damit recht gut den aus der Literatur bekannten Verhältnissen: Nach *Michaux* (1965) zum Beispiel beginnen 18% der Schizophrenien zwischen dem 15. und 20. Lebensjahr und 55% zwischen dem 20. und 30. Lebensjahr; *Freedman* und *Kaplan* (1967) nennen als häufigstes Erstaufnahmealter das 20.—40. Jahr mit einem Maximum zwischen 25 und 34 Jahren; bei *Lindelius* (1970) betrug das mittlere Erstaufnahmealter 32 Jahre für Männer und 36 Jahre für Frauen.

Der Tod trat bei auffällig vielen der 1 111 Verstorbenen früh ein (vor dem 40. Lebensjahr bei 21% der Männer und 15,9% der Frauen; vor dem 50. Lebensjahr bei 38,6% der Männer und 33,1% der Frauen; vor dem 60. Lebensjahr bei 59,7% der Männer und 52,9% der Frauen). Obwohl trotzdem noch das Maximum der Todesfälle zwischen 60 und 69 Jahren liegt, ist doch allein schon aus diesen Zahlen eine *erheblich verfrühte und damit erhöhte Sterblichkeit in unserem Material zu vermuten*. Ob dem tatsächlich so ist, soll jetzt durch den Mortalitätsvergleich mit der Durchschnittsbevölkerung genauer abgeklärt werden.

a) Mortalität

Wir haben, wie Tabelle 2 und Abb. 6 zeigen, die Mortalität unserer Probanden nicht nur für das Gesamtmaterial, sondern auch nach diagnostischen Untergruppen und Erstaufnahmealter differenziert berechnet. Interessant und mit genügend Zuverlässigkeit möglich schien uns namentlich eine Aussonderung der — bekanntlich recht scharf umrissenen — paranoiden und katatonen Bilder, wogegen die weitere Abgrenzung der Hebephrenen, einfachen, atypischen oder nicht genauer spezifizierten Schizophrenien allein aufgrund der seinerzeitigen Erstdiagnosen allzu problematisch gewesen wäre.

Einer speziellen Betrachtung wert schienen uns ferner die sogenannten „Spätschizophrenien", die wir allerdings hier nur grob nach dem Erstaufnahmealter nach dem 40. Lebensjahr (statt wie es korrekt, aber viel schwieriger wäre, nach dem tatsächliche Ersterkrankungsalter) ausgesondert haben.

In Tabelle 2 sind für sämtliche Untergruppen die Beobachtungs- und Erwartungswerte und die auf dieser Basis berechneten Mortalitätsunterschiede zur Allgemeinbevölkerung zusammengefaßt. Zur Veranschaulichung der Endresultate ist die letzte Kolonne der Tabelle 2 in Abb. 6 auch noch graphisch dargestellt.

Für sämtliche Untergruppen wie auch für das *gesamte Krankengut* ergeben unsere Berechnungen eine gegenüber der Vergleichsgruppe deutlich erhöhte Mortalität (die Unterschiede zur Allgemeinbevölkerung sind durchgehend auf dem $p < 0,001$-Niveau hoch signifikant). Setzt man die Mortalität der Vergleichsbevölkerung = 100%, so beläuft sich die Sterblichkeit von der Erstaufnahme bis zum Stichtag des 31.12.1962 auf 173% der Erwartungswerte (Gesamttotal in der untersten Zeile der Tabelle 2), d.h. *die Mortalität ist im gesamten Material 1,7mal größer als in der Allgemeinbevölkerung*.

Die Differenzierung nach Geschlechtern ergibt gesamthaft (s. Zwischentotal Männer und Frauen in Tabelle 2) eine Mortalität von 161% der Erwartungswerte für Männer und 185% für Frauen. Im Vergleich zur Allgemeinbevölkerung ist also *die Sterblichkeit bei schizo-*

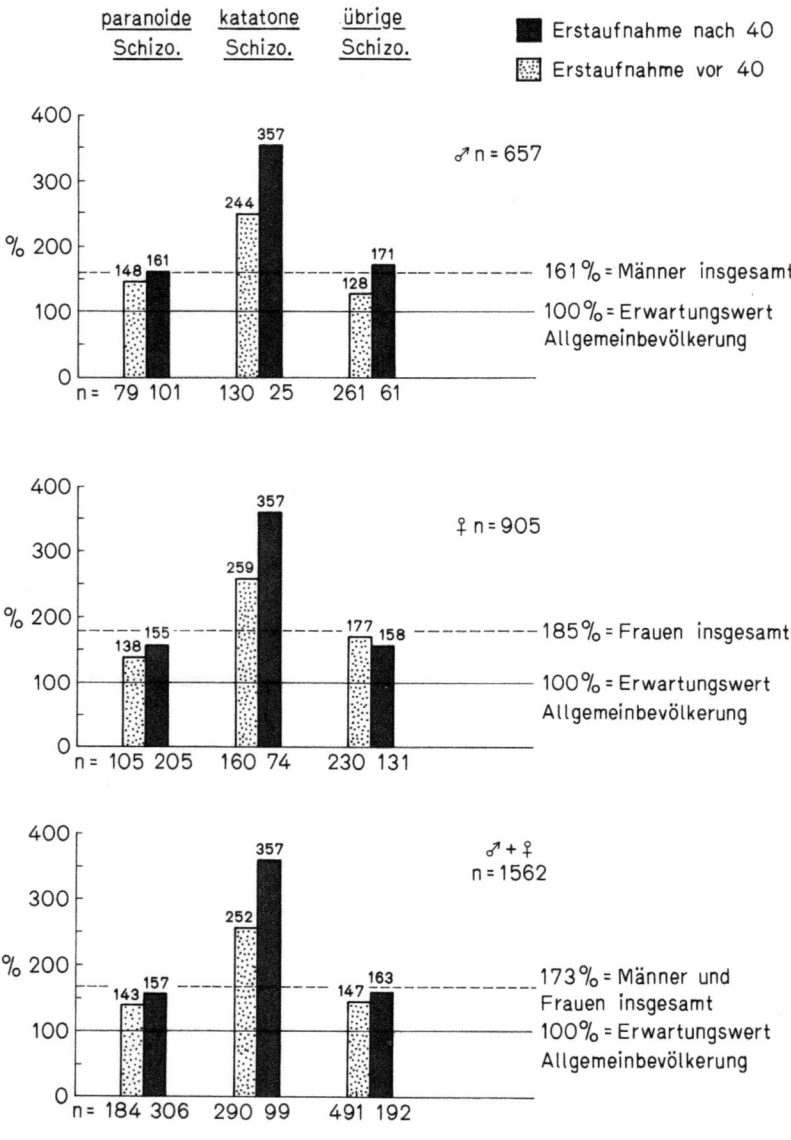

Abb. 6. Mortalität der Probanden in % der Mortalität der entsprechenden Allgemeinbevölkerung (gemäß letzter Kolonne Tabelle 2)

phrenen Frauen stärker erhöht als bei Männern, was ähnlichen Feststellungen mehrerer anderer Autoren entspricht (*Malzberg*, 1934; *Niswander*, 1963; *Lindelius*, 1970). Bei unseren Berechnungen ist allerdings zu berücksichtigen, daß sie nur *relative* Sterblichkeitsunterschiede zur Allgemeinbevölkerung erfassen und deshalb noch nicht besagen, daß in Umkehr der „normalen" Verhältnisse auch absolut die Mortalität schizophrener Frauen größer wäre als die von Männern.

Tabelle 2. Mortalitätsvergleich Probanden/schweizerische Allgemeinbevölkerung

Diagnostische Untergruppe	Fallzahl Ausgangsmaterial	Anzahl beobachteter Todesfälle Probanden	Anzahl erwarteter Todesfälle Allgemeinbevölkerung	Differenz Beobachtungswert/Erwartungswert[a]	Mortalität Probanden in % der Mortalität Allgemeinbevölkerung
Männer					
Erstaufnahme vor 40					
paran. Schizo.	79	59	39,9	+ 19,1	148%
katat. Schizo.	130	108	44,2	+ 63,8	244%
übrige Schizo.	261	182	142,6	+ 39,4	128%
Total	470	349	226,7	+ 122,3	154%
Erstaufnahme nach 40					
paran. Schizo.	101	79	48,9	+ 30,1	161%
katat. Schizo.	25	22	6,2	+ 15,8	357%
übrige Schizo.	61	51	29,9	+ 21,1	171%
Total	187	152	84,9	+ 67,0	179%
Total Männer	657	501	311,7	+ 189,3	161%
Frauen					
Erstaufnahme vor 40					
paran. Schizo.	105	58	42,0	+ 16,0	138%
katat. Schizo.	160	131	50,7	+ 89,3	259%
übrige Schizo.	230	158	89,5	+ 68,5	176%
Total	495	347	182,1	+ 164,9	190%
Erstaufnahme nach 40					
paran. Schizo.	205	131	84,6	+ 46,4	155%
katat. Schizo.	74	57	16,0	+ 41,0	357%
übrige Schizo.	131	75	47,5	+ 27,5	158%
Total	410	263	148,0	+ 115,0	178%
Total Frauen	905	610	330,1	+ 279,9	185%
Männer und Frauen					
Erstaufnahme vor 40					
paran. Schizo.	184	117	81,9	+ 35,1	143%
katat. Schizo.	290	239	94,9	+ 144,1	252%
übrige Schizo.	491	340	232,1	+ 107,9	146%
Total	965	696	408,9	+ 287,1	170%
Erstaufnahme nach 40					
paran. Schizo.	306	210	133,5	+ 76,5	157%
katat. Schizo.	99	79	22,1	+ 56,9	357%
übrige Schizo.	192	126	77,3	+ 48,7	163%
Total	597	415	233,0	+ 182,0	178%
Tot. Männer u. Frauen	1562	1111	641,9	+ 469,1	173%

[a] sämtliche gefundenen Unterschiede sind auf dem $p \leqslant 0,001$-Niveau hoch signifikant.

Die Unterschiede zwischen den vor und nach dem 40. Lebensjahr erstmals aufgenommenen Kranken sind am besten aus Abb. 6 ersichtlich. Im Vergleich zu den Ersthospitalisationen vor dem 40. Lebensjahr ist bei Männern die Sterblichkeit unter den spät ersthospitalisierten Probanden etwas stärker (178% gegenüber 154%), bei Frauen dagegen etwas weniger erhöht (177% gegenüber 190%). Gesamthaft (Männer *und* Frauen) ist jedoch im Vergleich zu den Erwartungswerten *die Mortalitätserhöhung der „Spätschizophrenien" nur geringfügig ausgeprägter als diejenige der frühen Erstaufnahmen* (178% gegenüber 170%).

Von besonderem Interesse ist die *Differenzierung nach diagnostischen Untergruppen,* die ebenfalls besonders gut in Abb. 6 zum Ausdruck kommt. Es zeigt sich, daß ganz regelmäßig – d.h. in beiden Geschlechtern, im Gesamtmaterial und bei frühen wie auch späten Erstaufnahmen – die *katatonen Schizophrenien weitaus die höchste Sterblichkeit* aufweisen. Ausnehmend hoch ist sie vor allem bei der relativ kleinen Gruppe von Katatonen, die erst spät zur Erstaufnahme kamen (357% in beiden Geschlechtern). Aber auch bei den vor dem 40. Lebensjahr ersthospitalisierten Katatonen geht mit 244% bei Männern und 259% bei Frauen (251% im Gesamtmaterial) die Sterblichkeit noch weit über diejenige der anderen Untergruppen hinaus. Die paranoiden und übrigen Schizophrenien dagegen unterscheiden sich wenig voneinander; die Sterblichkeitswerte liegen überall leicht unter dem Gesamtdurchschnitt der Schizophrenen, immer aber noch deutlich über den Erwartungswerten aus der Allgemeinbevölkerung. Überall, außer bei den weiblichen „übrigen Schizophrenien" finden wir auch, wie bereits im Gesamtmaterial festgestellt, mehr oder weniger ausgeprägt eine höhere Mortalität unter den später hospitalisierten Probanden im Vergleich zu den früheren Erstaufnahmen.

Eine erhöhte Sterblichkeit der Katatonen ist, wie erwähnt, auch von anderen Autoren festgestellt worden (z.B. von *Niswander,* 1963) und hängt sehr wahrscheinlich, wie schon der Begriff der „perniziösen Katatonie" besagt, vor allem mit den seinerzeit so gefürchteten Todesfällen während oder kurz nach der akuten Anfangsphase zusammen. In der Tat erfolgten 45 (14%) der 318 Todesfälle bei Katatonen aus unserem Krankengut im ersten Behandlungsjahr, gegenüber nur 6% in den übrigen diagnostischen Untergruppen. Und mehr als die Hälfte, nämlich 25 dieser 45 Fälle, starben vor 1920, d.h. lange vor Einführung der modernen, gerade bei akuten Katatonien oft erfolgreichen Behandlungsverfahren.

Von Interesse ist ferner, die *Mortalität der Schizophrenen mit derjenigen in anderen Diagnosegruppen aus der „Lausanner Enquete" zu vergleichen,* wie wir dies in einer Sonderuntersuchung mit genau derselben Methodik getan haben (*Ciompi* u. *Medvecka*). Wie Abb. 7 zeigt, steht die Schizophrenie unter 11 untersuchten Krankheitsgruppen, in denen durchweg eine Erhöhung gegenüber der Mortalität der Allgemeinbevölkerung festzustellan war, an vierter Stelle, in unmittelbarer Nähe der ebenfalls „endogenen" manischen und depressiven Erkrankungen. Geringer ist die Mortalitätserhöhung namentlich bei psychogenen und charakterlichen Störungen (Reaktionen, reaktive Entwicklungen, Neurosen, Psychopathien), höher dagegen bei Alkoholismus, Oligophrenie, andersartigen funktionellen Psychosen und vor allem bei eindeutig psycho-organischen Affektionen. Da – abgesehen von der kleinen und heterogenen Gruppe der Hirntraumatiker – diese Reihenfolge eine deutliche Dichotomisierung zwischen einem psychogenen und einem organischen Pol erkennen läßt, ließe sich möglicherweise daraus ein Indiz für eine gewisse, vergleichsweise indessen geringfügige Mitbeteiligung organischer Faktoren in der Schizophrenie gewinnen. Natürlich bedürfte eine derartige Vermutung, bevor sie eine gewisse Gültigkeit beanspruchen könnte, der sorgfältigen und kritischen Prüfung des möglichen Einflusses vieler anderer (zum Beispiel sozio-ökonomischer oder somatischer) Variablen — eine Aufgabe, die wir auch in der erwähnten Sonderuntersuchung nicht befriedigend zu lösen vermochten. Immerhin aber scheinen uns diese Vergleichsbefunde erwähnenswert, da wir auch im weiteren Verlauf unserer Untersuchung noch auf einige Beobachtungen stoßen werden, die sich im Sinne einer gewissen Mitbeteiligung organischer Faktoren an der Krankheitsentwicklung der Schizophrenie interpretieren lassen.

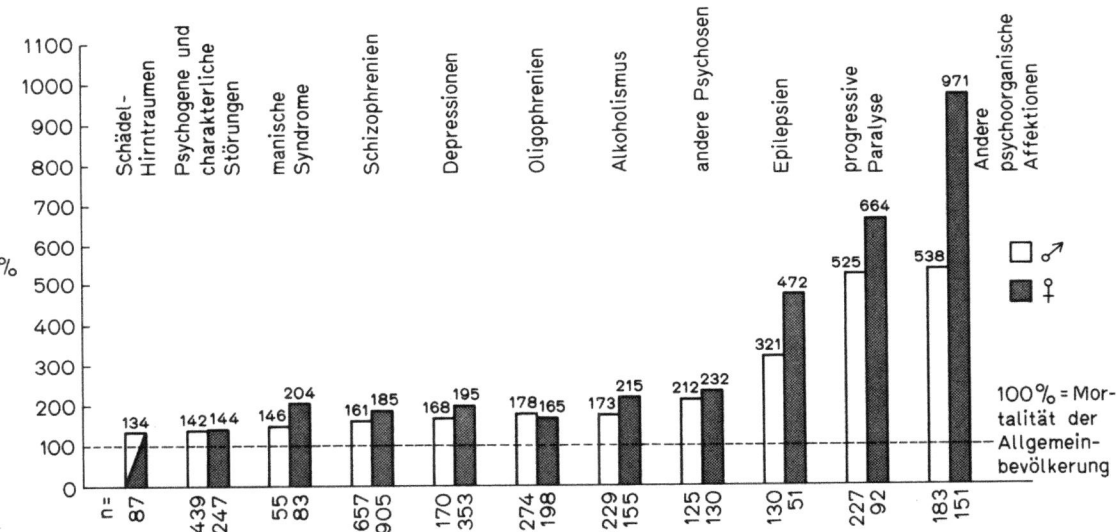

Abb. 7. Mortalität bei psychischen Erkrankungen, in % der Allgemeinmortalität, nach Geschlecht und Diagnose

Die wichtigsten Resultate unserer Beobachtungen lassen sich jetzt also wie folgt zusammenfassen:

Während der Beobachtungsperiode war gesamthaft die Mortalität unserer Probanden rund 1,7mal höher als in der entsprechenden Allgemeinbevölkerung.

Die Mortalität war relativ zu den Erwartungswerten etwas stärker erhöht bei Frauen als bei Männern.

Erstaufnahmen nach dem 40. Lebensjahr hatten insgesamt, jedoch mit erheblichen Unterschieden je nach diagnostischer Untergruppe, eine geringfügig höhere Mortalität als Erstaufnahmen vor dem 40. Lebensjahr.

Die Mortalität war bei beiden Geschlechtern, und ganz besonders auch nach später Erstaufnahme, bei den katatonen Schizophrenien weitaus am höchsten, während sie bei den paranoiden und übrigen Schizophrenien etwas unter dem Durchschnitt des Gesamtmaterials lag.

Im Vergleich zu anderen mit gleicher Methodik untersuchten Diagnosegruppen ist die Mortalität in der Schizophrenie ähnlich wie in anderen „endogenen" Psychosen höher als bei psychogenen und charakterlichen, aber ganz wesentlich niedriger als bei eindeutig organischen Störungen, woraus sich möglicherweise eine gewisse, vergleichsweise jedoch geringfügige Mitbeteiligung organischer Faktoren in der Schizophrenieentwicklung vermuten ließe.

Bevor wir diese Ergebnisse weiter diskutieren, wollen wir nun untersuchen, welche Todesursachen für die erhöhte Sterblichkeit unserer Probanden in erster Linie verantwortlich sind.

b) Todesursachen

In der reduzierten Beobachtungsperiode 1942—1962, über welche uns Angaben über die Todesursachen zur Verfügung stehen, starben 570 Probanden (261 Männer und 309 Frauen), was 51% der insgesamt 1 111 Todesfälle in unserem Krankengut entspricht. Wir rufen in Erinnerung, daß sämtliche Probanden zu Beginn der Beobachtungsperiode bereits 45— 69 Jahre und an ihrem Ende 65—89 Jahre zählten, so daß wir also nur über die Todesursachen im mittleren und höheren Alter berichten können. Ein Autopsiebefund lag bei 181 Fällen (31%) vor.

Diese 570 Todesfälle hatten, gemäß dem Zeignis des letztbehandelnden Arztes, nach Häufigkeit geordnet, folgende Ursachen (in Klammer sind jeweils die Reihenfolge und Prozentzahlen in einer gleichaltrigen Allgemeinbevölkerung in derselben Periode angegeben) (Tabelle 3).

Diese Verteilung unterscheidet sich trotz recht ähnlicher Reihenfolge erheblich von derjenigen in einer entsprechenden Allgemeinbevölkerung. Prozentual häufiger sind in unserem Krankengut bei *Männern* vor allem die Infektionskrankheiten und die Erkrankungen der Atemorgane, seltener dagegen die Herz- und Kreislauferkrankungen und die Tumoren. Bei *Frauen* finden wir ganz ähnliche Verhältnisse, abgesehen von einer leicht veränderten Reihenfolge (die Erkrankungen der Atemorgane figurieren hier *vor* den Infektionskrankheiten) und einem größeren Anteil von Erkrankungen des Nervensystems. Auch die Selbstmordrate ist interessanterweise nur beim weiblichen Geschlecht erheblich größer als in der Allgemeinbevölkerung.

Die Tuberkulose, welche immer wieder als besonders häufige Todesursache bei Schizophrenen festgestellt wurde, spielt trotz der Tatsache, daß unsere Todesfälle aus den Jahren 1942—1962 und damit also aus einer Ära stark zurückgehender Tuberkulosesterblichkeit fallen, in unserem Material immer noch eine sehr wichtige Rolle: unter den 56 Todesfällen wegen Infektionskrankheiten handelte es sich nämlich ganz vorwiegend, d.h. 47mal, um Tuberkulose!

Sehr auffällig ist ferner ein vergleichsweise außerordentlich hoher Prozentsatz von unbekannten Todesursachen. Wir haben deswegen die 83 Fälle (41 Männer und 42 Frauen), um die es hier geht, nochmals genauer unter die Lupe genommen: 70mal war beim Eidgenössischen Statistischen Amt keine Meldung über die Todesursache eingegangen (davon 8mal wegen Tod im Ausland), 7mal war der genaue Todesort nicht bekannt, so daß die entsprechenden Auskünfte nicht wiedergefunden werden konnten, und 6mal waren die

Tabelle 3

Männer (261 Todesfälle)

1.	(1.) Herz- und Kreislauferkrankungen	72 Fälle	27,7%	(45,8%)
2.	(8.) Infektiöse u. parasitäre Erkrankungen (inkl. Tuberkulose)	34 Fälle	13,1%	(3,5%)
3.	(7.) Erkrankungen der Atemorgane	29 Fälle	11,1%	(3,8%)
4.	(2.) Maligne Tumoren	27 Fälle	10,4%	(21,7%)
5.	(6.) Erkrankungen des Nervensystems und der Sinnesorgane	41 Fälle	5,4%	(4,5%)
6.	(4.) Gewaltsamer Tod, Unfälle	9 Fälle	3,4%	(4,8%)
7.	(5.) Erkrankungen der Harn- u. Geschlechtsorgane	8 Fälle	3,1%	(4,4%)
–	(3.) Erkrankungen der Verdauungsorgane	8 Fälle	3,1%	(5,1%)
–	(11.) Altersschwäche	8 Fälle	3,1%	(1,7%)
–	(9.) Selbstmord	8 Fälle	3,1%	(2,3%)
11.	(10.) Blut- u. Stoffwechselkrankheiten	1 Fall	0,4%	(2,1%)
12.	(12.) Übrige	2 Fälle	0,8%	(0,6%)
13.	(13.) Todesursache unbekannt	41 Fälle	15,7%	(0,1%)

Frauen (309 Todesfälle)

1.	(1.) Herz- u. Kreislauferkrankungen	98 Fälle	31,6%	(51,8%)
2.	(2.) Maligne Tumoren	34 Fälle	11,0%	(19,7%)
3.	(6.) Erkrankungen der Atemorgane	33 Fälle	10,7%	(3,5%)
4.	(3.) Erkrankungen des Nervensystems und der Sinnesorgane	31 Fälle	10,0%	(4,6%)
5.	(8.) Infektiöse u. parasitäre Erkrankungen (inkl. Tuberkulose)	22 Fälle	7,1%	(2,8%)
6.	(10.) Altersschwäche	14 Fälle	4,5%	(2,7%)
7.	(11.) Selbstmord	9 Fälle	2,9%	(0,7%)
8.	(8.) Erkrankungen der Harn- u. Geschlechtsorgane	9 Fälle	2,0%	(2,8%)
9.	(4.) Erkrankungen der Verdauungsorgane	8 Fälle	2,6%	(4,2%)
10.	(7.) Gewaltsamer Tod, Unfälle	4 Fälle	1,3%	(3,1%)
–	(5.) Blut- u. Stoffwechselkrankheiten	4 Fälle	1,3%	(3,7%)
12.	(12.) Übrige	1 Fall	0,3%	(0,3%)
13.	(13.) Todesursache unbekannt	42 Fälle	13,5%	(0,1%)

Angaben so vage, daß sie sich in keine eindeutige Rubrik einordnen ließen. Da solche Unzulänglichkeiten in der Allgemeinbevölkerung viel seltener sind, muß angenommen werden, daß sie irgendwie mit der Schizophrenie zusammenhängen, sei es, daß die Patienten in besonders ungeordneten und unklaren Verhältnissen starben oder daß die Ärzte sich weniger Mühe gaben als bei anderen Kranken, die Todesursache zu klären und der Sammelstelle zu melden. Möglicherweise figurieren hier auch einige jener rätselhaften, unter hospitalisierten Schizophrenen gelegentlich beobachteten plötzlichen Todesfälle, bei denen trotz Autopsie keine eindeutige Todesursache aufgedeckt werden kann. In gewissem Sinne liegt somit vielleicht hier ein für Schizophrenie recht bezeichnender Befund vor.

Genauer als durch den bloßen anteilsmäßigen Vergleich der Todesursachen unter allen Todesfällen können, wie wir in der Einleitung erklärt haben, die tatsächlichen Unterschiede zur Allgemeinbevölkerung dadurch erfaßt werden, daß wir die Verteilung der Todesursachen auf die ganze in Frage kommende Bevölkerung von Lebenden beziehen. Die Ergebnisse dieser Berechnungen sind in Abb. 8 dargestellt. Sie bestätigen und präzisieren die bereits erzielten Befunde. Es zeigt sich, daß in der Tat, wie auch schon *Niswander* (1963) feststellte, die Todesursachen Schizophrener in großen Zügen nicht wesentlich von denen der Allgemeinbevölkerung abweichen. Im einzelnen aber liegen doch einige deutliche Unterschiede vor:

Schizophrene *Männer* sterben hochsignifikant ($p \leqslant 0{,}001$)[10] häufiger als zu erwarten an Infektionskrankheiten (d.h. vor allem an Tuberkulose) und an Erkrankungen der Atemorgane; schwach signifikant ($p \leqslant 0{,}05$) ist auch der Tod an Kreislauferkrankungen und an Altersschwäche häufiger, derjenige an malignen Tumoren dagegen seltener als in der Vergleichsbevölkerung.

Bei schizophrenen *Frauen* überwiegen als Todesursache hochsignifikant ebenfalls die Affektionen der Atemorgane, ferner diejenigen des Nervensystems, wogegen die malignen Tumoren und – in auffälligem Unterschied zu den Männern – auch die Kreislauferkrankungen hochsignifikant seltener zum Tode führen. Signifikant ist beim weiblichen Geschlecht das vermehrte Vorkommen der Infektionskrankheiten und des Selbstmords; schwach signifikant häufiger ist ferner wie bei den Männern der Tod an Altersschwäche, seltener dagegen an Blut- und Stoffwechselkrankheiten.

Bei *beiden Geschlechtern* bleibt des weiteren, wie bereits besprochen, die Todesursache weit über Erwarten häufig unbekannt.

Diese Befunde, die weitgehend mit verschiedenen einleitend referierten Beobachtungen anderer Autoren übereinstimmen, sind nur teilweise einer plausiblen Erklärung zugänglich. Für die vermehrten Todesfälle Schizophrener an Infektionen (d.h. wie wir gesehen haben, vor allem an Tuberkulose) und an Erkrankungen der Atemorgane wurden verschiedentlich ungünstige Hospitalisationsbedingungen (Hygiene, Ernährung) verantwortlich gemacht. Da indessen, wie wir später darstellen werden (Kap. D.II.1), ein Großteil unserer Probanden nur relativ kurz hospitalisiert blieb, könnte man auch an eine allgemeine Resistenzverminderung infolge schlechter sozialer und sozio-ökonomischer Verhältnisse denken. – Die interessante (allerdings nur bei den Frauen statistisch signifikante) Erhöhung der Todesfälle an Erkrankungen des Nervensystems (unter dieser Rubrik figurieren in erster Linie die zerebralen Apoplexien) ließe sich vielleicht im Sinne eines verstärkten Einflusses zerebral-organischer Faktoren deuten. Kaum interpretierbar scheint dagegen die auch von einigen anderen Autoren (*Schulz*, 1949; *Bleuler*, 1972) festgestellte deutliche Verminderung der Todesfälle an malignen Tumoren und (nur bei den Frauen) an Herz- und Kreislauferkrankungen. In bezug auf die letztere Affektion sind wir zu *Niswander*s (1963) Beobachtungen genau entgegengesetzten Ergebnissen gelangt. Könnte es sich wohl um eine Art von Schutzwirkung der Psychose gegen ungünstige Umwelteinflüsse handeln?

---

[10] Die Signifikanzberechnungen beruhen nicht auf den in Abb. 8 angegebenen ‰-Werten, sondern auf der tatsächlichen Zahl von Todesfällen bei Probanden und Allgemeinbevölkerung.

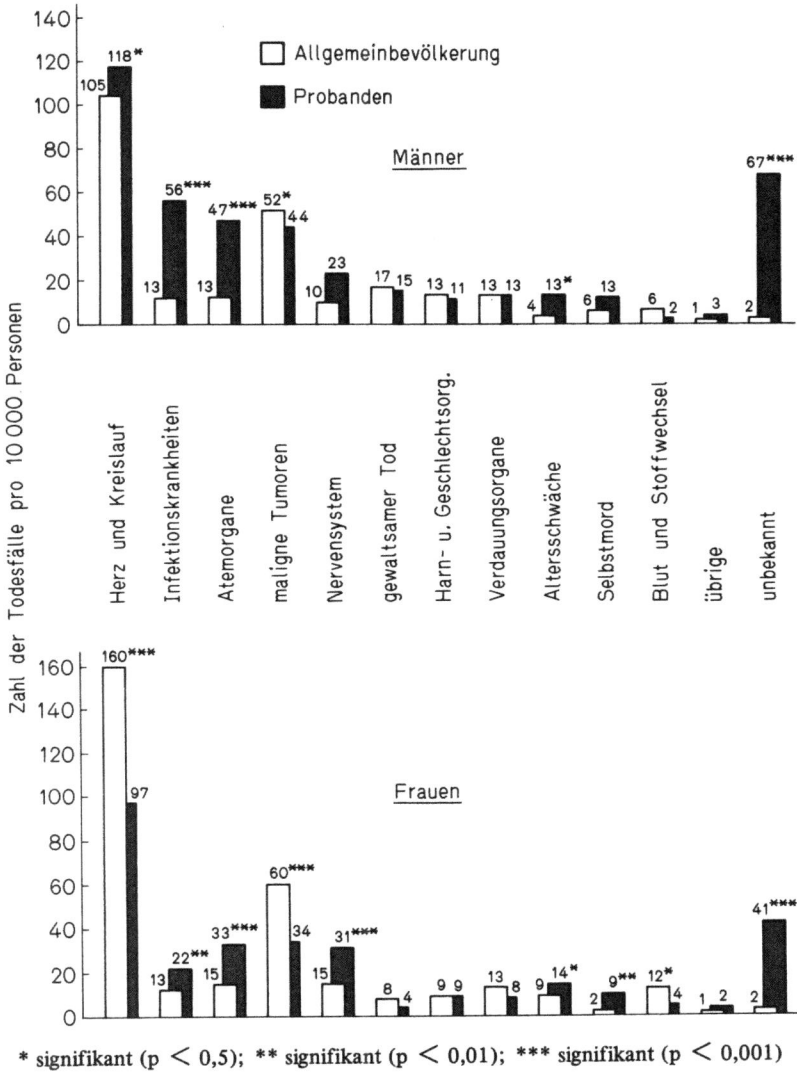

Abb. 8. Zahl der Todesfälle nach Todesursachen pro 10 000 Personen bei den Probanden und in der schweizerischen Allgemeinbevölkerung gleichen Alters, 1942–1962

Oder spielt ein anderer, zum Beispiel ein unbekannter und mit der Psychose zusammenhängender biochemischer Faktor bei diesen auffälligen Verschiebungen eine Rolle? Möglicherweise sind sie auch nur durch bestimmte, nicht kontrollierte (zum Beispiel soziale und sozio-ökonomische) Variablen bedingt. Ohne genauere Untersuchungen müssen solche Vermutungen bloße Spekulationen bleiben; es ist im Rahmen dieser Arbeit nicht möglich, den vielen hier auftauchenden interessanten Fragen weiter nachzugehen.

Einer näheren Betrachtung wert erscheint uns dagegen der *Selbstmord,* dessen Häufigkeit im Vergleich zur Allgemeinbevölkerung bei beiden Geschlechtern numerisch, statistisch signfikant aber nur bei den Frauen erhöht ist. Aufgrund von Untersuchungen bei jungen Schizophrenen (z.B. *Jantz,* 1951; *Bellak,* 1952; *Moll,* 1956; *Tenoche* et al., 1964; *Pöldinger,* 1968) hätten wir eigentlich eine noch größere Suizidrate erwartet. Möglicherweise sinkt das Selbstmorrisiko bei Schizophrenen im Alter etwas ab, womit wir auf ein erstes Indiz für eine gewisse Beruhigung der Psychose in der zweiten Lebenshälfte stoßen würden. *Aubry*(1974) hat kürzlich in einer Dissertationsarbeit unter Verwendung des Gesamtmaterials der „Lausanner Enquete" eine aufschlußreiche Vergleichsuntersuchung über die Selbstmordhäufigkeit in der gleichen Beobachtungsperiode 1942–1962 bei den verschiedensten psychischen Störungen angestellt. Wie ihre hier vereinfacht reproduzierte, zusammenfassende graphische Darstellung zeigt (Abb. 9), figuriert die Schizophrenie mit einer Suizidrate von 3,1% der Todesfälle bei Männern und 2,9% bei Frauen erst an 5. resp. 4. Stelle unter den berücksichtigten Diagnosegruppen; der Altersselbstmord ist wesentlich häufiger bei den Depressiven, Alkoholikern, Neurotikern und Psychopathen, ja (nur bei Männern) selbst bei Psychoorganikern.

Immerhin darf nicht übersehen werden, daß die Suizidhäufigkeit bei alten Schizophrenen doch noch erheblich über die Erwartungswerte aus einer gleichaltrigen Allgemeinbevölkerung hinausgeht (im Material von *Aubry* 1,76% der Todesfälle bei Männern und 0,66% bei Frauen); sie darf also, wie besonders auch *M.* Bleuler (1972) betonte, keineswegs vernachlässigt werden. Die 17 Selbstmorde (9 Frauen und 8 Männer), die in unserem Krankengut vorkamen, erfolgten im Durchschnitt im Alter von 58 Jahren bei Männern und 62 Jahren bei Frauen; seit der Ersthospitalisation waren im Mittel bei Männern 22 (minimal 1, maximals 36) und bei Frauen 18 (minimal 3, maximal 36) Jahre verstrichen. Drei Männer er-

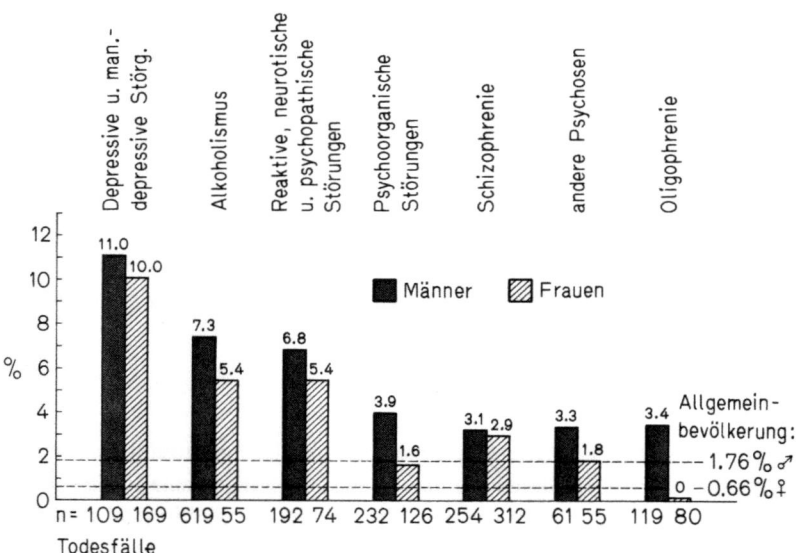

Abb. 9. Suizidrate unter den Todesfällen von 1873–1897 geborenen psychiatrischen Patienten, 1942–1962. (Nach *Aubry*)

hängten, zwei ertränkten und einer erschoß sich, einer stürzte sich aus dem Fenster und ein anderer unter ein Auto. Bei den Frauen waren mit je drei Fällen die Vergiftungen mit Leuchtgas und das Ertränken am häufigsten, gefolgt von Sturz unter Zug (ein Fall), Fenstersturz (ein Fall), Erhängen (ein Fall). Besonders anfällig scheinen die paranoiden Schizophrenien zu sein: 6 der 17 Fälle gehörten dieser Untergruppe an, nur 2 dagegen der Katatonie, während die übrigen 9 Fälle diagnostisch nicht näher spezifiziert waren. — Aus allen diesen Angaben geht deutlich hervor, daß bei Schizophrenen auch in der zweiten Lebenshälfte und viele Jahre nach den akuten Phasen des Krankheitsbeginns immer noch mit einer ernsthaften Suizidgefahr gerechnet werden muß.

3. Zusammenfassung: Der Tod als Selektionsfaktor

Wir haben nun einiges mehr erfahren über den Tod, der — als unausweichlicher Preis für ausnehmend lange und bis ins Alter vorangetriebene Katamnesen — als weitaus wichtigster Selektionsfaktor unser Ausgangskrankengut von weit über 1 000 auf rund 300 Fälle zusammenschrumpfen ließ. Ähnlich wie andere „endogene" Psychotiker, aber sehr viel weniger als etwa typische Psychoorganiker, starben unsere Schizophrenen früher und häufiger als eine entsprechende Allgemeinbevölkerung. Diese erhöhte Mortalität traf indessen nicht alle Probanden gleichmäßig: sie eliminierte bevorzugt die katatonen Schizophrenen, etwas mehr auch die Frauen und die späten Erstaufnahmen. Je nach Geschlecht etwas verschieden waren vor allem Infektionskrankheiten (speziell Tuberkulose), Erkrankungen der Atemorgane, Affektionen des Nervensystems (vor allem Apoplexien), weniger ausgeprägt auch Altersschwäche und Selbstmord, und des weiteren eine große Zahl von Todesfällen unbekannter Ursache für die erhöhte Sterblichkeit verantwortlich. Auf der anderen Seite blieben unsere Probanden merkwürdigerweise von gewissen häufigen Todesursachen der Durchschnittsbevölkerung relativ verschont: beide Geschlechter verstarben seltener als zu erwarten an malignen Tumoren, Frauen auch an Kreislaufaffektionen und Blut- und Stoffwechselerkrankungen.

Trotz all dieser Aufschlüsse fällt es keineswegs leicht, die zu Anfang dieses Kapitels gestellte Frage zu beantworten, wie nun eigentlich der Auswahlfaktor Tod die Zusammensetzung der Überlebenden und damit die Resultate der klinischen Nachuntersuchung beeinflußt hat. Nur eines steht fest: die im Alter noch vorgefundenen Schizophrenen stellen nicht mehr das gleiche Krankengut dar wie das Ausgangsmaterial; sie sind dafür nicht repräsentativ, selbst wenn, wie wir gesehen hatten (S. 31), unter mehreren geprüften Parametern eigentlich nur die Verteilung der Jahrgänge bedeutsam verändert wurde. Ist indessen die Hypothese berechtigt, daß ganz bevorzugt die schweren Schizophrenien hinweggestorben wären, so daß wir bei den Überlebenden eine ausnehmend günstige Auslese von Fällen und damit auch viel zu „gute" Nachuntersuchungsresultate zu erwarten haben? Einiges aus den bisherigen und späteren Befunden spricht dafür, anderes jedoch dagegen: vor allem könnte es sich bei den vielen Todesfällen unbekannter Ursache bevorzugt um schwerere Schizophrenien handeln, möglicherweise auch bei den vermehrt aufgetretenen Erkrankungen des Nervensystems und bei den Selbstmorden. Anhaltspunkte dafür finden sich in dem Umstand, daß — wie wir später sehen werden — bei den Nachuntersuchten ein ungünstiger Verlauf in

Teilaspekten bei späten Erstaufnahmen (Tabelle 32, S. 175), bei psychoorganischen Schäden (Tabelle 19, S.119) und bei schlechtem körperlichem Allgemeinzustand (Tabelle 47, S. 207) häufiger war. Es ist aus der Literatur gut bekannt (z.B. *Kay,* 1955, 1964; *McAdam* et al., 1957; *Post*, 1963), daß neben schweren körperlichen Erkrankungen besonders auch das Vorliegen psychoorganischer Störungen mit einer stark erhöhten Mortalität einhergeht. — Andererseits aber zeichnen sich unter den Überlebenden gerade die durch eine hohe Sterblichkeit dezimierten Probanden mit der Erstaufnahmediagnose Katatonie durch recht gute, die weit weniger dezimierten paranoiden Schizophrenen durch eher schlechte Spätentwicklungen aus (Tabelle 37, S. 184). Unter der Voraussetzung, daß solche Beziehungen auch für die Verstorbenen Gültigkeit haben, müßten dadurch günstige Auswahlfaktoren durch ungünstige wenigstens teilweise wieder ausgeglichen werden.

Alles in allem scheinen uns indessen die Argumente, die für eine vermehrte Eliminierung von schwereren Schizophrenien durch den Selektionsfaktor Tod sprechen, das Übergewicht zu haben. Da ja, wie wir im vorangehenden Kapitel zeigten, wahrscheinlich auch noch andere, allerdings weit weniger gewichtige Auslesefaktoren in gleicher Richtung wirken, werden wir jedenfalls gut daran tun, im weiteren Verlauf unserer Studie die Beobachtungen bei den Überlebenden in diesem Sinne zu relativieren.

D. Die Resultate der persönlichen katamnestischen Nachuntersuchung

I. Vorbemerkungen: Katamnesedauer, Ergänzungen zur Methodik

Wir nähern uns nun dem Hauptziel unserer Untersuchung, nämlich den Ergebnissen der persönlichen katamnestischen Nachuntersuchung von 289 ehemaligen Schizophrenen nach dem 65. Lebensjahr. Wir erinnern daran, daß es sich um 92 Männer und 197 Frauen handelt. Bei der *Ersthospitalisation* betrug das *mittlere Alter* der Männer 33,22 Jahre ($s = 10,57$ Jahre) und der Frauen 41,38 Jahre ($s = 12,03$ Jahre). Das mittlere *Alter bei der katamnestischen Nachuntersuchung* dagegen beläuft sich bei den Männern auf 75,24 Jahre ($s = 4,75$ Jahre) und bei den Frauen auf 75,82 Jahre ($s = 5,67$ Jahre). Das Intervall zwischen Ersthospitalisation und Nachuntersuchung ergibt die *Katamnesedauer*, welche im Durchschnitt folgende Werte erreicht:

Tabelle 4

	mittlere Katamnesedauer	Standardabweichung
Männer	= 42,02 Jahre	s = 11,77 Jahre
Frauen	= 34,44 Jahre	s = 13,20 Jahre
Total	= 36,85 Jahre	s = 13,25 Jahre

Im Mittel erstreckt sich die Nachbeobachtungszeit also auf weit über drei Jahrzehnte, wobei ein Unterschied von fast 8 Jahren zwischen den Geschlechtern auffällt. Die durchschnittlich längeren Katamnesen der Männer hängen mit deren früherem durchschnittlichen Ersthospitalisationsalter zusammen. Wie die Standardabweichungen (s) zeigen, ist — entsprechend unseren Auswahlkriterien— die Altersstreuung bei der Erstaufnahme breit, bei der Nachuntersuchung dagegen wesentlich geringer. Es ergibt sich somit eine breite Streuung der Katamnesedauer (Extremwerte 5 und 65 Jahre!). Alle diese für die ganze Anlage unserer Untersuchung wichtigen Zahlen werden in detaillierterer Aufteilung nach Altersgruppen durch Abb. 10 illustriert. Bemerkenswert ist u.a., daß noch für 27,1% der Männer und 11,2% der Frauen die Dauer der katamnestischen Beobachtungszeit 50 Jahre übersteigt, während sie andererseits nur für 6,5% der Männer und 14,2% der Frauen weniger als 20 Jahre beträgt. *Wir dürfen damit darauf hinweisen, daß im Durchschnitt unsere Katamnesen zu den längsten in der Schizophrenieliteratur überhaupt bekannten gehören.*

In den sehr instruktiven Übersichtstabellen von *Stephens* (1970) über 31 Schizophrenie-Verlaufsstudien finden sich nur 4 Arbeiten (*Rennie*, 1939; *Noreik* et al., 1967; *Beck*, 1968; *M. Bleuler*, 1968) mit

Katamnesen von 20 und mehr Jahren. Besonders lange Verläufe überblickten ferner *Cornu*, 1958 (im Mittel rund 20 Jahre), *C. Müller*, 1959 (im Mittel 25 Jahre), *Vaillant*, 1963 (50 Jahre bei 12 Patienten), *Freyhan*, 1963 (25–50 Jahre), *Janzarik*, 1968 (durchschnittlich 35 Jahre), *Lindelius*, 1970 (rund 20 Jahre), *Romel*, 1970 (20–56 Jahre). Die kürzlich veröffentlichten Studien *M. Bleulers* (1972) stützen sich auf durchschnittlich etwas über 20jährige Verlaufsbeobachtungen.

Alter bei der Ersthospitalisation

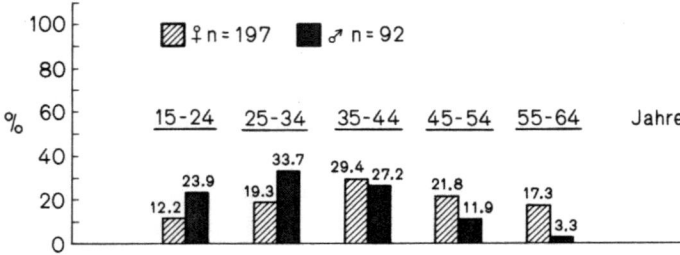

Alter bei der Nachuntersuchung

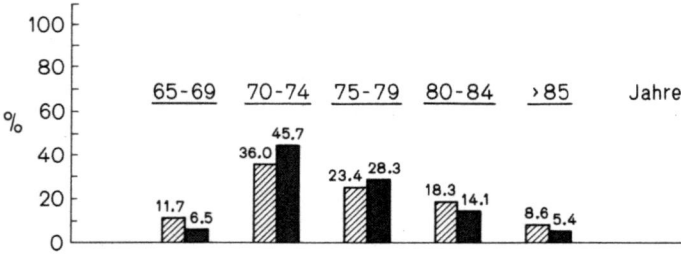

Katamnesedauer

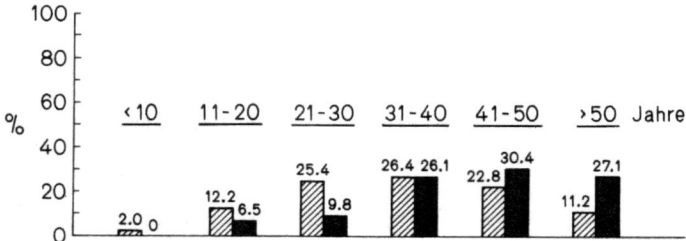

Abb. 10. Altersverteilung bei der Ersthospitalisation und bei der Nachuntersuchung; Katamnesedauer

Sowohl aus der durchschnittlich sehr hohen, aber unterschiedlichen Länge der Katamnesen, aus der Fallzahl wie auch aus der komplexen Vielfalt der beobachteten Langzeitverläufe ergeben sich erhebliche *methodologische und darstellungsmäßige Probleme*. Eine differenzierte Aufsplitterung der gemachten Beobachtungen, etwa nach Katamnesedauer oder nach Altersstufen im Intervall zwischen Erstaufnahme und Nachuntersuchung, müßte sowohl die Analyse wie auch die Darstellung der Resultate übermäßig komplizieren, ganz abgesehen davon, daß unser Untersuchungsplan nicht auf eine solche detaillierte Längsschnittauswertung angelegt war. Vielmehr haben wir uns von allem Anfang an entschlossen, ins einzelne gehend *nur zwei besonders gut untersuchte und deshalb auch für einen genaueren Vergleich geeignete Zeitpunkte aus der langen Beobachtungsspanne ins Auge zu fassen*: den Zustand bei der Ersthospitalisation vor dem 65. Lebensjahr und denjenigen zur Zeit der Nachuntersuchung nach dem 65. Lebensjahr, wobei die verschiedenen Altersgruppen innerhalb dieser beiden privilegierten Entwicklungsmomente dann als interessante Variable behandelt und analysiert werden sollen. Für die Entwicklung im Intervall dagegen beschränken wir uns auf die Auswertung relativ weniger, hinreichend erfaßbarer Informationen wie etwa die Zahl und Dauer der Hospitalisationen oder die allgemeine Verlaufsform der Psychose.

Eine andere wesentliche Schwierigkeit einer derartigen bis ins höhere Alter vorgetriebenen Untersuchung besteht darin, daß eine einzig auf den Verlauf der seinerzeitigen schizophrenen Psychosen gerichtete Betrachtung der Komplexität der tatsächlich beobachteten Entwicklungen in keiner Weise gerecht werden könnte. Nicht nur ist zu berücksichtigen, daß über so lange Zeiträume ein ursprünglich klar schizophrenes Zustandsbild möglicherweise durch andersartige, entweder vorher fehlende oder nur im Hintergrund vorhandene Störungen wie zum Beispiel durch eine Depression oder durch einen Alkoholismus ersetzt werden kann, wobei die eindimensionale Einstufung als „Heilung" bzw. Remission der Schizophrenie nur einen Teilaspekt der erfolgten Veränderungen wiedergeben würde. In vorgerückten Jahren muß zudem mit der Möglichkeit der Überlagerung oder der Substitution des ehemals schizophrenen Bildes durch organische Abbauprozesse im Sinne eines degenerativ oder arteriosklerotisch bedingten psycho-organischen Syndroms gerechnet werden. Ferner hat sich gezeigt, daß auf die Dauer gerade bei ehemaligen Schizophrenen oft etwas anderes viel wesentlicher als die Zu- oder Abnahme psychopathologisch klar erfaßbarer Krankheitszeichen wird, nämlich ein Aspekt des psychischen Gesundheitszustandes, der etwa mit „sozialer Anpassung" zu umschreiben und im weiteren Fortgang unserer Untersuchung klarer zu definieren wäre. Ein Verschwinden der eindeutig schizophrenen Symptomatik kann zum Beispiel dann kaum mit einer vollen Heilung gleichgesetzt werden, wenn dafür ein Zustand totaler sozialer Abhängigkeit, Isolation oder sonstwie schwer gestörten Sozialverhaltens eingetauscht worden ist. Wie schwer dabei in höheren Jahren eine Abgrenzung vom mehr oder weniger „normalen" Altersverhalten werden kann, sei hier nur angedeutet.

Diese Schwierigkeiten haben, wie in früheren Arbeiten der „Lausanner Enquete", zu dem Entschluß geführt, zunächst mehrere der genannten Verlaufsaspekte — so hier die Entwicklung der Schizophrenie selbst, die eventuelle psycho-organische Alterssymptomatik und die „soziale Anpassung" — gesondert ins Auge zu fassen. Da aber andererseits diese verschiedenen Teilaspekte der Entwicklung nicht unabhängig voneinander sind und sich im Einzelfall zu einem Gesamtbild des psychischen Gesundheitszustandes zusammenfügen, welches wesentlich für eine zusammenfassende Verlaufsbeurteilung ist, erwies sich zudem die fallweise *Kombination dieser verschiedenen Einzelaspekte zu einer gesamthaften Betrachtung des „globalen psychischen Gesundheitszustandes"* als unumgänglich.

Schließlich interessiert uns nicht nur die psychische Langzeitentwicklung unserer ehemaligen Patienten in all ihren Aspekten, sondern auch deren *Beziehung zu einer ganzen Reihe von Faktoren* anamnestischer, psychopathologischer und sozialer Art, die eventuell diese Entwicklung im günstigen oder ungünstigen Sinne beeinflussen. Auch hier wieder wurde es wegen der Komplexität der Verläufe notwendig, solche Beziehungen mehrdimensional in bezug auf die verschiedenen genannten Entwicklungsaspekte *und* in bezug auf den schließlichen psychischen Globalzustand zu untersuchen. Dem geschilderten methodischen Vorgehen entspricht die ganze Darstellung unserer Resultate. Sie gliedert sich in folgende Teile:

Zunächst (Kap. E.II—IV) analysieren wir gesondert die genannten drei Entwicklungsaspekte[11], d.h.
1. die Langzeitentwicklung der Schizophrenie,
2. das eventuelle Auftreten eines psycho-organischen Syndroms,
3. die „soziale Anpassung".

Darauf unternehmen wir den Versuch, in einer zusammenfassenden Betrachtung dieser verschiedenen Entwicklungsaspekte, ein Bild über den „globalen psychischen Gesundheitszustand" im Alter zu gewinnen (Kap. E.V).

Schließlich werden wir systematisch eine Reihe von anamnestischen, psychopathologischen und aktuell-situativen Begleitfaktoren, die für den Krankheitsverlauf und die Alterssituation von Wichtigkeit sein könnten, auf ihre Beziehung zu den verschiedenen beobachteten Partial- und Gesamtentwicklungstendenzen prüfen (Kap. F.I—V).

II. Die Langzeitentwicklung der Schizophrenie

In diesem Kapitel soll nun also zunächst einzig die Entwicklung der eigentlichen schizophrenen Störungen ins Auge gefaßt werden, ohne Berücksichtigung von simultanen Veränderungen im Feld zusätzlicher organischer Störungen oder der „sozialen Anpassung", die später gesondert zu betrachten sein werden. Diese notwendige, aber nichtsdestoweniger künstliche Aufsplitterung eines Gesamtprozesses in Teilaspekte läßt sich allerdings nicht völlig konsequent durchführen, da gerade die ersten zu berichtenden Ergebnisse, welche die *Zahl und Dauer der Hospitalisationen* im Intervall zwischen Erstaufnahme und Nachuntersuchung betreffen, offensichtlich nicht allein die schizophrenen, sondern auch alle anderen möglichen Zusatzstörungen erfaßt. Gut gelingt die erstrebte Sonderung dagegen bei den anschließend zu rapportierenden Resultaten zur *Verlaufsform* (Beginn, Verlauf, „Endzustände"), zu den *Veränderungen der Einzelsymptomatik* und des *Gesamtbildes der Psychose*. Am Schluß des Kapitels werden wir schließlich noch auf die *Frage der diagnostischen Untergruppen* und ihrer eventuellen Wandlung im Laufe der Entwicklung eingehen.

---

[11] In anderen Arbeiten der „Lausanner Enquete" haben wir außerdem auch die Entwicklung zusätzlicher, nicht der betrachteten Grundkrankheit zugehöriger psychischer Störungen gesondert betrachtet. Dies wurde zunächst auch in der vorliegenden Untersuchung getan. Ihrer geringen zahlen- und gewichtsmäßigen Bedeutung wegen haben wir jedoch diesen Sonderaspekt später in die Verlaufsuntersuchung der schizophrenen Symptomatik einbezogen. Nur bei der Beurteilung des globalen psychischen Gesundheitszustandes im Alter sind die seltenen nicht-schizophrenen Zusatzstörungen gesondert berücksichtigt worden.

1. Zahl und Dauer von psychiatrischen Hospitalisationen im Laufe der Beobachtungszeit

Selbst wenn man berücksichtigt, daß Zahl und Dauer von Spitalaufenthalten keineswegs einzig von der Schwere der Psychose selbst, sondern auch von zusätzlichen Erkrankungen und darüber hinaus von mannigfachen und wandelbaren Faktoren und Umständen sozialer und sogar kultureller Art (Familienverhältnisse, Zivilstand, Arbeitsmöglichkeiten, Toleranz der Bevölkerung gegenüber Geisteskranken, Gesellschaftsstruktur, Spitalorganisation, Behandlungsmöglichkeiten, Organisation der ambulanten Betreuung psychisch Kranker usw.) abhängen, dürfen diesbezügliche Daten trotz der berechtigten Kritik *M. Bleulers* (1972) doch ein erhebliches Interesse beanspruchen. Zum mindesten stehen sie insofern in enger Beziehung zur Krankheitsentwicklung, als häufigere und längere Hospitalisationen sehr viel wahrscheinlicher bei schwerer als bei leichter Erkrankten vorkommen. Jeder Kliniker weiß allerdings, daß es in dieser statistisch sicher gültigen Regel frappante Ausnahmen gibt (s. auch Tabelle 40, S. 194).

Die Bedeutung unserer diesbezüglichen Ergebnisse muß auch deswegen relativiert werden, weil wir uns wegen der zu großen Unsicherheitsmarge in bezug auf andere Spitäler auf die leicht erfaßbaren Aufenthalte in unserer Klinik (inklusive der Chronischenstation „La Rosière") beschränken müssen. Da unsere Klinik – wie in der Einleitung erwähnt – während der ganzen Beobachtungszeit das einzige staatliche psychiatrische Krankenhaus des Kantons war, erfassen wir damit zwar ohne Zweifel den größten Teil der Spitalaufenthalte unserer Probanden, die ja in den allermeisten Fällen im Kanton Waadt heimat- oder wohnberechtigt waren. Aber es steht ebenfalls fest, daß gewisse Patienten im Laufe der langen Beobachtungszeit auch noch außerhalb des Kantons kürzer oder länger hospitalisiert waren. Aus einer überschlagsmäßigen Sondierung schätzen wir den so eingeführten Fehlerbereich auf ungefähr 5–10%.

Gerade wegen der berichteten Unsicherheitsfaktoren schien es uns nicht notwendig, die Hospitalisationszeiten in allen nur möglichen Details zu analysieren. Im wesentlichen beschränken wir uns auf relativ summarische Daten, die dann aber später im Sinne von Wahrscheinlichkeitsgrößen oder Entwicklungstendenzen mit anderen Aspekten des Verlaufs in statistische Beziehung gebracht werden können.

a) Die Dauer der Erstaufenthalte

Die Dauer der Erstaufenthalte in unserer Klinik – eine aus den Krankenblättern leicht objektivierbare Information, bei der zwar nicht die sozialen, wohl aber die durch Migration bedingten Unsicherheitsfaktoren weitgehend wegfallen – betrug, wie aus Tabelle 5 abgeleitet werden kann, ohne statistisch signifikanten Unterschied zwischen den Geschlechtern für 1/5 der 289 Patienten weniger als einen Monat, für die Hälfte weniger als 3 Monate, für 2/3 weniger als 6 Monate und für 3/4 weniger als ein Jahr. Das letzte 1/4 der Patienten blieb über ein Jahr hospitalisiert; darunter finden sich auch Fälle, die mehrere Jahre oder gar dauernd im Spital blieben. Wir werden indessen diese für die Gesamthospitalisationsdauer ins Gewicht fallenden Langzeitaufenthalte nicht hier, sondern im übernächsten Abschnitt noch genauer analysieren.

Tabelle 5. Dauer der Ersthospitalisation (in % von n)

	< 1 Monat	1–3 Monate	3–6 Monate	6–12 Monate	> 12 Monate
♂ n = 92	22	26	15	10	27
♀ n = 197	18	32	17	9	24
Σ	20	30	16	9	25

Im großen ganzen herrschen also – anders als bei manchen anderen Autoren (s. z.B. Lindelius, 1970) – die relativ kurzen, nur wenige Wochen oder Monate, jedenfalls aber weniger als 1 Jahr währenden Erstaufenthalte vor. Es muß vermutet werden, daß die Dauer der ersten Hospitalisierung weniger mit der anfänglichen Intensität als mit der Tenazität der Psychose in Zusammenhang steht. In der Tat läßt sich aus Tabelle 6 berechnen, daß eine auf dem $p \leqslant 0{,}01$-Niveau signifikante Beziehung zwischen akutem Beginn und weniger als 1 Jahr betragender Ersthospitalisation einerseits und zwischen chronischem Beginn und über 1 Jahr dauernder Ersthospitalisation andererseits besteht. (Setzt man dagegen die Grenze beliebig unter 1 Jahr, so lassen sich überraschenderweise keine solchen Beziehungen mehr nachweisen, was bedeutet, daß akuter und chronischer Beginn etwa gleich häufig zu kürzeren oder längeren Erstaufenthalten *unter* einer Dauer von einem Jahr führen.) Die uns hauptsächlich interessierende Frage, inwieweit diese beiden Faktoren prognostisch für den Langzeitverlauf der Psychose von Bedeutung sind, kann indessen erst später (Kap. E.III) untersucht werden.

Tabelle 6. Beziehung zwischen Art des Beginns[a] und Dauer der Ersthospitalisation

	< 1 Mt.	1–3 Mt.	3–6 Mt.	6–12 Mt.	> 12 Mt.	Total
Akuter Beginn	25	41	27	13	18	124
chronischer Beginn	23	39	18	7	41	128
Beginn unsicher	8	7	3	7	12	37
Total	56	87	48	27	71	289

[a] Zur Definition der Begriffe „akuter" und „chronischer" Beginn s.S. 72.

b) Die Zahl der Spitalaufenthalte

Die Prüfung der Anzahl der Hospitalisierungen an unserer Klinik (für welche die einleitend gemachten Vorbehalte nun voll gültig sind) ergibt gemäß Tabelle 7 recht überraschend, daß – wiederum ohne signifikante Unterschiede zwischen den Geschlechtern – *fast die Hälfte der Patienten nur ein einziges Mal hospitalisiert wurde*. 2 Klinikaufenthalte absolvierten 19% der Patienten und 3 Aufenthalte 12%.

Mehr als 3mal hospitalisiert wurde also nur rund 1/5 (22%) aller Patienten, einzelne davon allerdings 6–10 oder gar mehr als 10mal. Heißt das, daß wir hier einen ersten Anhaltspunkt für eine relativ große Häufigkeit von gutartigen Verläufen gefunden haben? Ein solcher Schluß wäre natürlich falsch, da die Zahl der Hospitalisationen ohne gleichzeitige Berücksichtigung ihrer Dauer kein gutes Maß für die Art und Schwere der Erkrankung darstellt. Bei nur 1- oder 2maligen, aber dafür jahre- oder gar jahrzehntelangen Klinikaufenthalten kann die Erkrankung unter Umständen weit schwerer verlaufen als bei Patienten, die sehr häufig, aber nur für kurze Zeit in Spitalpflege genommen werden mußten.

Tabelle 7. Zahl der Spitalaufenthalte (in % von n)

	1 %	2 %	3 %	4 %	5 %	6–10 %	>10 %
♂ n = 92	46	22	12	6	6	8	2
♀ n = 197	48	18	13	7	5	7	3
Σ n = 289	47	19	12	7	5	7	3

Eine detaillierte Simultananalyse von Zahl *und* Dauer der einzelnen Hospitalisationen führt indessen zu derart unübersichtlichen Ergebnissen, daß wir es vorgezogen haben, nur die Gesamtdauer der Hospitalisationen während der katamnestisch überschaubaren Beobachtungszeit zu berechnen und näher zu analysieren.

c) **Absolute Gesamtdauer der Hospitalisationen**

Als Gesamtdauer der Hospitalisationen bezeichnen wir die zwischen Erstaufnahme und Nachuntersuchung im ganzen in unserer Klinik verbrachte Zeit. Zunächst in Spitaltagen berechnet und dann in Jahren ausgedrückt, ergibt die Addition aller Spitalaufenthalte die in Tabelle 8 dargestellten Ergebnisse.

Tabelle 8. Gesamtdauer der Hospitalisationen (in % von n)

	1 Jahr %	1–3 Jahre %	3–5 Jahre %	5–10 Jahre %	10–15 Jahre %	15–20 Jahre %	20 Jahre %
♂ n = 92	52	7	–	6	7	1	27
♀ n = 197	45	12	6	7	5	4	21
Σ n = 289	47	10	4	7	6	3	23

Tabelle 8 zeigt, daß – ohne signifikante Geschlechtsunterschiede – fast die Hälfte (47%) aller Patienten im ganzen weniger als 1 Jahr hospitalisiert war. Für weitere 10% betrug die gesamte Hospitalisationszeit 1–3 Jahre. *Für weit über die Hälfte der Patienten führte also die Schizophrenie keineswegs zu einer dauernden Pflegebedürftigkeit in einem Spital.*

Andererseits aber ergibt sich aus Tabelle 8, daß die restlichen 43% der Patienten mehr als 3 Jahre, noch 39% mehr als 5 Jahre, 32% mehr als 10 Jahre, 26% mehr als 15 Jahre und 23% sogar mehr als 20 Jahre hospitalisiert blieben. *Bei rund 1/4 – 1/3 der Probanden war also offenbar der Krankheitsverlauf, so wie er sich in der Gesamthospitalisationsdauer ausdrückt, ausgesprochen schwer;* mehr als 1/3 war im ganzen viele Jahre lang, und fast 1/4 sogar mehrere Jahrzehnte lang stationärer Pflege bedürftig.

Wir sind damit bereits auf ein erstes, zwar nicht neues, aber doch grundsätzlich sehr wichtiges Ergebnis unserer Langzeitbeobachtungen gestoßen, nämlich auf die *sehr große Unterschiedlichkeit der Verläufe.* Schon jetzt zeichnen sich an den beiden Extrempolen grob zwei große gegensätzliche Gruppen, nämlich die gutartigen und die bösartigen Verläufe ab, während die Zwischen- und Übergangsformen offenbar verhältnismäßig selten sind.

Dies wird noch deutlicher, wenn wir – wie dies zu einer genaueren Analyse wegen der stark unterschiedlichen Katamnesedauer unumgänglich ist – nicht bloß die absolute Dauer der Hospitalisationen, sondern auch ihren relativen Anteil an der gesamten katamnestischen Beobachtungszeit ins Auge fassen. Die Ergebnisse dieser Berechnungen sind im nächsten Abschnitt dargestellt.

d) Relative Gesamtdauer der Hospitalisationen im Verhältnis zur Beobachtungszeit

Als relative Gesamtdauer der Hospitalisationen bezeichnen wir den prozentualen Anteil der total im Spital verbrachten Zeit an der gesamten katamnestischen Beobachtungszeit (von der Erstaufnahme bis zur Nachuntersuchung). Um eine genaue Analyse zu ermöglichen, wurden auch diese Zeiten in Tagen (und nicht bloß grob in Jahren) berechnet.

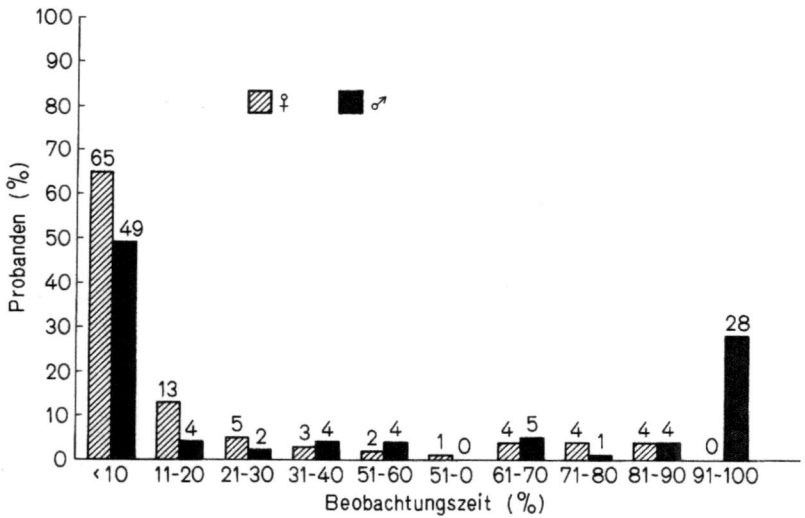

Abb. 11. Gesamtdauer der Hospitalisationen in % der gesamten katamnestischen Beobachtungszeit

Wie Abb. 11 zeigt, haben *rund 2/3 (65%) der Frauen und die Hälfte (49%) der Männer weniger als 10% der gesamten Beobachtungszeit im Spital* verbracht. Nach der 10%-Grenze sinken die Anteile, insbesondere für Männer, mit breiter Streuung sehr stark ab, um erst am anderen Ende der Skala, allerdings ausschließlich bei den Männern wieder erheblich anzusteigen: mehr als 1/4 (28%) der Männer blieb während 90—100% der Beobachtungszeit, d.h. praktisch dauernd, in Spitalpflege. Wir finden also im ganzen eine deutlich *U-förmige Kurve mit einem starken Überwiegen der relativ kurzen Hospitalisationen*, einem breiten aber anteilmäßig geringfügigen Zwischenstück (Hospitalisationszeiten von 21%—90% der gesamten Beobachtungszeit finden sich nur bei 22% der Frauen und 19% der Männer) und einem wiederum erheblichen Anteil von fast ständig hospitalisierten, interessanterweise ausschließlich männlichen Patienten. Der frappierende Unterschied zwischen den Geschlechtern — ein starkes Vorwiegen der relativ kurzen Hospitalisationen bei Frauen und der Dauerhospitalisationen bei Männern — ist statistisch hochsignifikant ($p \leq 0,001$). Worauf er zurückzuführen ist, können wir vorläufig nicht beurteilen, vermuten lassen sich aber neben eventuell echten, durch spätere Berechnungen (Kap. E.II) indessen nicht nachzuweisenden Geschlechtsunterschieden im Krankheitsverlauf vor allem soziale Faktoren, die zum Beispiel eine Wiedereingliederung in die Gesellschaft bei Männern mehr erschweren als bei Frauen.

Es bestätigt sich also — besonders bei Männern — die schon im letzten Abschnitt aufgefallene *Polarisierung zwischen besonders gutartigen und besonders schweren Verläufen;* eine feinere Analyse der beiden Pole (Hospitalisationszeiten von unter 10% und über 90% der Beobachtungszeit) erweist sogar, daß die Verteilung noch extremer ist als die Abb. 11 zu zeigen imstande ist. Wir finden nämlich, daß der überwiegende Teil der in diese Anfangs- und Endbereiche fallenden Patienten entweder sehr kurz, d.h. während weniger als 1% der gesamten Beobachtungszeit (dies betrifft 40 der 53 Männer und 68 der 106 Frauen mit Hospitalisationszeiten unter 10%) oder aber praktisch dauernd, d.h. während 99—100% der Beobachtungszeit im Spital weilten (dies ist der Fall bei 11 der 16 Männer und 24 der 32 Frauen mit Hospitalisationsanteilen über 90%).

M. Bleuler (1972), der der einzige uns bekannte Autor ist, welcher aufgrund von Langzeitverläufen ähnlich differenzierte Berechnungen zu den Hospitalisationsverhältnissen anstellte wie wir, gibt an, daß seine Probanden im Durchschnitt 35% der gesamten Beobachtungszeit in Spitälern verbrachten. Die vorliegende und auch die im nächsten Abschnitt zu berichtenden Befunde zeigen nun sehr schön, daß ein solcher Durchschnittswert, der natürlich stark durch die kleine Minderheit von Dauerhospitalisierten beeinflußt ist, die eigentlichen Verhältnisse schlecht widerspiegelt, wodurch für die große Mehrzahl der Schizophrenen, die nur einen kleinen Bruchteil der Beobachtungszeit stationär pflegebedürftig waren, ein zu pessimistisches Bild entsteht.

Sonst aber kommen wir zu ganz ähnlichen Befunden wie *Bleuler*; insbesondere können wir mit anderen Autoren (z.B. *Brown* et al., 1966; *Deming*, 1968) nur bestätigen, daß *rund 2/3 der Probanden lange Zeit nach der Erstaufnahme außerhalb von psychiatrischen Spitälern leben. Bleuler* fand, daß dieser Anteil 2, 5, 10 und 20 Jahre nach der Ersterkrankung immer etwa gleich hoch blieb und vermutete, daß er sich auch 30—40 Jahre später nicht wesentlich ändern würde. Wie wir anhand der Berechnungen im nächsten Abschnitt zeigen werden (s. insbesondere Abb. 12), ist dies zwar tatsächlich der Fall, aber es ergeben sich doch in späteren Jahren noch wichtige Verschiebungen, indem die Anzahl der Dauerhospitalisierten gegenüber den bloß kürzer im Spital weilenden Probanden langsam, aber stetig zunimmt.

e) Hospitalisationsperioden und Lebensalter

Für die Langzeitbetrachtung ist nicht nur von Interesse, wie oft und wie lange unsere Probanden während der Beobachtungszeit hospitalisiert waren, sondern auch in welche Lebensabschnitte die Spitalaufenthalte hauptsächlich fallen. Anders als bei der bloßen, in der Literatur häufig zu findenden Untersuchung der Beziehungen zwischen Alter und Erkrankungsbeginn bzw. Erstaufnahme, ergeben sich aus einer derartigen Längsschnittanalyse möglicherweise soziopsychiatrisch interessante Anhaltspunkte für eine Art von „Prädilektionsphase" für die stationäre Pflegebedürftigkeit Schizophrener, wie wir sie in kürzlichen Arbeiten bei Depressionen (*Landoni* u. *Ciompi*, 1971) und anderen psychischen Erkrankungen aufzeigen konnten.

Methodisch sind wir so vorgegangen, daß wir für jeden Probanden die gesamte im Spital verbrachte Zeit (= die Summe der Spitaltage) vom 16. Lebensjahr an pro Zehnjahresperioden ausgerechnet haben.

Ausgedrückt in Prozenten der ganzen verflossenen Zeit, ergibt sich zum Beispiel für einen Patienten, der in der Zehnjahresperiode zwischen dem 16. und 25. Lebensjahr genau 365 Tage, d.h. ein Jahr lang hospitalisiert war, für diese Altersstufe ein Wert von 10%, für einen zwischen dem 26. und 35. Lebensjahr während 5 Jahren hospitalisierten Patienten ein Wert von 50% in der betreffenden Altersstufe usw. Diese Berechnungen wurden bis zum Moment der Nachuntersuchung, d.h. in jedem Fall über das 65. Lebensjahr hinaus, fortgeführt; der prozentuale Anteil der Hospitalisationsdauer wurde in den letzten Altersgruppen auf die effektiv zugängliche Beobachtungszeit (und nicht auf die volle Zehnjahresperiode) bezogen; ein mit 82 Jahren nachuntersuchter und vom 76. Lebensjahr an ständig hospitalisierter Proband wird also für die Altersstufe 76–85 Jahre einen Hospitalisationsanteil von 100% haben, obwohl er in dieser Zeit nur 7 und (noch) nicht 10 Jahre lang hospitalisiert war.

Ein grobes und vorläufiges Vergleichsmaß zwischen den verschiedenen Zahnjahresabschnitten kann zunächst aus den *Mittelwerten* der so erhaltenen Prozentzahlen gewonnen werden.

Bei Berücksichtigung *sämtlicher* 289 Probanden in allen Altersgruppen bis zur Nachuntersuchung (hier sind also die während bestimmter Altersstufen überhaupt nie hospitalisierten Patienten in die Berechnung eingeschlossen) ergeben sich folgende mittleren Anteile der Hospitalisationszeit an der Gesamtzeit (Tabelle 9).

Wir finden durchschnittlich bei den Männern bis zur Altersstufe 66–75 Jahre und bei den Frauen bis nach dem 85. Lebensjahr eine *kontinuierliche Zunahme des Anteils der Hospitalisationszeiten pro Zehnjahresperiode* von Werten zwischen 1% und 3% in der Jugend bis gegen 30% im Alter. Die Männer neigen bis gegen die Seneszenz zu durchschnittlich längeren Hospitalisationszeiten; vom 76. Lebensjahr an weisen dagegen die Frauen die durchschnittlich längeren Spitalaufenthalte auf. Der Unterschied zwischen den Geschlechtern entspricht in großen Zügen der im vorangehenden Abschnitt bei den absoluten Hospitalisationszeiten festgestellten Tendenz, für deren Erklärung uns weitere Anhaltspunkte noch fehlen. Der wichtigste und überraschende, aber wegen der groben Mittelwertmethode noch zu präzisierende Schluß aus den bis jetzt vorliegenden Zahlen ist aber der, daß *die hauptsächlichsten Hospitalisationsperioden der Schizophrenen offenbar im höheren Alter liegen*.

Tabelle 9. Mittlere Anteile der Hospitalisationszeit an der Gesamtzeit in verschiedenen Altersstufen; sämtliche Patienten

Altersstufe	Mittelwert		
	♂ (n = 92)	♀ (n = 197)	♂ + ♀ (n = 289)
16–25 Jahre	3%	1%	1%
26–35 Jahre	12%	2%	5%
36–45 Jahre	22%	14%	17%
46–55 Jahre	28%	21%	23%
56–65 Jahre	30%	26%	27%
66–75 Jahre	30%	30%	30%
76–85 Jahre	22%	29%	27%
> 85 Jahre	17%	30%	27%

Dies bestätigt sich auch, wenn wir nur diejenigen Probanden in die Berechnung der Mittelwerte einbeziehen, *die in den betreffenden Zeitabschnitten tatsächlich hospitalisiert worden waren.* Wir erhalten so natürlich im Durchschnitt wesentlich höhere Anteile der Hospitalisationszeit an der Gesamtzeit (s. Tabelle 10), finden aber auch hier, daß mit zunehmendem Alter die im Mittel im Spital verbrachte Zeit stetig zunimmt. Der Anteil der im Spital verbrachten Zeit an der Gesamtzeit ist bei dieser Berechnungsart bei den Männern durchgehend und nicht nur zeitweilig, wie in Tabelle 9, höher. *Falls also unsere Schizophrenen überhaupt noch hospitalisierungsbedürftig sind, so verbringen sie mit zunehmendem Alter immer mehr Zeit im Spital;* schon von der Lebensmitte an waren die betroffenen Probanden durchschnittlich während mehr als der halben verfügbaren Zeit in stationärer Pflege, in höheren Jahren tendieren diese Anteile gegen 80–90% und schließlich (in der allerdings nur noch 6 Probanden umfassenden Altersstufe über 85 Jahren) sogar 100%.

Tabelle 10. Mittlere Anteile der Hospitalisationszeit an der Gesamtzeit in verschiedenen Altersstufen; nur für die jeweils effektiv hospitalisierten Patienten

Altersstufe	Mittelwert der effektiv hospitalisierten Patienten (n)		
	♂	♀	♂ + ♀
16–25 Jahre	10% (n = 26)	4% (n = 27)	7% (n = 53)
26–35 Jahre	24% (n = 45)	12% (n = 44)	18% (n = 89)
36–45 Jahre	42% (n = 49)	32% (n = 86)	36% (n = 135)
46–55 Jahre	55% (n = 46)	15% (n = 91)	48% (n = 137)
56–65 Jahre	71% (n = 40)	49% (n = 103)	55% (n = 143)
66–75 Jahre	81% (n = 34)	70% (n = 84)	73% (n = 118)
76–85 Jahre	93% (n = 9)	81% (n = 31)	84% (n = 41)
> 85 Jahre	(100%)(n = 1)	(100%)(n = 5)	(100%)(n = 6)

Bei diesen Zahlen muß allerdings berücksichtigt werden, daß die Mittelwerte, wie gesagt, nur ein sehr grobes Maß für die tatsächlichen Verhältnisse darstellen. Dies zeigt sich auch bei der Berechnung der entsprechenden Standardabweichungen, die durchweg außerordentlich breit sind. In Wirklichkeit finden wir in den meisten Altersstufen ähnlich U-förmige Kurven, wie wir sie in Abb. 11 für den Anteil der Hospitalisationsperioden an der gesamten Beobachtungszeit dargestellt haben: einer Mehrzahl von nur relativ kurz hospitalisierten Probanden stehen am anderen Pol jeweils eine gewisse Zahl von fast oder ganz ständigen Spitalinsassen gegenüber, die natürlich die Durchschnittswerte stark heraufdrücken. Die tatsächlichen Verhältnisse werden deshalb viel genauer durch Abb. 12 wiedergegeben, in welcher für jede Altersstufe die Verteilung der prozentualen Anteile der Hospitalisationszeit an der Gesamtzeit gleich wie in Abb. 11 dargestellt ist.

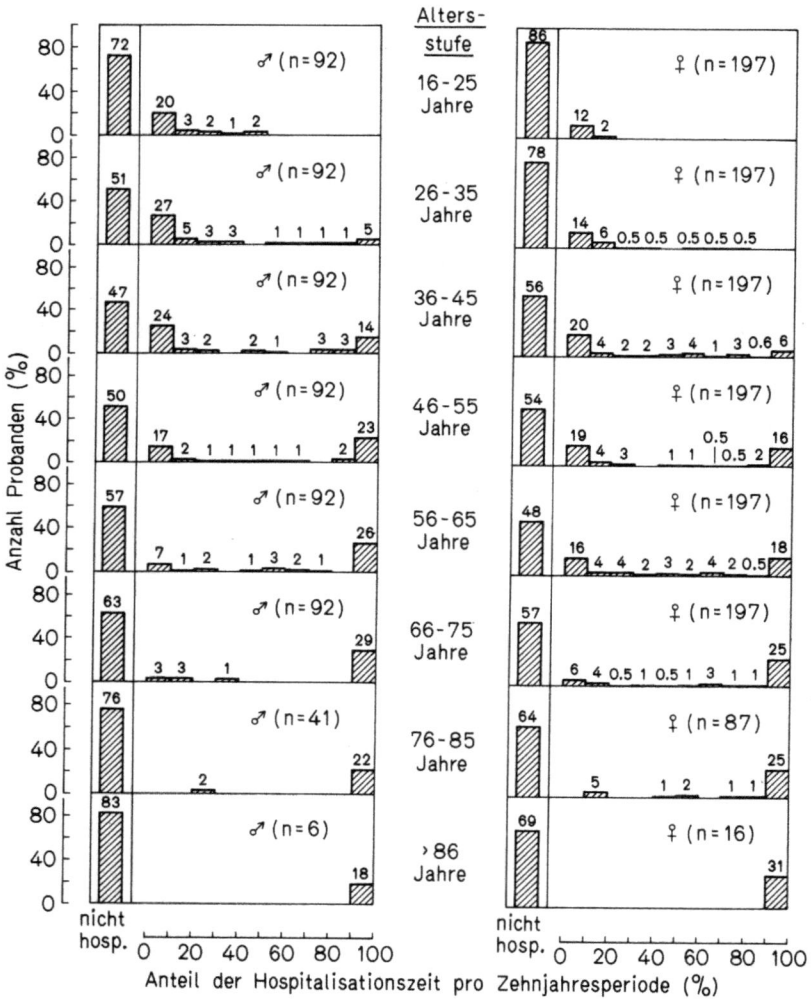

Abb. 12. Verteilung der prozentualen Anteile der Hospitalisationszeiten pro Zehnjahresperiode in verschiedenen Altersstufen

Abb. 12 zeigt nun sehr eindrücklich einen interessanten Strukturwandel der Hospitalisationen im Laufe der verschiedenen Lebensabschnitte. Betrachten wir zunächst nur die erste, abgesonderte Kolonne, in welcher die Prozentzahl der in dem betreffenden Altersabschnitt überhaupt nie hospitalisierten Probanden dargestellt ist. Sie sinkt von Werten von 72% bei den Männern und 86% bei den Frauen zunächst bis gegen die Lebensmitte allmählich auf Werte um 50% ab, was sich dadurch erklärt, daß mit der Zeit immer mehr Probanden erstmals ins Spital eintreten mußten. Nach dem 46. Lebensjahr bei den Männern und nach dem 66. Lebensjahr bei den Frauen (deren Erstaufnahmen häufiger spät erfolgen) steigt der Anteil der in der betreffenden Altersperiode nie hospitalisierten Probanden dagegen wieder deutlich an, bis im hohen Alter schließlich die Mehrzahl (zwischen 76–85 Jahren zum Beispiel 76% der Männer und 64% der Frauen) der Nachuntersuchten nicht mehr hospitalisationsbedürftig war[12]. *Wir stoßen also hier offenbar auf ein erstes klares Indiz für eine allmähliche, zumindest soziale Besserungstendenz in höheren Jahren.*

Auf der anderen Seite zeigen die übrigen Kolonnen der Abb. 12, daß in jungen Jahren (bis gegen das 35. Lebensjahr) fast nur relativ kurze Hospitalisationen vorkamen, wogegen mit höherem Alter am rechten Pol der Kurve immer ausgeprägter ein Stock von fast dauernd hospitalisierten Patienten in Erscheinung tritt. Er beläuft sich schließlich auf rund 1/4 aller Probanden, wobei in früheren Altersgruppen die Männer, nach dem 75. Lebensjahr dagegen die Frauen relativ mehr Dauerhospitalisierte aufweisen. (Die Verteilungsunterschiede zwischen den Geschlechtern sind allerdings nur in der ersten Altersperiode mit $p \leq 0{,}05$ statistisch schwach signifikant.) – Mit der Zeit verschwinden die seit jeher anteilsmäßig unbedeutenden Zwischengruppen, die während 20–90% der verfügbaren Zeit hospitalisiert waren, fast völlig. *Die Polarisierung spitzt sich demnach im Alter stark zu: eine Mehrzahl unserer Probanden ist überhaupt nicht mehr hospitalisationsbedürftig, während andererseits eine stetig leicht zunehmende Minderzahl praktisch dauernd stationäre Spitalpflege nötig hat.* Verschwunden sind offensichtlich die Fälle, die nur zeitweise im Spital weilen und dann wieder in ihr gewohntes Milieu zurückkehren. Ohne Zweifel handelt es sich hier um ein typisches Altersphänomen, das wohl ebenso sehr von sozialen wie von krankheitsimmanenten Faktoren abhängt: nicht nur mag es so sein, daß die psychische Gesundheit unserer Patienten im Alter stabiler entweder gut oder schlecht bleibt, sondern es ist auch zu vermuten, daß einmal bestehende Situationen im Alter, sei es ein Familien-, Heim- oder Spitalaufenthalt, gegenüber früher aus sozialen und pflegerischen Gründen eine stärkere Tendenz haben, stabil zu bleiben, d.h. trotz eventuellen Änderungen im psychischen Gesundheitszustand nicht mehr in Frage gestellt zu werden. Der vorläufig aus der Mittelwertberechnung der Tabellen 9 und 10 gezogene überraschende Schluß auf vorwiegenden Hospitalisationsperioden der Schizophrenen im höheren Alter kann nun also folgendermaßen nuanciert werden: *In jüngeren Jahren wiegen bei den Schizophrenen die relativ kurzen Spitalaufenthalte mit längeren Perioden außerhalb der Spitäler stark vor. Eine Mehrzahl der Schizophrenen ist im höheren Alter nicht mehr stationärer Pflege bedürftig; wo dies indessen bei einer kleinen, aber allmählich wachsenden Minderheit der Fall ist, handelt es sich zumeist um Dauerhospitalisationen.*

---

[12] Die hohen Anteile nicht mehr hospitalisierter Probanden in der Seneszenz sind nicht etwa ein durch Einbezug sämtlicher 289 Probanden in den letzten Altersgruppen produzierter Artefakt, da dort ja als 100% nur die (mit n angegebenen) tatsächlich bis in die betreffenden Altersphasen beobachteten Probanden gerechnet wurden.

Gegenüber der traditionellen Betrachtung nur des Ersterkrankungsalters oder des Alters bei der Erstaufnahme (Abb. 10), welche bekanntlich zumeist in die Adoleszenz oder ins frühe oder mittlere Erwachsenenalter fallen, ergibt die Langzeitbetrachtung des ganzen Krankheitsverlaufs bis in die Seneszenz in bezug auf die soziopsychiatrisch wichtigen, bevorzugten Hospitalisationsperioden ein wesentlich verändertes Bild: *vom Gesichtswinkel der stationären Pflegebedürftigkeit aus ist die Schizophrenie keineswegs nur in der ersten Lebenshälfte, sondern wegen der allmählichen Anhäufung einer nicht unbeträchtlichen Minderzahl von chronischen Anstaltspatienten auch im höheren Alter noch eine wichtige Krankheit.*

2. Die Verlaufsformen der schizophrenen Psychose

a) Methodologische Vorbemerkungen

Als weiteres wichtiges Entwicklungsmerkmal berichten wir nun über die beobachteten Verlaufsformen bei unseren schizophrenen Kranken. Formal können wir mit *M. Bleuler* drei verschiedene Aspekte des Verlaufs unterscheiden:

die Form des Beginns,
die Form des weiteren Verlaufs,
die Form des erreichten „Endzustandes".

M. Bleuler hat diese drei Aspekte kombiniert und daraus folgende 7 typischen, noch durch eine 8. atypische Gruppe ergänzten Verlaufskurven abgeleitet:

I. Einfache Verläufe

1. akut zu schwersten, chronischen „Endzuständen" („Verblödung"), („Katastrophen-Schizophrenien" einiger früherer Autoren),
2. chronisch zu schwersten „Endzuständen" („Verblödung"),
3. akut zu chronischen mittelschweren oder leichten „Endzuständen" („Defekt"),
4. chronisch zu mittelschweren oder leichten „Endzuständen" („Defekt").

II. Wellenförmige Verläufe

5. wellenförmig zu schwersten chronischen „Endzuständen" („Verblödung"),
6. wellenförmig zu chronischen mittelschweren oder leichten „Endzuständen" („Defekt"),
7. wellenförmig zu Heilung (dazu werden die gutartigen Formen mit nur einer einzigen und mit mehreren psychotischen Phasen gerechnet).

III. Atypische Verläufe

Wir haben versucht, die *Bleuler*schen Untergruppen unter Anwendung der in seinem Buch (1972) angegebenen Definitionen und Kriterien genau zu übernehmen, sind indessen bei der Prüfung der Reliabilität der Beurteilungen von zwei unabhängigen Bewertern auf erhebliche Schwierigkeiten gestoßen. Trotz wiederholter Serienversuche nach Diskussion und Klärung der sich ergebenden Divergenzen erreichten wir bei der Zuordnung unserer Fälle zu den 7 bzw. 8 Verlaufskurven *Bleuler*s nur in rund 30% der Fälle eine übereinstimmende Beurteilung. Diese großen Verschiedenheiten ergaben sich aus der Kumulation von abweichenden Einstufungen in allen drei Verlaufsaspekten, d.h. sowohl in bezug auf den Erkrankungsbeginn wie auch auf die Verlaufsform und den Endzustand. Zu befriedigenden Konkordanzen gelangten wir erst dann, als wir diese drei Aspekte gesondert ins Auge faßten und ihre Beurteilung teilweise vereinfachten. So mußten wir zum Beispiel die ursprüngliche Unterscheidung zwischen perakutem, akutem, subakutem und chronischem Beginn unter Anwendung der von *Bleuler* oder anderen Autoren angegebenen Kriterien aufgeben, um schließlich nur noch zwischen akutem, chronischem oder nicht sicher festzulegendem Beginn (Kriterien s. unten) zu differenzieren. Auf diese Weise erreichten wir immerhin Konkordanzen um rund 70%; die noch verbleibenden Divergenzen wurden dann durch mutuellen Konsensus bereinigt. – Was die eigentliche Verlaufsform anbetrifft, so erzielten wir durch die Beschränkung auf die Unterscheidung zwischen einfachen, wellenförmigen, atypischen und nicht sicher einzuordnenden Verläufen ebenfalls Konkordanzen um 70%. – Die *Bleuler*schen „Endzustände" konnten wir, genau nach den von ihm angegebenen Kriterien, in rund 60% der Fälle unabhängig in die gleiche Kategorie einordnen. Wir beurteilten diese Konkordanz als knapp genügend und bereinigten auch hier die noch bestehenden Abweichungen durch mutuellen Konsens.

Bleuler selbst weist in seinem Buch auf die Schwierigkeiten der Verlaufsbeurteilung, insbesondere auch was den Erkrankungsbeginn anbetrifft, hin, glaubt aber, in der überwiegenden Mehrzahl der Fälle doch im Sinne seiner Kriterien genügend zuverlässige Klassierungen vornehmen zu können. An unserem eigenen Material hat sich das nicht bestätigt, was wahrscheinlich nicht nur mit den zur Verfügung stehenden Informationen zusammenhängt: *M. Bleuler* konnte die Entwicklung seiner Fälle von Anbeginn der Erkrankung an persönlich verfolgen, während wir für den größten Teil der Katamnese ganz vorwiegend auf Krankengeschichten und andere indirekte Informationen angewiesen waren.

Da die Frage der Verlaufskurven von *M. Bleuler* an einem großen und ebenfalls über sehr lange Zeitstrecken verfolgten Material bereits sehr eingehend untersucht worden ist, beschränken wir uns hier im wesentlichen auf die Angabe von Vergleichsdaten. Es ergibt sich damit u.W. erstmalig die willkommene Möglichkeit, die jüngsten *Bleuler*schen Befunde anhand von ebenfalls jahrzehntelangen Katamnesen mit gleichen Kriterien nachzuprüfen. Im übrigen sind mit Ausnahme der „Endzustände"[13] diese Fakten im Rahmen unserer Arbeit mehr als allgemeine Information zum Langzeitverlauf, als für unsere hauptsächliche Fragestellung nach der Altersentwicklung von Belang. Wichtig wird allerdings die Form des Beginns und des Verlaufstypus für uns in einem späteren Kapitel (Kap. E.III) sein, wo wir die Beziehung dieser und anderer Variablen zur Altersentwicklung studieren werden.

b) Der Erkrankungsbeginn

Nachdem die berichteten Reliabilitätsuntersuchungen die Unmöglichkeit erwiesen hatten, genauere Abgrenzungen zuverlässig genug vorzunehmen, haben wir uns auf folgende grobe Kriterien beschränken müssen:

---

[13] s. Fußnote S. 75.

Ein „akuter Beginn" wurde dann angenommen, wenn für zwei Beurteiler feststand, daß zwischen dem Auftreten der ersten sicheren Krankheitssymptome und dem Vollbild der schizophrenen Erkrankung weniger als 6 Monate verstrichen waren[14].

Einen *chronischen Beginn* nahmen wir an, wenn dieselbe Frist sicher mehr als 6 Monate betrug.

Als *unsicher* wurden alle jene Fälle klassiert, bei denen entweder schon zum Vornherein keine genügenden Informationen für eine Einstufung in den oben erwähnten Kategorien vorlagen, oder bei denen – bei divergenter Beurteilung durch zwei Bewerter – auch durch Diskussion des Falles kein Konsens erreicht werden konnte.

Auf diese Weise sind wir zu folgenden Resultaten gelangt (Abb. 13):

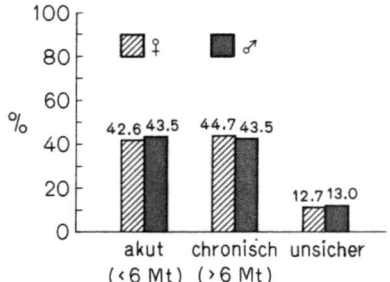

Abb. 13. Form des Erkrankungsbeginns

Ohne signifikante Unterschiede zwischen den Geschlechtern finden wir praktisch gleich oft (alle Zahlen liegen zwischen 42,6% und 44,7%) einen akuten und einen chronischen Erkrankungsbeginn. Rund 1/8 aller Fälle mußte unter die Rubrik „unsicher" eingereiht werden. Dieser relativ hohen, die effektiven Schwierigkeiten einer nachträglichen Beurteilung aber gut widerspiegelnden Unsicherheitsmarge mag es teilweise zuzuschreiben sein, daß wir zu wesentlich anderen Resultaten als zum Beispiel *M. Bleuler* (1972) gelangten, bei welchem (ebenfalls ohne signifikanten Geschlechtsunterschied) die perakut, akut und subakut beginnenden Erkrankungen, die sich nach der Beschreibung *Bleulers* ungefähr mit unserer Gruppe der akuten Fälle decken, mit 62% : 38% stark überwiegen. Wie problematisch der Vergleich solcher Zahlenverhältnisse angesichts der wechselnden Beurteilungskriterien von Autor zu Autor ist, zeigt zum Beispiel die Tatsache, daß *Lindelius* (1970) zu genau den gleichen Proportionen wie *Bleuler* gelangt, obschon für ihn die Grenze zwischen akutem und chronischem Beginn eindeutig viel früher, nämlich bei 12 Wochen

---

[14] In der Literatur wird der „akute" Beginn sehr unterschiedlich definiert, was natürlich die Vergleichbarkeit statistischer Zahlen sehr beeinträchtigt. *Vaillant* ('964) zum Beispiel stützte sich auf die gleichen zeitlichen Kriterien wie wir, während für *Lindelius* (1970) „akut" eine Entwicklung des Krankheitsbildes innerhalb 2–3 Wochen, „subakut" innerhalb 3–12 Wochen und „chronisch" innerhalb mehr als 12 Wochen bedeutet. *M. Bleuler* (1972) setzt wirklichkeitsnäher, aber für Quantifizierung und Statistik erschwerend, keine präzisen Zeitgrenzen fest, sondern spricht von „perakutem" Beginn bei der Möglichkeit der Bestimmung auf wenige Wochen genau und von „subakutem" Beginn, wenn sich die Krankheit im Laufe weniger Monate entwickelte. Nur die Krankheitsbilder, die unmerklich im Laufe von vielen Monaten oder Jahren einsetzten, so daß sich ohne Willkür innerhalb dieser Zeit kein genauer Beginn festsetzen ließ, wurden als „chronisch" rubrifiziert.

liegt. Solange keine definitorische Einheitlichkeit besteht, sind also solche Zahlen eigentlich fast nur in ihrer Beziehung zum weiteren Verlauf, die wir später analysieren werden, von Interesse.

c) **Der Verlaufstypus**

Wie eingangs erwähnt, haben wir mit einer befriedigenden Reliabilität nur zwischen einfachen, wellenförmigen und atypischen Verläufen ohne gleichzeitige Berücksichtigung der Form des Beginns und des „Endzustandes" unterscheiden können. Trotzdem war es noch nötig, eine vierte Kategorie für die nicht sicher einzuordnenden Fälle einzuführen. Wir haben folgende, weitgehend von *M. Bleuler* übernommene Definitionen verwendet:

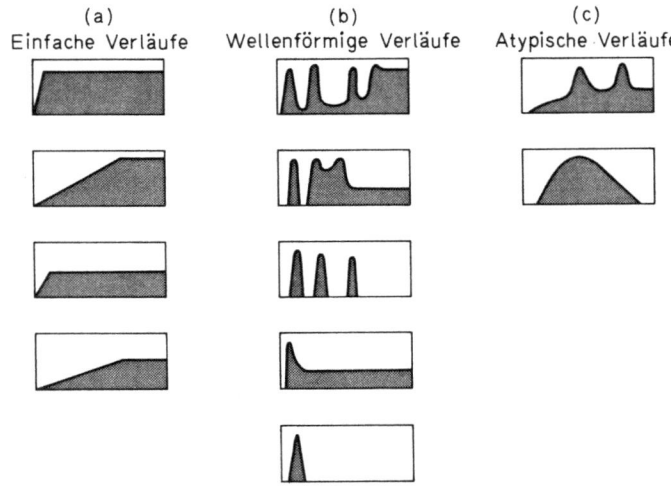

Abb. 14 a—c. Schematische Darstellung der verschiedenen Verlaufstypen. (Nach *M. Bleuler*)

Als *einfache Verlaufsform* bezeichnen wir linear und stetig verlaufende Krankheitsentwicklungen, in denen durch zwei unabhängige Beurteiler trotz eventuell geringfügiger Schwankungen keine deutlichen Wellen abgegrenzt werden können (der Begriff der Welle wird untenstehend definiert). Schematisch sind diese Verlaufsformen nach *M. Bleuler* in Abb. 14a dargestellt.

Als *wellenförmigen Verlaufstypus* (Abb. 14b) bezeichnen wir Krankheitsentwicklungen, in denen durch zwei unabhängige Beurteiler deutliche akute Wellen oder Phasen abgegrenzt werden können. Wir stützen uns dabei ganz auf die *Bleuler*sche Charakterisierung der Phasen als „Krankheitsperioden, welche akut beginnen und akut wieder zurückgehen. Es kann sich um die erste oder eine wiederholte Krankheitsphase handeln, und sie kann sich aus voller Gesundheit oder aus einem leichten chronischen Zustand heraus entwickeln und wieder entweder in Heilung oder in einen leichteren Zustand übergehen. Um als Welle bezeichnet zu werden, mußte eine Phase mindestens einige Wochen lang dauern. Kurzdauernde Erregungen, zum Beispiel die vorübergehenden Schimpforgien chronisch Kranker, wurden nicht als Welle gezählt. Ebensowenig wurde es als Krankheitswelle im Sinne unserer Statistik gezählt, wenn ein schwerer depressiver oder stuporöser Zustand in einen schweren maniformen oder erregten überging".

Unter die *atypischen Verlaufstypen* (Abb. 14c) sollen solche Krankheitsentwicklungen eingereiht werden, in welchen die Beurteiler einen an sich zuverlässig bekannten Verlauf nicht in die vorstehenden zwei Kategorien einzuordnen vermochten.

Als *unsicher* wurden diejenigen Verläufe eingestuft, bei denen uns zur Verlaufsbeurteilung keine genügenden Informationen zur Verfügung standen, oder bei denen die zwei Beurteiler trotz Diskussion zu keinem Konsensus gelangen konnten.

Wie Abb. 15 zeigt, halten sich größenordnungsmäßig in unserem Material die einfachen und die wellenförmigen Verläufe – mit einem auf den ersten Blick auffälligen, aber statistisch nicht signifikanten Geschlechtsunterschied – ungefähr die Waage. Beide Geschlechter zusammengenommen ergeben Prozentsätze von 42,6% einfachen, 49,8% wellenförmigen, 0,3% atypischen und 7,3% unsicheren Verläufen, d.h. im ganzen ein *leichtes Überwiegen der wellenförmigen über die stetigen Entwicklungen bei verschwindend wenig atypischen, aber doch relativ vielen nicht sicher klassifizierbaren Verläufen.* Letztere vermöchten die festgestellte Tendenz allerdings nur im äußerst unwahrscheinlichen Extremfall gerade auszugleichen, wenn sämtliche als unsicher eingestuften Fälle in Wirklichkeit dem einfachen Verlaufstypus angehören würden. Damit entsprechen unsere Ergebnisse zur Verteilung der Verlaufstypen weitgehend den in der Literatur bereits vielfach und namentlich auch von *M. Bleuler* kürzlich wieder festgestellten Häufigkeitsverhältnissen.

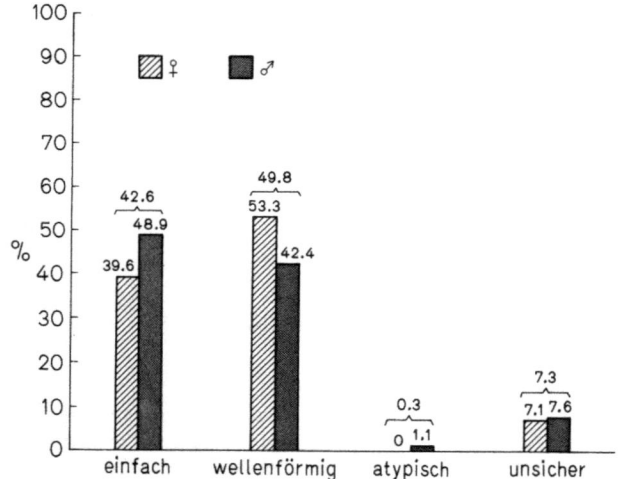

Abb. 15. Verlaufsform

d) Die „Endzustände"

Der Frage der Endzustände ist von *M. Bleuler* in seinem neuen Buch eine wichtige Bedeutung zugemessen worden, und auch in unserer Arbeit muß sie naturgemäß eine große Rolle spielen. *Bleuler* hat insbesondere immer wieder betont, daß ein „Endzustand" in seinem Sinne, d.h. ein nach Jahren oder Jahrzehnten erreichter einigermaßen stabiler Dauerzustand nicht mit einem völlig endgültigen und unveränderlichen Zustand verwechselt werden dürfe[15]. „Der Schizophrene (und jeder Mensch) entwickelt und verändert sich, solange er lebt". Eine solche Auffassung entspricht ganz den Schlüssen, die einer von uns (*C.M.*) 1959 aus der katamnestischen Nachuntersuchung von 101 dauerhospitalisierten Schizophrenen im Senium gezogen hat, selbst wenn — wie die kürzlichen Befunde bei 30 Überlebenden jener Probandengruppe zeigten (*Müller*, 1970) — im hohen Alter diese Entwicklungs- und Wandlungsfähigkeit offenbar immer geringer wird.

Bevor wir aber auf solche Fragen näher eingehen, wollen wir darstellen, welcher Art die „Endzustände" waren, die wir anläßlich der katamnestischen Nachuntersuchung bei unseren Probanden feststellen konnten. Trotz einer — wie oben erwähnt — nur knapp befriedigenden Reliabilität bei Prüfung durch zwei unabhängige Beurteiler stützen wir uns dabei doch ganz auf die *Bleuler*schen Definitionen und Begriffe, nicht nur um die Vergleichsmöglichkeiten mit der wichtigen Arbeit *Bleulers* zu erhalten, sondern vor allem auch, weil uns der Vorteil seiner so anschaulichen und wirklichkeitsnahen Charakterisierungen den nur schwer zu vermeidenden Nachteil einer unbefriedigenden Quantifizierbarkeit aufzuwiegen scheint.

Demnach reden auch wir also von einem „Endzustand" nur dann, wenn der bei der Nachuntersuchung beobachtete Zustand nachweisbar bereits während *„mindestens 5 Jahren einigermaßen stabil" geblieben ist.* Geringfügigere Schwankungen, Exazerbationen oder Besserungen ohne wesentliche Veränderung des ganzen Krankheitsbildes schließen den Befund eines „Endzustandes" nicht aus. Nicht um einen solchen handelt es sich dagegen bei einer immer noch in voller Entwicklung begriffenen floriden Psychose mit ständigem Wechsel des Krankheitsbildes, akuten Phasen, Remissionen usw., selbst wenn diese Entwicklung schon seit vielen Jahren andauert. Wichtig ist ferner das Konzept, auch seit mindestens 5 Jahren bestehende Remissionen und Heilungen in den Begriff des „Endzustandes" einzubeziehen. Dieser *bedeutet also nicht immer ein Fortbestehen der Krankheit, sondern wird unabhängig davon im Sinne des zu Ende der Beobachtungszeit festgestellten Zustandes* gebraucht.

Abgesehen davon, daß wir die zusätzliche Einführung einer Rubrik „nicht sicher beurteilbar" unumgänglich fanden, unterteilten auch wir die „Endzustände" in die von *Bleuler* wie folgt charakterisierten Kategorien:

Schwerste „Endzustände"

„... es sind Patienten, die niemals zusammenhängende und verständliche Gespräche führen. Sie sind entweder mutistisch oder sprechen so verworren, daß man auch bei einfachen Fragen höchstens zwischenhinein einmal eine kurze richtige Bemerkung zu hören bekommt, gewöhnlich aber nicht auf eine sinngemäße Antwort rechnen kann. Sie arbeiten entweder gar nichts oder besorgen unter dem Einfluß intensiver arbeitstherapeutischer Methoden höchstens ganz mechanische Verrichtungen wie Karrenstoßen, Roßhaarzupfen usw. Sie erscheinen der Umwelt gegenüber abweisend und gleichgültig, ein Kontakt mit ihnen ist nicht möglich. Sie sind dauernd pflegebedürftig und bereiten der Pflege meistens durch Gewalttätigkeit, Lärmen, Unsauberkeit, Unselbständigkeit bei den körperlichen Verrichtungen usw. Schwierigkeiten."

---

[15] In Ermangelung eines anschaulichen Ausdruckes setzt *Bleuler* deshalb den Begriff „Endzustand" immer in Anführungszeichen. Wir schließen uns aus den gleichen Gründen dieser Schreibweise an.

Mittelschwere „Endzustände"

„... Kranke, die zwar in der Hauptsache dasselbe Verhalten zeigen wie die schwer „Verblödeten", aber doch in der einen oder anderen Hinsicht ständig beweisen, daß sie geistig besser erhalten sind als es den Anschein hat. Es handelt sich zum Beispiel um solche Kranke, die sich den Ärzten und den Pflegepersonen gegenüber dauernd wie die schwer Verblödeten verhalten, gewissen Besuchern gegenüber aber regelmäßig auftauen und dann einen annähernd normalen Eindruck machen; oder es handelt sich um Kranke, die bei vollkommener Unzugänglichkeit doch noch schwierigere Arbeit besorgen, bei der Pflege anderer wirksam mithelfen usw. Hierunter fallen auch jene, die bei besonderen Gelegenheiten, zum Beispiel einem Fest oder einer körperlichen Erkrankung, auftauen und plötzlich Kontakt gewinnen. Von den Patienten, die keine solchen Schwankungen zeigen, rechnen wir die in die Gruppe der mittelschweren „Endzustände", bei denen die Störungen des Gedankenganges auch in einem Gespräch über unpersönliche Themen ohne weiteres deutlich sind, mit denen man aber immerhin noch so sprechen kann, daß ihre Stellungnahme zum Thema einigermaßen verständlich wird. Ihre Arbeitsleistungen sind auf jeden Fall gegenüber der Zeit vor der Erkrankung stark reduziert".

Leichter „Endzustand"

„... Kranke, die trotz Bestehens deutlicher schizophrener Krankheitszeichen geordnet sprechen, mindestens über Themen, die nicht mir ihren wahnhaften und halluzinatorischen Erlebnissen Beziehung haben. Ihr äußeres Verhalten ist in der Hauptsache geordnet und ihre Krankheit wird nicht sofort sichtbar, wenn man sich mit ihnen einläßt. Sie leisten nützliche Arbeit. Sie leben entweder außerhalb der Anstalt oder auf ruhigen Abteilungen. In diese Gruppe fallen demnach u.a. viele Kranke, bei denen Wahnideen oder Halluzinationen im Vordergrund stehen, ohne daß ein eigentlicher Zerfall der Persönlichkeit eingetreten ist, sodann alte Sonderlinge, die sich vom Leben abgewendet haben, kaum normale Interessen zeigen, irgendeiner mechanischen Arbeit obliegen oder einer schrullenhaften Idee nachleben".

Heilung

„Für die Annahme einer Heilung war maßgebend, daß ein früherer Patient voll erwerbsfähig war und seinen früheren Platz in der Gesellschaft, besonders auch innerhalb der Familie als Familienvater oder als Hausfrau, innehalten konnte. Verlangt wurde weiter, daß er von seinen Angehörigen „voll genommen", d.h. nicht mehr als geisteskrank qualifiziert wurde. Bei kurzen ärztlichen Untersuchungen durften keine psychotischen Symptome mehr feststellbar sein. Hingegen wurden auch solche frühere Kranke als „geheilt" beurteilt, bei denen eine genaue Untersuchung noch Wahnreste, mangelhafte Einsicht in die durchgemachte Psychose, Verschrobenheit oder Einengung der Interessen und der Aktivität ergab. Nach den in den Erfolgsstatistiken der Insulinbehandlung in früheren Jahren (z.B. von *Deussen*, 1937) verwendeten Begriffen schließen meine „Heilungen" sowohl die „Vollremissionen" wie die „guten Remissionen" ein, sie umfassen die „medizinischen" wie die „sozialen" Heilungen. Die Gründe, aus welchen mir allzu strenge Anforderungen unberechtigt erscheinen, sind schon dargelegt worden: es ist schwer zu sagen, welches die völlig gesunde Verarbeitung des unerhörten Erlebens einer schizophrenen Psychose ist. Mir will es oft scheinen, es sei krankhafter, wenn jemand ganz objektiv über die durchgemachte Psychose sprechen kann und dergleichen tut, als ob sie ihn nicht getroffen hätte, als wenn er die psychotische Welt als solche gelten läßt und an der Psychose gereift, verinnerlicht oder erbittert und vereinsamt wurde."

Auf dieser Grundlage sind wir zu folgenden Resultaten gelangt:

„Endzustände" im Sinne *Bleuler*s stellten wir bei der überwiegenden Mehrzahl unserer ehemaligen Patienten fest: nur in 17 von 289 Fällen, d.h. in 5,9% (2,2% der Männer und 7,6% der Frauen) bestand noch eine floride und unstabile Psychose. Sieht man weiter von 10 = 3,5% (2,2% der Männer und 4,1% der Frauen) nicht sicher beurteilbaren Fällen ab, so lagen „Endzustände" bei 90,6% der Probanden vor. *Das heißt also, daß im höheren Alter fast immer ein weitgehend stabilisierter Zustand eingetreten war,* was an sich schon einen sehr bedeutsamen Befund darstellt, gehen doch diese Zahlen weit über die von *Bleuler* beobachteten Anteile von „Endzuständen" (bei gut der Hälfte bis drei Viertel aller Patienten) hinaus.

Mit großer Wahrscheinlichkeit handelt es sich bei dieser auffälligen Diskrepanz um einen *spezifischen Effekt des Alters, welchem wir demnach eine ausgeprägte Stabilisierungstendenz zuschreiben dürften.* (Ganz sicher ist diese Interpretation nur dehalb nicht, weil *Bleuler* leider seine „Endzustände" nicht nach Altersgruppen aufgeschlüsselt hat, so daß ein exakter Vergleich unmöglich ist. Das durchschnittliche Alter der *Bleuler*schen Probanden war jedoch am Ende der Beobachtungsperiode mit rund 62 Jahren um fast 14 Jahre geringer als in unserem Material.)

Betrachten wir nun im einzelnen die Art der festgestellten „Endzustände" (Abb. 16): Ohne signifikante Verteilungsunterschiede zwischen den Geschlechtern finden wir „Heilungen" im (leicht relativierten) *Bleuler*schen Sinn bei 28,3% der Männer und bei 25,9% der Frauen, d.h. zusammen bei 26,6% oder rund 1/4 aller Probanden.

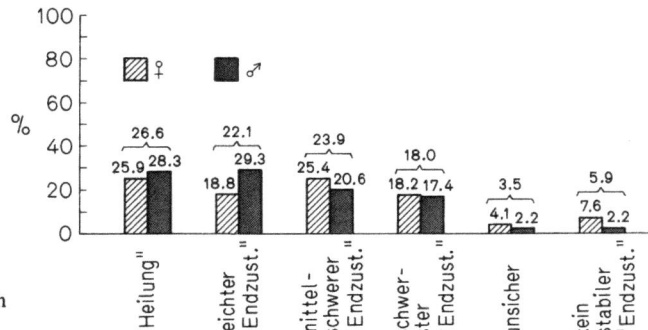

Abb. 16. „Endzustände" (nach den Kriterien *M. Bleuler*s)

Fallbeispiel Nr. 3

♀, 1885 (Fall 544)

Ehemalige Haus- und Putzfrau, prämorbid als heiter, offen, aber immer etwas „nervös" beschrieben, früh verwitwet und mit 39 Jahren zum 2. Mal verheiratet, welche zwischen dem 44. und 48. Lebensjahr (1929–1933) mit der Diagnose „paranoide Schizophrenie" mit kurzen Unterbrüchen fast ständig hospitalisiert war (insgesamt 5 Aufnahmen bei uns und in der Klinik des Nachbarkantons). Florider Verfolgungs- und Eifersuchtswahn mit Beziehungs- und Beeinflussungsideen, Depersonalisationserlebnissen, akustischen, optischen und vor allem körperlichen Halluzinationen, wahnhaft verarbeiteten hypochondrischen Körperbeschwerden, Angst, Erregungszuständen, häufigen Drohungen und einmal einem gefährlichen Angriff auf offener Straße gegen die vermeintliche Hauptverfolgerin in Gestalt einer früheren Arbeitgeberin. Scheidung und Bevormundung mit 47 Jahren, allmähliche Besserung und endgültiger Klinikaustritt mit 48 Jahren.

40 Jahre nach der Erstaufnahme (1969) finden wir die ehemalige Patientin als rüstige 84jährige Dame seit 13 Jahren, d.h. seit dem Tod ihres dritten Mannes, den sie 51jährig geheiratet hatte, in einem Altersheim lebend, in welchem kein Mensch etwas von der seinerzeitigen Psychose ahnt. Stets zufrieden und ausgeglichen, hilft sie immer noch regelmäßig bei den Hausarbeiten, unterhält sich viel mit anderen Hausinsassen, geht spazieren, liest, hört Radio oder vertreibt sich die Zeit mit Fernsehen. Abgesehen von einer leichten Störung des Frischgedächtnisses keine groben intellektuellen Ausfälle; ebenfalls keinerlei deutliche Spuren der früheren Psychose. Eine vertiefte Exploration zeigt allerdings, daß die Probandin immer noch an einigen ähnlichen hypochondrischen Beschwerden leidet wie zur Zeit ihrer Klinikaufenthalte, über welche sie ausweichend, bagatellisierend und ohne volle Krankheitseinsicht

spricht (sie habe viel Angst gehabt und geweint, sonst nichts). Hinter versteckten Anklagen gegen die ehemaligen Ärzte ahnt man das Vorliegen von Wahnresten, ohne daß solche indessen eindeutig gefaßt werden können.

Leichte „Endzustände" bei 25,3% der Männer und 18,8% der Frauen (Männer und Frauen = 22,2%), d.h. bei etwas mehr als 1/5 der Probanden.

Fallbeispiel Nr. 4
♀, 1896 (Fall 545)

Wenig Auskünfte über das Vorleben. Frühere Stickerin, die viele Jahre mit einem ehemaligen Untermieter im Konkubinat lebte. Um das 46. Lebensjahr beginnt sie, in der Wohnung merkwürdige Gerüche wahrzunehmen, später hört sie obszön beleidigende Stimmen, spürt elektrische Ströme in ihren Genitalien, entwickelt Beziehungsideen und den allmählich reich ausgebauten Wahn, von unbekannten Verfolgern mittels allerhand elektrischen Installationen, deren Wirkungen sie schließlich auch optisch in Form leuchtender Punkte und Striche wahrnimmt, gequält zu werden. Gedankenlautwerden, Redezwang, Schlafstörungen, zunehmender Autismus. Mit 49 Jahren (1945) bei uns ersthospitalisiert und mit Insulin behandelt, anschließend in die Klinik ihres Heimatkantons verbracht, von wo sie nach einigen Monaten in ihre Familie entlassen werden kann. Lebt in der Folge wieder mit ihrem Freund zusammen und führt selbständig den Haushalt. Anläßlich einer nicht-psychiatrischen Hospitalisierung mit 66 Jahren stellt man immer noch Reste von Körperhalluzinationen bei sonst gut erhaltener Persönlichkeit fest. Bei der Nachuntersuchung mit 71 Jahren (1967), 22 Jahre nach der Erstaufnahme, lebt sie zwar in einem Altersheim, arbeitet aber noch zeitweise außerhalb als Putzfrau. Körperlich und geistig rüstig, indessen immer noch an einigen Wahnresten und Halluzinationen leidend (meint hie und da, man bestehle sie oder spioniere bei ihr mit elektrischen Apparaten, riecht Gas und andere verdächtige Gerüche in ihrem Zimmer, hat die Tendenz, körperliche Beschwerden wahnhaft umzudeuten). Verträgt sich schlecht mit anderen Heiminsassen, ausgesprochen kontaktgestört, sehr launisch, oft mürrisch-dysphorisch. Über den früheren Anstaltsaufenthalt will sie nicht sprechen; sie erwähnt bloß, sie hätte damals schlecht geschlafen, weil die Nachbarn Lärm machten.

Mittelschwere „Endzustände" nach *Bleuler*schen Kriterien bei 20,6% der Männer und 25,4% der Frauen (zusammen 23,9%), d.h. bei knapp 1/4 der Probanden.

Fallbeispiel Nr. 5
♀, 1893 (Fall 625)

Stammt aus einer Pfarrersfamilie, in welcher Fälle von Schizophrenie, Depressionen, Suizid, Alkoholismus verzeichnet sind. Schüchterne, mittelmäßige Schülerin, die sich mit 16 Jahren eigenartig zurückzuziehen begann und für mehrere Monate in einen Zustand völliger Apathie und Perplexität verfiel. Bis zum 25. Lebensjahr wiederholten sich solche Zustände noch mehrmals; dazwischen konnte die Probandin indessen als Empfangsfräulein in der Arztpraxis eines Onkels und später als Haushaltshilfe in einer Pension arbeiten. Immer „merkwürdig", kontaktarm, lief mehrfach ganz unmotiviert weg. Vom 32. Lebensjahr an blieb sie zu Hause und half der Mutter im Haushalt. Mit 42 Jahren erstmals mit der Diagnose Schizophrenia simplex hospitalisiert wegen zunehmender Passivität, vagen Suizidgedanken und Befürchtungen, schwanger zu sein. Perplexität, Ambivalenz, Denkstörungen, Stereotypien, Danebenreden, mäßige Zerfahrenheit, inadäquat lächelnde Heiterkeit. Ähnliches Bild bei weiteren Klinikaufenthalten mit 48, 49 und 66 Jahren; vorübergehend vage wahnhafte Klagen, sie „komme mit ihren Kleidern nicht zurecht", sie werde verfolgt. Halluzinationen sind nie beobachtet worden. Vom 67. Lebensjahr an bis zur Nachuntersuchung mit 71 Jahren (1964) dauernd auf einer Chronischenabteilung; beschäftigt sich ohne Initiative mit Näharbeiten, liest etwas oder hört Radio, hat praktisch keinen Kontakt zu Mitpatienten, redet spontan kaum, muß dauernd beaufsichtigt werden, da sie sonst verwahrlost. Ist indessen auf Befragen recht gut fähig, über ihr Leben Auskunft zu geben, hat das

Gefühl, „etwas funktioniere nicht bei ihr", sie habe „den Geist verloren", sie komme auch „mit der Zeit nicht zurecht". Dabei gut orientiert, keine deutlichen intellektuellen Ausfälle, aber sehr passiv, perplex, verloren, monoton, nivelliert, „versandet".

Schwerste „Endzustände" bei 17,4% bzw. 18,2% (Männer und Frauen = 18,0%) oder knapp 1/5 unserer Probanden.

Fallbeispiel Nr. 6
♀, 1887 (Fall 591)

Wenig intelligente ehemalige Hausfrau mit 3 Kindern (davon eines illegitim), die gegen Ende der 30iger Jahre den Haushalt zu vernachlässigen, zu trinken und mehrfach unmotiviert wegzulaufen beginnt. Im 6. Monat schwanger, muß sie 40jährig (1927) einen Tag nach dem Unfalltod ihres Mannes in unsere Klinik verbracht werden, wo man eine katatone Schizophrenie diagnostiziert. Negativistisch, mutistisch, zerfahren, lacht wenn man vom Tod des Mannes spricht. Bleibt als äußerst schwierige, in der Folge oft aggressiv-erregte Patientin dauernd hospitalisiert, wird in den 50iger Jahren etwas ruhiger, bleibt aber hochgradig autistisch und kontaktlos, affektiv inadäquat, zerreißt stereotyp Papiere. Dieser Zustand ändert sich wenig bis zur Nachuntersuchung mit 77 Jahren (1964), abgesehen von einem zunehmenden körperlichen Verfall, Gedächtnisstörungen von nicht sicher feststellbarem Ausmaß, halb wahnhaften und halb organischen Konfabulationen über ihr früheres Familienleben. Völlig kontaktlos, zerfahren, affektiv inadäquat (häufiges unmotiviertes Lachen), interesse- und beschäftigungslos. Zerreißt des öfteren ihre Kleider, ist immer noch zeitweise aggressiv und grob, stößt die Mitpatienten ohne erkennbaren Anlaß, gibt an, Stimmen zu hören, die „Dummheiten sagen", scheint auch optisch zu halluzinieren.

Wir erhalten also für die *gutartigen Entwicklungen* (Heilung oder leichter „Endzustand") einen Anteil von 48,7% oder rund der Hälfte aller Probanden, für die *ungünstigen Ausgänge* (mittelschwere oder schwere „Endzustände") dagegen einen Anteil von 41,9% oder rund 2/5 aller Probanden, während die restlichen 9,4% unsicher oder nicht stabilisiert sind.

Vergleichen wir unsere Zahlen mit denjenigen *Bleulers*, so können wir — mit einigen Abweichungen im ungünstigen Sinne — seine allgemeinen Schlußfolgerungen in großen Zügen nur bestätigen. Wir finden nämlich, daß

langdauernde Heilungen und schwerste „Endzustände" wie bei *Bleuler* zusammen etwas weniger als die Hälfte der „Endzustände" ausmachen;

„Heilungen" deutlich häufiger sind als schwerste „Endzustände". In unserem Material sind die Heilungen allerdings nicht wie bei *Bleuler* doppelt so häufig wie die schwersten „Endzustände", sondern die Anteile verhalten sich ungefähr wie 3:2;

die mittelschweren und leichten „Endzustände" zusammen knapp die Hälfte (und nicht wie bei *Bleuler* etwas mehr als die Hälfte) aller „Endzustände" ausmachen;

leichte „Endzustände" etwa gleich häufig (und nicht erheblich häufiger wie bei *Bleuler*) als mittelschwere „Endzustände" sind.

Betrachtet man also den Langzeitverlauf systematisch bis ins höhere Alter, so finden wir bei aller grundsätzlichen Übereinstimmung eher wieder die etwas ungünstigeren Verlaufstendenzen der *Bleuler*schen Untersuchungen von 1941, womit seine in den 60iger Jahren beobachteten und der Verbesserung der therapeutischen Möglichkeiten zugeschriebenen Veränderungen im günstigen Sinn etwas fraglich erscheinen müssen. Genaue Vergleiche sind wegen des Mangels an Angaben über die Altersgruppierung der „Endzustände" bei

Bleuler nicht möglich, weshalb auch nicht entschieden werden kann, ob diese Abweichungen mit Alterseinflüssen insofern in Zusammenhang stehen könnten, als die Spätverläufe im höheren Alter wieder relativ ungünstiger wären als in jüngeren Jahren. In Anbetracht der geschilderten methodologischen Unsicherheiten bei der Erfassung und Klassifizierung der „Endzustände" glauben wir indessen nicht, daß derartige Schlüsse zulässig wären. Wir müssen uns vielmehr damit begnügen, die *Bleuler*schen Schlußfolgerungen in großen Zügen zu bestätigen, was vor allem heißt, daß *auch wir entgegen verbreiteten Vorurteilen einen ganz erheblichen Anteil von gutartigen Langzeitverläufen feststellen konnten. Er beziffert sich in unserem Material allerdings „nur" auf etwa die Hälfte der beobachteten Schizophrenien und nicht auf 2/3–3/4 wie bei Bleuler*[16]. *Zusammenfassend können wir also feststellen: im höheren Alter hat sich bei den allermeisten ehemaligen Schizophrenen der psychische Gesundheitszustand seit langem stabilisiert, wozu höchstwahrscheinlich spezifische Alterseinflüsse beitragen. In je etwas weniger als der Hälfte der Fälle sind „Endzustände" günstig (26,6% Heilungen, 22,1% leichte „Endzustände") oder ungünstig (23,9% mittelschwere und 18,0% schwerste „Endzustände"). Nicht in „Endzuständen" stabilisiert waren nur 5,9% der Probanden; als nicht sicher beurteilbar mußten wir 3,5% unserer Fälle klassifizieren.*

e) Die Verlaufskurven

Aus der Art des Beginns (akut, chronisch, unsicher), dem Verlaufstypus (einfach, wellenförmig, atypisch oder unsicher[17]) und dem Ausgang der Krankheit (Heilung, leichter, mittelschwerer oder schwerster „Endzustand", unsicher) ergeben sich theoretisch 54 Kombinationsmöglichkeiten für die Verlaufskurven. Die Auszählung der effektiv beobachteten Häufigkeitsverhältnisse ist in Tabelle 11 dargestellt.

In Tabelle 11 ist zunächst eine beträchtliche Zahl von Fällen auszuklammern, bei denen mindestens eines der drei Elemente, welche die Bestimmung der „Verlaufskurven" ermöglichen, nicht sicher beurteilt werden konnte. So war die Art des Beginns unsicher bei 37 Fällen, die Verlaufsform bei 22 Fällen, der „Endzustand" bei 10 Fällen. Unter Berücksichtigung der Fälle, wo sich verschiedene unsichere Elemente kombinieren, zählen wir im ganzen 61 Fälle (21,1%), bei welchen in bezug auf einen oder mehrere Aspekte der Verlaufskurve eine Unsicherheit besteht (1 Aspekt unsicher bei 47 Fällen, 2 Aspekte unsicher bei 11 Fällen, alle 3 Aspekte unsicher bei 3 Fällen). Dieser erhebliche Unsicherheitsfaktor entspricht durchaus den tatsächlichen Schwierigkeiten der retrospektiven Beurteilung von Verlaufskurven aufgrund der uns zur Verfügung stehenden Informationen.

Wenn wir — immer eingedenk dieser Unsicherheitsmarge — uns nur auf die in allen Teilen genügend zuverlässig erfaßbaren 228 Fälle stützen (eingerahmt in Tabelle 11), so ergeben sich immer noch 18 verschiedene Verlaufskurven, von welchen freilich nur 3 in mehr als

---

[16] *Bleuler* bezieht in seine gutartigen Verläufe auch die am Ende der Beobachtungsperiode noch nicht stabilisierten, d.h. akut-wellenförmig sich entwickelnden Fälle mit ein. Da diese bei uns nur wenige Prozente ausmachen, würde sich auch unter Einschluß der Kategorie ‚kein stabiler „Endzustand" ' an unseren allgemeinen Schlußfolgerungen praktisch nichts ändern.

[17] Der Einfachheit halber wurden die mit 1,1% äußerst seltenen atypischen Verlaufstypen der Kategorie „unsicher" zugerechnet.

Tabelle 11. Verlaufskurven (n = 289)

Beginn	akut = 124 Fälle			chronisch = 128 Fälle			unsicher = 37 Fälle		
Verlaufstypus	einfach	wellenförmig	unsicher	einfach	wellenförmig	unsicher	einfach	wellenförmig	unsicher
	32	86	6	81	34	13	10	24	3
„Endzustand"									
Heilung	1	48	2	7	10	1	1	7	–
leichter „E"	11	10	–	16	12	4	1	9	1
mittelschw. „E"	6	10	3	31	4	3	6	5	1
schwerster „E"	13	5	1	24	4	2	1	1	1
kein „E"	–	12	–	–	4	–	–	1	–
unsicher	1	1	–	3	–	3	1	1	–

10% der 228 Fälle vorkommen (akuter Beginn → wellenförmiger Verlauf → Heilung: 21,1%; chronischer Beginn → einfacher Verlauf → mittelschwerer „Endzustand": 13,6%; chronischer Beginn → einfacher Verlauf → schwerster „Endzustand": 10,5%), während alle anderen Möglichkeiten nur noch kleine Splittergruppen betreffen. Wir vereinfachen diese zwar interessante, aber übersichtliche Vielfalt durch Zusammenfassung einerseits der günstigen Ausgänge (d.h. der Heilungen und leichten „Endzustände") und andererseits der ungünstigen Ausgänge (in mittelschwere und schwerste „Endzustände" sowie in im Alter immer noch unstabile Fälle ohne „Endzustand" im Bleulerschen Sinn) zu je einer einzigen Kategorie. So können wir in absteigender Häufigkeit die folgenden 8 Verlaufskurven unterscheiden:

1. akuter Beginn → wellenförmiger Verlauf → Heilung 48 / leichter „Endzustand" 10 } 58 Fälle = 25,4%[18] (20,1%)

2. chronischer Beginn → einfacher Verlauf → mittelschwerer „Endzustand" 31 / schwerster „Endzustand" 24 } 55 Fälle = 24,1% (19,1%)

3. akuter Beginn → wellenförmiger Verlauf → mittelschwerer „Endzustand" 10 / schwerster „Endzustand" 5 / unstabil 12 } 27 Fälle = 11,9% (9,3%)

4. chronischer Beginn → einfacher Verlauf → Heilung 7 / leichter „Endzustand" 16 } 23 Fälle = 10,1% (7,8%)

---

[18] Die erste Prozentzahl bezieht sich auf die sicher beurteilbaren 228 Fälle, die zweite (in Klammer) auf sämtliche 289 Fälle.

5. chronischer Beginn	→ wellenförmiger Verlauf	→ Heilung → leichter „Endzustand"	10 12	} 22 Fälle = 9,6% (7,6%)
6. akuter Beginn	→ einfacher Verlauf	→ mittelschwerer „Endzustand" → schwerster „Endzustand"	6 13	} 19 Fälle = 8,3% (6,5%)
7. chronischer Beginn	→ wellenförmiger Verlauf	→ mittelschwerer „Endzustand → schwerster „Endzustand" → unstabil	4 4 4	} 12 Fälle = 5,3% (4,2%)
8. akuter Beginn	→ einfacher Verlauf	→ Heilung → leichter „Endzustand"	1 11	} 12 Fälle = 5,3% (4,2%)

9. Beginn, Verlaufsform oder „Endzustand" unsicher   61 Fälle = (21,1%)

289 Fälle = 100% (100%)

Diese Übersicht zeigt immer noch eindrücklich die große, jeder schematisierenden Vereinfachung sich entziehende Vielfalt der möglichen Langzeitverläufe der Schizophrenie. Nur zwei Gruppen zeichnen sich mit je rund 1/4 der Fälle durch eine besondere Häufigkeit aus, nämlich die *akut beginnenden, wellenförmig zu günstigem Ausgang führenden,* und die *chronisch in einfachem Verlauf ungünstig ausgehenden* Formen. Nicht so selten erscheinen mit immerhin noch 11,9% überraschenderweise schon an dritter Stelle die *akut-wellenförmig-ungünstigen* Verläufe; darunter herrschen die im Alter immer noch unstabilen Formen vor. Ebenfalls überraschend stehen ihnen fast gleichviel (10,1%) *chronisch-einfach-günstige* Verlaufsformen gegenüber, welche vor allem Fälle betreffen, die nach chronischem Beginn und Verlauf schließlich in einen immer milderen „Endzustand" ausmünden (16 Fälle = 7%); es kommen aber vereinzelt, wie das nachstehende Beispiel zeigt, nach derartig ungünstigen Verläufen auch noch volle Spätheilungen vor (7 Fälle = 3,1%).

Fallbeispiel Nr. 7

♂, 1879 (Fall 529)

Mit Geisteskrankheiten und Charakterstörungen familiär belasteter, prämorbid beruflich unstabiler und besonders Frauen gegenüber sehr kontaktgehemmter Schneider. Neigt schon als Enddreißiger (um 1920) dazu, einen verunglückten Verlobungsversuch und berufliche Schwierigkeiten wahnhaft umzudeuten; entwickelt ums 45. Lebensjahr langsam einen weit verzweigten Verfolgungs-, Beeinflussungs- und Beziehungswahn mit vorwiegend sexueller Thematik (die Nachbarn störten und verfolgten ihn, nachdem sie ihn durch ein System von Spiegeln bei der Masturbation beobachtet hätten; sie seien Wilderer, die beim Ausweiden der erbeuteten Tiere nächtlich Lärm verführten usw.). Beginnt Maschinen, Schläge gegen die Mauern, später Stimmen, die sein Verhalten kommentieren und ihm Befehle erteilen, zu hören. Fühlt sich beeinflußt, dringt auf Befehl der Stimmen in die Wohnung einer unbekannten Frau ein und wird darauf 46jährig (1925) bei uns ersthospitalisiert. Kann (nach dem Transfer in seine Heimatklinik) erst 57jährig (1936) wieder entlassen werden, nachdem Wahn, Halluzinationen, vorübergehende Größenideen, autistisch-oppositionelles Verhalten und Beeinflussungsgefühle spontan allmählich wieder abgeklungen sind. Lebt in der Folge im Hause seines Bruders und nimmt seine frühere Schneiderarbeit wieder auf, streitet sich mit Verwandten, aber zeigt sonst in keiner Weise mehr ein auffälliges Verhalten. – Bei der Nachuntersuchung 42 Jahre nach der Erstaufnahme finden wir 1967 einen geistig und körperlich sehr rüstigen 88jährigen, seit dem Tode seines Bruders alleinstehenden, aber viel mit Nichten, Neffen und einigen Freunden verkehrenden Greis, der noch bis zum 85. Jahr seinen Beruf ausgeübt hatte und seither weiter ganz selbständig seinen Haushalt besorgte. Sehr freundlicher Empfang, guter Kontakt, ausgezeichnetes Altgedächtnis bei leichten Störungen des Frischgedächtnisses. Bezeichnet die seinerzeitigen Wahnideen als „krankhafte Einbildungen", bringt noch einige Vorwürfe gegen seine früheren Ärzte und die Umwelt vor, die er aber gleichzeitig versöhnlich entschuldigt. Von der ehemaligen Psychose sind sonst keinerlei Spuren mehr festzustellen; höchstens fallen eine pedantische, fast obsessionelle Ordnungs- und Gerechtigkeitsliebe sowie eine gewisse Rigidität und Stereotypie im Gedankengang auf. Mit Frauen hat er sein ganzes Leben lang nie intime Kontakte gehabt, was ihn aber seit vielen Jahren in keiner Weise mehr störe.

Diese vier ersten und häufigsten Verlaufskurven stellen sozusagen die möglichen Grundformen dar, was vor allem dann deutlich wird, wenn man die Art des Erkrankungsbeginns unberücksichtigt läßt. Es handelt sich nämlich einfach um die vier möglichen Kombinationen zwischen wellenförmiger oder einfacher Verlaufsform einerseits, günstigem oder ungünstigem Ausgang andererseits, wobei entsprechend den schon lange bekannten Gesetzmäßigkeiten wellenförmiger Verlauf häufiger mit günstigem, einfacher Verlauf häufiger mit ungünstigem Ausgang korreliert[19].

Die Gruppen 5–8 stellen damit die vier – wesentlich selteneren – möglichen Alternativkombinationen in bezug auf den Erkrankungsbeginn dar. Abgesehen von der Anfangsphase ist also die Verlaufskurve 5 mit der Verlaufskurve 1, 6 mit der Verlaufskurve 2, 7 mit 3 und 8 mit 4 identisch. Unter diesen selteneren Abwandlungsformen verdient besonders Gruppe 6, d.h. *die akut beginnenden und in einfachem Verlauf zu mittleren oder schwersten „Endzuständen" führenden Fälle* besondere Beachtung. *Bleuler* und andere Autoren haben diese denkbar schwerste Verlaufsform als „Katastrophenschizophrenie"[20] bezeichnet. Sie kommt in unserem Material immerhin noch in 8,3% der Fälle vor, was angesichts dieser in der Tat katastrophalen Entwicklungen einen erschreckend hohen Prozentsatz bedeutet.

Fallbeispiel Nr. 8[21]

♀, 1894 (Fall 550)

Prämorbid verschlossen-rigide, zu grundloser Eifersucht dem Mann gegenüber neigende Hausfrau und Mutter von 5 Kindern, bei der im 59. Lebensjahr (1953) innerhalb weniger Tage eine akute Spätkatatonie ausbricht, welche geradewegs zu einem schwersten chronischen „Endzustand" führt: bei Klinikeintritt abwechselnd Stupor und hochgradige Erregung, völlige Zerfahrenheit, „Wortsalat", verbale und

---

[19] Diese statistische Beziehung sowie übrigens auch diejenige, die zwischen akutem Beginn und günstigem Ausgang einerseits, chronischem Beginn und ungünstigem Ausgang andererseits besteht, wird in einem späteren Kapitel (Kap. E.III) noch genau analysiert werden.

[20] *Bleuler* rechnet zu dieser Kategorie allerdings nur die in schwerste, nicht aber bloß mittelschwere „Endzustände" ausgehenden Fälle.

[21] Vgl. auch Fallbeispiel Nr. 20.

gestuelle Stereotypien, affektive Dissoziation, Personenverkennungen, massenhaft akustische Halluzinationen, einige unstrukturierte Wahnideen. – Trotz großer Largactil- und Insulinkur keinerlei Besserung; bleibt als schwer autistische, zerfahrene, häufig mutistische und negativistische, grimassierende und manirierte Dauerpatientin im Spital. Paramimien, Echolalie, Schizophasie. Bei der Nachuntersuchung, 14 Jahre nach der Erstaufnahme (1967), finden wir eine stuporöse, den Tag bewegungslos mit steifem Lächeln in einem Lehnstuhl verbringende 73jährige Frau, die stereotyp ein paar Worte einer gestellten Frage zu wiederholen pflegt, aber zu keinerlei sinnvoller Antwort fähig ist. Spricht dauernd unverständlich und zerfahren mit ihren Stimmen, hält sich oft die Ohren zu, zeigt sonst keinerlei Interessen, tut nichts, muß gefüttert und gekleidet werden, ist oft inkontinent. Seit 2–3 Jahren nach Angaben des Pflegepersonals wahrscheinlich zusätzliche Gedächtnis- und Orientierungsstörungen unbekannten Ausmaßes.

Wenn wir unsere logische Gruppierung der Verläufe mit der natürlichen und empirisch gefundenen Ordnung in 8 Untergruppen *M. Bleulers* vergleichen, so finden wir im großen und ganzen ungefähr die gleichen Verlaufskurven, die *Bleuler* als besonders häufig hervorgehoben hat. Eine Schwierigkeit für einen genauen zahlenmäßigen Vergleich ergibt sich allerdings aus dem Umstand, daß *Bleuler* jeweils mittelschwere und leichte „Endzustände" in eine Katergorie zusammenfaßt, während uns angemessener schien, erstere etwas weniger optimistisch zu den ungünstigen, letztere aber zu den günstigen Ausgängen zu zählen. Unsere detaillierte Aufstellung auf S. 81 erlaubt aber doch eine direkte Gegenüberstellung[22], aus der sich folgendes ergibt (Tabelle 12).

Beim Vergleich der *Bleuler*schen Befunde mit den unsrigen nach Tabelle 12, bei welchem wir korrekterweise vor allem *Bleulers* Gruppe C (Erstaufnahmen und Geschwister) berücksichtigen müssen, finden wir in den ersten 5 Verlaufskurven sehr ähnliche Häufigkeiten. Zu bemerken ist höchstens, daß in bezug auf die sogenannten „Katastrophenschizophrenien" (Gruppe 1: akut zu schwersten „Endzuständen") unsere ebenfalls aus den 60iger Jahren stammenden Zahlen mit 5,7% doch um einiges höher sind als diejenigen *Bleulers* (zwischen 0 und 1,69%). Wir geraten damit schon in den unteren Bereich der *Bleuler*schen Häufigkeiten von 1941 (5%–18%) und müßten deshalb aus unserer Sicht bei der *Bleuler*schen Feststellung eines starken Rückgangs, bzw. eines praktischen Verschwindens solcher „Katastrophenschizophrenien" unter dem Einfluß der modernen Behandlungsmethoden, doch eine gewisse Reserve anbringen.

Auffällige Unterschiede zu den *Bleuler*schen Zahlen ergeben sich dagegen in den Verlaufskurven 6–8. Wir haben im ganzen scheinbar weniger wellenförmige Verläufe und (in bezug auf *Bleulers* Erstaufnahmen, d.h. Gruppe C) darunter vor allem erheblich weniger Heilungen (Verlaufskurve 7). Andererseits finden wir viel häufiger atypische bzw. andersartige Verläufe. Eine Analyse dieser letzten, 54 Fälle umfassenden Gruppe gemäß der Zusammenstellung auf S. 81–82 deckt nun allerdings auf, daß sie sich folgendermaßen zusammensetzt:

---

[22] Eine Schwierigkeit des Vergleichs entsteht allerdings erstens aus dem Umstand, daß *Bleuler* bei der Häufigkeitsberechnung der Verlaufskurven den Begriff des „Endzustandes" nicht mehr, wie in seinem Kapitel über die „Endzustände", auf mindestens 5 Jahre lang stabilisierte Zustände beschränkt. Da aber in unserem Material nur 16 weiterhin unstabile Fälle vorkommen, die wir nicht ohne Willkür in die Kategorien 1–7 einordnen könnten, zählen wir sie der Kategorie 8 zu (atypische, bzw. andersartige Verläufe).

Zweitens konnte *Bleuler* nur bei ganz wenigen Fällen die Verlaufskurve nicht bestimmen, während dies bei uns bei 61 = 21,1% der 289 Probanden der Fall war. Um den Vergleich mit den *Bleuler*schen Prozentzahlen nicht zu verfälschen, klammern wir wie *Bleuler* die unsicheren Fälle aus, d.h. wir beziehen unsere Prozentzahlen nur auf die 228 sicher erfaßten Fälle.

im Alter nicht zu einem „Endzustand" stabilisiert		16 Fälle
chronischer Beginn – einfacher Verlauf – Heilung		7 Fälle
chronischer Beginn – wellenförmiger Verlauf – Heilung		10 Fälle
– leichter Endzustand		12 Fälle
akuter Beginn – einfacher Verlauf – Heilung		1 Fall
chronischer Beginn – wellenförmiger Verlauf – mittelschwerer „Endzustand"		4 Fälle
– schwerster „Endzustand"		4 Fälle
		54 Fälle

Tabelle 12. Häufigkeitsvergleich der Verlaufskurven bei *M. Bleuler* und in unserem Material

Verlaufstyp	Befunde *M. Bleuler*s [a]	Eigene Befunde n = 228
1. Akut zu schwersten „Endzuständen" (zu „Verblödung")	A 5–18% B 1% ± 0,69 C 0	5,7%
2. Chronisch zu schwersten „Endzuständen" (zu „Verblödung")	A 10–20% B 12% ± 2,27 C 8% ± 2,44	10,5%
3. Akut zu mittelschweren und leichten „Endzuständen" (zu „Defekt")	A 5% B 2% ± 0,97 C 4% ± 1,75	7,5%
4. Chronisch zu mittelschweren und leichten „Endzuständen" (zu „Defekt")	A 5–10% B 23% ± 2,94 C 20% ± 3,61	20,6%
5. Wellenförmig zu schwersten „Endzuständen" (zu „Verblödung")	A 5% B 9% ± 1,99 C 3% ± 1,53	2,2%
6. Wellenförmig zu mittleren und leichten „Endzuständen" (zu „Defekt")	A 30–40% B 27% ± 3,1 C 22% ± 3,73	8,8%
7. Wellenförmig zu Heilung	A 25–35% B 22% ± 2,89 C 39% ± 4,39	21,1%
8. Atypische (andersartige) Verläufe	A 25% B 4% ± 1,37 C 4% ± 1,76	23,7%

[a] A Befunde 1941.
B Befunde 1971 (resp. 1963/65): alle Probanden.
C Befunde 1971 (resp. 1963/65): nur die seinerzeitigen Erstaufnahmen und die Geschwister der Probanden.

Mit anderen Worten, diese Gruppen enthält neben den 16 nicht stabilisierten Fällen und 8 einfachen Verläufen noch 30 wellenförmige Entwicklungen, von denen 10 zu einer Heilung, 12 zu leichten, 4 zu mittleren und 4 zu schwersten „Endzuständen" führten. Andersartig als die *Bleuler*schen Verlaufskurven 5–7 sind diese letzteren Verläufe nur wegen des atypischen chronischen Beginns. Würde man diese Fälle den *Bleuler*schen Verlaufskurven 5, 6 und 7 zurechnen, so würden sich unsere Häufigkeiten denjenigen *Bleuler*s in bezug auf die wellenförmig und günstig ausgehenden Fälle erheblich annähern; bzw. unsere Feststellungen wären dann nur noch um weniges ungünstiger als diejenigen *Bleuler*s. Als auffälliger Unterschied bleibt damit einzig noch die Tatsache bestehen, daß chronisch beginnende, wellenförmig oder in einfachem Verlauf gut ausgehende Fälle nach unseren Befunden doch häufiger vorkommen können, als dies in *Bleuler*s Material der Fall war. Allerdings ist hier noch zu bedenken, daß wir – wie auf S. 72 erklärt – die Begriffe „akuter" und „chronischer" Beginn nicht genau gleich wie *Bleuler* definiert haben, was möglicherweise dazu führte, daß gewisse von diesem Autor noch als akut bezeichnete Fälle bei uns unter der Rubrik „chronischer Beginn" figurieren. In der Tat ist deren Anteil ja, wie auf S. 72 dargestellt, bei uns deutlich höher als bei *Bleuler*.

Unter diesem Vorbehalt und unter der Reserve einer erheblichen Zahl von unsicheren Verläufen in unserem Material erlaubt jedenfalls im ganzen diese unseres Wissens erste Nachprüfung der jüngsten *Bleuler*schen Befunde zu den Verlaufskurven, die von *Bleuler* gemachten Feststellungen weitgehend zu bestätigen. Relativ geringfügige Abweichungen im ungünstigen Sinn ergeben sich nur in bezug auf die bei uns etwas häufigeren sogenannten „Katastrophenschizophrenien" (*Bleuler*sche Verlaufskurve 1) und die etwas seltener in Heilung oder leichte „Endzustände" ausgehenden wellenförmigen Verläufe. Ferner sind die atypischen Entwicklungen bei uns, vielleicht vor allem aus erfassungstechnischen Gründen, häufiger vertreten als bei *Bleuler*.

Abschließend lassen sich demgemäß unsere Beobachtungen zu den Verlaufskurven wie folgt zusammenfassen: *Durch wechselnde Kombinationen von Erkrankungsbeginn, Verlaufstyp und „Endzustand" ergibt sich eine verwirrend große Vielfalt von möglichen Verläufen, von denen bei einer vereinfachenden Erfassung allerdings nur zwei sich durch eine ausgeprägte Häufung auszeichnen: mit Anteilen von je rund 1/4 sind 1. die akut beginnenden, wellenförmig günstig ausgehenden (25%) und 2. die chronisch beginnenden, in einfachem Verlauf ungünstig ausgehenden Fälle (24%) weitaus am häufigsten, gefolgt von 3. den akut-wellenförmig-ungünstigen (12%) und 4. den chronisch-einfach-günstigen Verläufen (10%). Seltenere Alternativkombinationen in bezug auf den Beginn sind 5. die chronisch-wellenförmig-günstigen (10%), 6. die akut-einfach-ungünstigen (sog. „Katastrophenschizophrenien") (9%), 7. die chronisch-wellenförmig-ungünstigen (5%) und 8. die akut-einfach-günstigen (4%) Verläufe. Diese Befunde sind sehr ähnlich, aber im ganzen etwas ungünstiger als diejenigen von M. Bleuler.*

f) Verlaufsbesonderheiten im höheren Alter

In der großen Mehrzahl der Fälle läßt sich der Verlaufstypus der Psychose ohne Zwang und hinreichend durch die oben beschriebenen Klassifizierungen erfassen. Trotzdem kann man sich die Frage stellen, ob etwa im höheren Alter noch Besonderheiten auftreten, die durch unsere schematisierenden Gruppierungen nicht oder ungenügend erfaßt werden.

Zur Beantwortung dieser Frage haben wir sämtliche 289 Verläufe nach eventuellen Verlaufsbesonderheiten im höheren Alter überprüft und dabei folgendes festgestellt:

keine Verlaufsbesonderheiten im Alter	279 Fälle = 96,5%
Spätbesserung im Alter nach „schwerstem Endzustand" von mehr als 5 Jahren Dauer	5 Fälle = 1,7%
neuer Krankheitsschub im Alter nach über 5jährigem „Endzustand"	4 Fälle = 1,4%
Krankheitsschübe vor dem 40. Lebensjahr – jahrzehntelanges freies Intervall – neue Schübe nach dem 65. Lebensjahr	1 Fall = 0,3%

Aus diesen Zahlen geht hervor, daß nur ganz vereinzelt (insgesamt in 3,4% unserer Fälle) im höheren Alter noch von den häufigsten Verlaufstypen auffällig abweichende Entwicklungsbesonderheiten vorkommen. Sie belegen aber eindeutig, daß grundsätzlich, genau wie *Bleuler* dies mehrfach unterstrich, „Endzustände", solche schwerster Art ebenso wie langdauernde volle Remissionen, nicht immer etwas Endgültiges sind. Wie untenstehende Beispiele zeigen[23], kann gelegentlich eine alte Psychose nach jahrzehntelanger Remission in der Seneszenz wieder aufflackern; andererseits aber kann es passieren, daß selbst in anscheinend seit vielen Jahren hoffnungslos festgefahrenen schwersten „Defektzuständen" plötzlich noch eine Wendung zum Besseren eintritt.

Fallbeispiel Nr. 9

♀, 1891 (Fall 730)

Ehemalige ledige und sektiererische Schneiderin, die vom 37.–43. Lebensjahr (1928–1934) 4mal einer schweren paranoiden Schizophrenie wegen (religiös-erotischer Wahn, akustische und optische Halluzinationen, Depersonalisationserlebnisse, Zeiterlebensstörung, Angst, Schuldgefühle, zeitweise Inkohärenz, Erregungszustände) bei uns hospitalisiert werden muß. Darauf jahrzehntelange weitgehende Remission (lebt allein und verdient selbständig ihren Lebensunterhalt, psychisch nach glaubhaftem Bericht der Angehörigen kaum auffällig), bis gegen das 71. Lebensjahr, wo sie, möglicherweise parallel zu einem allmählichen intellektuellen Abbau, wieder eindeutig psychotisch und damit auch arbeitsunfähig wird. Bei der Nachuntersuchung mit 73 Jahren (1964) ängstlich gespannt, Schuld- und Verfolgungswahn, Depersonalisation, Zeiterlebensstörung (fühle „die Zeit" nicht), Zwangsgedanken, Sprachautomatismen (muß unfreiwillig schreien und fluchen); mäßige Gedächtnis- und partielle Orientierungsstörung.

Fallbeispiel Nr. 10

♀, 1893 (Fall 775)

Mit Geisteskrankheiten und Epilepsie familiär belastete frühere Büroangestellte; seit dem 22. Lebensjahr wenig glücklich verheiratet. Schleichender Beginn der Psychose mit 32 Jahren (um 1925): wird zunehmend verschlossen, reizbar, gleichgültig, beginnt den Haushalt zu vernachlässigen, akustische und optische Halluzinationen treten auf (hört Glocken läuten, hat Visionen von farbigen Objekten). Von 33- bis 39jährig (1926–1932) zunächst in einer regionalen Privatklinik und seither ständig bei uns hospitalisiert. Diagnose: katatoniforme Schizophrenie. In den ersten Jahren der Psychose stehen autistisch-regressive Gleichgültigkeit, affektiver Rückzug, Zerfahrenheit, akustische und optische Halluzinationen im Vordergrund des Krankheitsbildes; daneben beobachtet man auch einige wechselnde,

---
[23] Vergl. auch Fallbeispiel Nr. 11, S. 96 u. 97.

wenig strukturierte erotische und religiös-megalomane Wahnideen (sie ist berufen, die Welt wieder auferstehen zu lassen). Zeitweise hypomanisch erregt, manchmal Selbstbeschädigungstendenzen (rauft sich die Haare aus, zerkratzt sich das Gesicht), inadäquate Akte (zieht sich auf einer Wiese nackt aus). Trotz Insulinkuren und anderen Therapieversuchen während gut 20 Jahren keine wesentliche Änderung. Ungefähr vom 54. Lebensjahr (1947) an tritt indessen spontan eine gewisse Besserung ein: die Kranke wird ruhiger und adäquater, beginnt etwas bei Küchenarbeiten zu helfen, bleibt aber zerfahren, labil und autistisch. Bis zur Nachuntersuchung mit 72 Jahren (1965) gehen auch diese Störungen noch erheblich zurück, ohne jedoch eine Spätentlassung möglich zu machen: es bessert sich namentlich der Kontakt zu Personal und Mitpatienten, Sprache und Gedankengang werden, abgesehen von gelegentlichem Vorbeireden, Sperrungen und deutlichen Manierismen viel kohärenter, die Patientin hält auch im Gegensatz zu früher sehr auf ein sauberes und geordnetes Äußeres. Sie ist körperlich rüstig, leidet an keinen gröberen intellektuellen Ausfällen und hilft oft bei Hausarbeiten. Allerdings bleiben Lebenskreis und Interessen doch äußerst beschränkt, auch hört sie immer noch gelegentlich Stimmen, hegt einige wahnhaft-hypochondrische Befürchtungen, zeigt Paramimien und zeitweise ein etwas auffälliges Verhalten (trennt zum Beispiel ein Kleid, das ihr nicht gefällt, kurzerhand auf und näht es mit ganz grobem Faden verquer wieder zusammen). Ohne Zweifel liegt ein wenig spezifischer Residualzustand vor, in welchem das früher viel plastischere Krankheitsbild nur noch in undeutlichen Rudimenten zu erkennen ist.

3. Langzeitveränderungen der schizophrenen Symptomatik

a) Methodologische Vorbemerkungen

Die zuverlässige Erfassung psychiatrischer Krankheitssymptome und -syndrome stellt bekanntlich große methodologische Probleme. Wie vielfach gezeigt wurde, sind ohne Reduktion und genaue Definition der verwendeten Termini und ohne eine systematische Übung selbst bei direkter Beobachtung des Probanden nur ganz ungenügende Reliabilitäten zwischen mehreren Beurteilern zu erwarten, was natürlich alle aus der etwaigen Veränderung der Symptomatik gezogenen Schlüsse höchst fragwürdig macht.

In Anbetracht der erschwerenden Tatsache, daß wir für die Ausgangssituation bei der Ersthospitalisation auf Krankengeschichtseintragungen und für die Nachuntersuchungsbefunde auf die Beobachtungen eines einzigen Untersuchers angewiesen sind, haben wir uns erst nach langem Zögern entschließen können, die an sich so interessante Frage der Veränderung der schizophrenen Symptomatik überhaupt in unsere Untersuchung einzubeziehen. Ermutigt hat uns – neben der eminenten Wünschbarkeit einer solchen Analyse – vor allem der Umstand, daß sich auf dieser im ganzen zwar zweifelhaften Basis nach Klärung und Reduktion der Beurteilungskriterien für viele wichtige Einzelsymptome doch eine überraschend gute Übereinstimmung bei der Nachprüfung durch zwei unabhängige Beurteiler ergab. Nachdem wir unter vielfacher Vereinfachung der Bewertungen (zum Beispiel Verzicht auf die Unterscheidung verschiedener Wahnformen usw.) aus einer ausführlichen Symptomenliste alle jene Symptome ausgeschlossen hatten, bei welchen die Konkordanz in Serienversuchen zu 30 Fällen weniger als 80% betrug (wie zum Beispiel die Symptome „Autismus", „Ambivalenz", „affektive Steifigkeit"), glaubten wir doch – allerdings immer noch mit Vorbehalten – einigermaßen zuverlässige Ergebnisse erhalten zu können.

Wir haben neben den Einzelsymptomen auch die Veränderung ganzer Symptomverbände bzw. Syndrome geprüft, wobei sich das Problem der Einteilungskriterien stellte. Klinisch am relevantesten schien uns, die Symptome gemäß der klassischen Unterteilung in die typischen schizophrenen Untergruppen zu ordnen, von denen aber einerseits die zusätzlichen, nicht typisch schizophrenen Symptome und andererseits die „Primärsymptome" im Sinne *E. Bleulers* abgesondert werden mußten. Nun ist es allerdings kein Zufall, daß wir unter den „Primärsymptomen" gerade die wichtigsten, nämlich den Autismus und die Ambivalenz nicht mit genügender Zuverlässigkeit zu erfassen vermochten. Es handelt sich bei den *Bleulers*chen „Primärsymptomen" eben um ein psychodynamisches Konzept, das, anders als etwa die nach psychopathologisch-diagnostischer Häufigkeit und Wertigkeit geordneten „Symptome ersten und zweiten Ranges" *Kurt Schneiders* (1939, 1957) der objektivierenden Forschung viel weniger leicht zugänglich ist (s. dazu auch *Taylor*, 1972). Immerhin konnten wir mehrere reliable „Primärsymptome" in unsere Prüfung einbeziehen und auch den Autismus wenigstens indirekt durch die Registrierung von „Gleichgültigkeit, affektiver Rückzug, Abulie" berücksichtigen. Mehrere der so erzielten, nachstehend zu berichtenden Resultate scheinen *M. Bleuler* recht zu geben, der in seiner kürzlichen eingehenden Diskussion zur Gliederung der schizophrenen Symptomatik in „Psychiatrie der Gegenwart" (1972) zum Schluß kommt, daß eben doch Autismus und Gespaltenheit als „grundlegender und für die Schizophrenie kennzeichnender" zu werten seien als die übrigen Krankheitserscheinungen, obschon sich die ursprüngliche Hoffnung *M. Bleulers,* echt „primäre" Symptome i.e.S. zu isolieren, bisher nicht erfüllt habe.

Wie für die meisten übrigen Befunde beschränkten wir uns auch für die Symptomatik auf einen systematischen Vergleich *zwischen dem Zustand bei der Ersthospitalisation und zur Zeit der Nachuntersuchung.* Für die zuverlässige Erfassung feinerer symptomatischer Wandlungen und Schwankungen im Intervall wäre unsere Untersuchungstechnik bei weitem nicht genau genug, auch wenn wir für viele Patienten aus langjährigen Krankengeschichtsaufzeichnungen manches über intermediäre Symptomveränderungen wissen. Für die beiden „Vergleichspunkte", für die wir über ein Maximum an Informationen verfügen, haben wir willkürlich die in Betracht gezogene Zeit auf *3 Monate* (die 3 ersten Hospitalisationsmonate und die 3 der Nachuntersuchung unmittelbar vorangehenden Monate) ausgedehnt, um so der Tatsache Rechnung zu tragen, daß zur Beobachtung mancher Symptome (wie zum Beispiel Erregungszustände, stuporöse Zustände usw.) die Berücksichtigung einer gewissen Zeitspanne notwendig ist.

Wir analysieren im folgenden die anläßlich der katamnestischen Nachuntersuchung im Vergleich zur Ersthospitalisation beobachteten Veränderungen in der Symptomatik nach 3 verschiedenen Gesichtspunkten:

1. die Veränderung der vorbestehenden schizophrenen Einzelsymptome,
2. die Veränderung der vorbestehenden schizophrenen Syndrome,
3. neue Symptome und neue Krankheitsbilder im Alter.

Erst in einem späteren Kapitel (Kap. E.III) werden wir die Symptome und ihre Veränderungen auch in Beziehung zu den verschiedenen Aspekten des Gesamtverlaufs der Schizophrenie setzen.

b) Die Veränderung der schizophrenen Einzelsymptome

In Tabelle 13 sind unsere Vergleichsbefunde zwischen Ersthospitalisation und Nachuntersuchung in bezug auf alle genügend zuverlässig erfaßbaren Einzelsymptome zusammengefaßt und statistisch analysiert[24].

Tabelle 13 zeigt, daß *im ganzen die schizophrene Symptomatik im Alter eine starke Tendenz zum Rückgang* aufweist. Von insgesamt 1946 Einzelsymptomen finden wir 1196 (61,5%) verschwunden und 208 (10,7%) gemildert, während nur 251 (12,9%) unverändert und 126 (6,5%) verstärkt sind (164 = 8,4% unsicher). Diese allgemeine Besserungstendenz läßt sich bei jedem untersuchten Einzelsymptom nachweisen, mit der einzigen bedeutsamen Ausnahme des Symptoms „Gleichgültigkeit, affektiver Rückzug, Abulie", bei welchem die günstigen Entwicklungen mit 41 von 117 Fällen gegenüber den ungünstigen mit 76 Fällen in der Minderzahl sind (3 Fälle unsicher). Die statistische Analyse gemäß Fußnote deckt nun aber einige interessante Unterschiede in dieser fast generellen Besserungstendenz auf: Im Vergleich zur Entwicklung sämtlicher Symptome finden wir signifikant mehr Besserungen (Symptom verschwunden oder gemildert) für:

psychomotorische Erregung ($p \leq 0,001$),
Bewußtseinstrübung ($p \leq 0,001$),
katatoner Stupor ($p \leq 0,01$),
Angst, Ängstlichkeit, Furcht ($p \leq 0,01$).

Demgegenüber beobachten wir im Vergleich zu allen Symptomen signifikant häufiger eine ungünstige Symptomentwicklung (Symptom unverändert oder verschlechtert) für:

Gleichgültigkeit, affektiver Rückzug, Abulie ($p \leq 0,001$),
Wahn ($p \leq 0,001$),
akustische Halluzinationen ($p \leq 0,05$),
motorische Stereotypien und Manierismen ($p \leq 0,05$).

Alle übrigen Symptome folgen ohne signifikante Abweichungen der allgemeinen Besserungstendenz.

---

[24] Für die statistische Analyse sind die günstigen Entwicklungen (Symptom verschwunden oder gebessert) und die ungünstigen Entwicklungen (Symptom unverändert oder verschlechtert) zu je einer Kategorie zusammengefaßt. Im Z-Test wurde die Entwicklung jedes Einzelsymptoms einerseits mit der Entwicklung der Gesamtsymptomatik (Gesamttotal), und andererseits mit der Entwicklung der betreffenden, ein Syndrom darstellenden Untergruppe (Zwischentotal der einzelnen Syndrome) verglichen. Dieses Vorgehen erlaubt die Erfassung unterschiedlicher Entwicklungstendenzen eines Symptoms, sowohl im Vergleich zu allen übrigen schizophrenen Symptomen wie auch zu den übrigen Symptomen des betreffenden Syndroms. – Eine erhebliche methodologische Schwierigkeit ergab sich aus dem Vorhandensein recht vieler, in ihrer Entwicklung als unsicher taxierter Symptome. Wir haben sie folgendermaßen gelöst: Unterschiede wurden nur dann als statistisch signifikant bezeichnet, wenn die Signifikanz auch noch unter der extremen Annahme nachzuweisen war, daß die Entwicklung sämtlicher unsicherer Fälle entweder immer günstig (Symptom verschwunden oder gebessert) oder immer ungünstig (Symptom unverändert oder verschlechtert) war. Unsere Signifikanzen sind also als ganz besonders vorsichtig anzusehen.

Graphisch sind aus Darstellungsgründen jeweils nur die durch ein „Zuviel" statistisch hervortretenden Entwicklungstendenzen mit den Symbolen * = $p \leq 0,05$, ** = $p \leq 0,01$, *** = $p \leq 0,001$ gekennzeichnet, wogegen das entsprechende ebenso signifikante „Zuwenig" auf der Gegenseite vernachlässigt wurde.

Tabelle 13. Veränderungen der Symptomatik bei der Nachuntersuchung im Vergleich zur Ersthospitalisation[a]

Symptom	bei Erstaufnahme vorhanden	bei der katamnestischen Nachuntersuchung					
		verschwunden	gemildert	unverändert	verstärkt	unsicher	neu aufgetreten
„Primärsymptome"							
Denkstörungen, (Automatismen, Inkohärenz, Blockierungen)	122	71	15	18	11	7	29
Gleichgültigkeit, affektiver Rückzug, Abulie	120	26	15	35	41***	3	66
Depersonalisations- u. Derealisationsphänomene (Fremdheitsgefühle gegen sich selbst und/oder die Umwelt)	175	107	16	22	4	26	4
Halluzinationen							
akustische	205	90	20	42	10*	43	14
optische	82	60	1	4	1	16	3
olfaktive	47	30	2	1	2	12	1
taktile	17	13	–	–	1	3	1
Körperhalluzinationen, innere Organe	65	40	5	4	2***	14	7
Wahn	242	86	57	48	21	30	6
Katatone Symptome							
psychomotorische Erregungszustände	131	114***	12	4	–	1	3
Stupor	34	31	2**	–	1	–	2
Negativismus	70	50	6	9	5	–	19
Motorische Stereotypien und Manierismen	62	38	5***	12	7*	–	28
Bewußtseinstrübung	32	31	–	–	–	–	1
Mutismus, Semimutismus	60	45	7	5	3	–	23
Hebephrene Symptome							
läppisch-puériles Verhalten	9	7	1	–	1	–	–
andere hebephrene Bizarrerien	47	39	2	4	2	–	7
inadäquates Lachen u.a. affektive Reaktionen	45	35	2	6	1	1	9
Zusätzl. affektive Störungen							
depressive Züge	81	59	9	7	4	2	15
manisch-expansive Züge	29	21	3	4	1	–	15
Hypochondrie	19	14	1*	3	1	–	18
Angst, Ängstlichkeit, Furcht	118	97	10	9	2	3	1
Reizbarkeit, Aggressivität	126	89	17	13	5	2	22
Zwangs-Symptome	5	3	–	2	–	–	8
Summe absolut	1946	1196	208	252	126	164	
in %	100	61,5	10,7	12,9	6,5	8,4	

[a] Zur Darstellung der Statistik s. Fußnote S. 90.

Die sich besonders günstig entwickelnden Symptome gehören in den Rahmen der akut erregten katatonen Zustandsbilder, die also im Alter besonders stark in den Hintergrund treten. Andererseits passen die besonders häufig unveränderten oder verstärkten Symptome gut zum typischen Bild chronischer „Endzustände", die vor allem durch den autistischen Rückzug in eine wahnhaft-halluzinatorische Eigenwelt und/oder in Gleichgültigkeit und sogenannte „affektive Verflachung" oder „Versandung" charakterisiert sind.

Sowohl diese beiden besonders hervortretenden Entwicklungstendenzen wie auch die generelle Neigung zur Milderung aller übrigen Symptome lassen sich als *spezifischer Effekt des Alters* interpretieren, welcher also im — häufigeren — günstigen Fall zu einer allgemeinen Beruhigung und zu einem Zurücktreten sthenisch-produktiver, namentlich motorisch-erregter Krankheitserscheinungen, im — selteneren — ungünstigen Fall dagegen zur Erstarrung und autistischen Abkapselung in Gleichgültigkeit, Abulie, Wahn und (besonders akustischen) Halluzinationen führt.

c) **Die Veränderung der schizophrenen Syndrome**

Die in Tabelle 13 festgehaltenen Befunde lassen sich mit Gewinn auch noch anders, nämlich in bezug auf die Entwicklung von ganzen Syndromen statt von Einzelsymptomen analysieren. Wir summieren zu diesem Zweck die gemäß gängigen klinischen Begriffen zusammengehörenden und in Tabelle 13 jeweils zusammengefaßten Einzelsymptome und erhalten auf diese Weise folgende Zahlen (Tabelle 14):

Tabelle 14. Schizophrene Syndrome bei der Nachuntersuchung, verglichen mit der Ersthospitalisation

	Summe aus Tabelle 13	Befund bei der Nachuntersuchung		
		verschwunden od. gemildert	unverändert od. verstärkt	unsicher
„Primärsymptome"	417	250	131***	36
Halluzinationen	416	261	67	88
Wahn	242	143	69***	30
katatone Störungen	389	341***	46	2
hebephrene Störungen	101	86*	14	1
zusätzliche affektive Störungen	381	323***	51	7
Total	1946	1404	378	164

Wiederum konstatieren wir — wie gemäß der beschriebenen Entwicklung der Einzelsymptome nicht anders zu erwarten —, daß in sämtlichen Syndromen die günstigen gegenüber den ungünstigen Entwicklungen stark überwiegen; die allgemeine Besserungstendenz wird sogar bei dieser zusammenfassenden Betrachtung noch besonders deutlich. Vergleichen wir indessen statistisch gleich wie bei den Einzelsymptomen die Entwicklung jedes Syndroms mit der Entwicklung der Gesamtheit aller Syndrome, so lassen sich in dieser allgemeinen Besserungstendenz auch hier interessante Unterschiede nachweisen: die Gruppe der „Primärsymptome" und die Wahnbilder unterscheiden sich hochsignifikant durch relativ ungünstigere Entwicklungstendenzen, katatone und hebephrene Syndrome sowie die unter „zusätzliche affektive Störungen" zusammengefaßten, nicht typisch schizophrenen depressiven oder manischen, hypochondrischen, ängstlichen, aggressiven oder zwangshaften Züge dagegen zeigen zusammen im Vergleich zur Gesamtheit hoch- bis schwachsignifikant günstigere Entwicklungstendenzen. Abgesehen vom Wahn sind es also wiederum vor allem die produktiven „Sekundärsyndrome", die im Alter am stärksten zurücktreten, während im ganzen die „Primärstörungen" — wir werden weiter unten zeigen, daß es sich vor allem um die autistische Verflachung und „Versandung" handelt — häufiger erhalten bleiben oder sich gar verstärken.

Die Tatsache, daß die Entwicklung der Halluzinationen dem Durchschnitt der allgemeinen Besserungstendenz entspricht, wogegen die Wahnsymptome sich hochsignifikant schlechter als der Durchschnitt entwickeln, scheint gegen die von *Janzarik* (1957) vertretene These einer typischen Altersentwicklung „vom Wahn zur Halluzinose" zu sprechen.

Wir gewinnen indessen weitere Aufschlüsse, indem wir *innerhalb* der einzelnen Syndrome untersuchen, ob gewisse Einzelsymptome sich im Vergleich zum Gesamtsyndrom günstiger oder ungünstiger entwickeln. Wir bedienen uns zu dieser Analyse wiederum der in der Fußnote auf S. 90 beschriebenen statistischen Methode; um die Darstellung nicht zu sehr zu belasten, sind indessen die Resultate dieses intra-syndromatischen Vergleichs in Tabelle 13 nicht festgehalten.

Es ergibt sich aus einer solchen Analyse, daß — wie bereits erwähnt — innerhalb der in ihrer Gesamtheit relativ ungünstig verlaufenden *„Primärsymptome"* das dem „Autismus" nahe verwandte Symptom „Gleichgültigkeit, affektiver Rückzug, Abulie" hochsignifikant ($p \leq 0{,}001$) zu relativ ungünstiger Entwicklung neigt, während sowohl die Denkstörungen wie auch die Depersonalisations- und Derealisationsphänomene sich schwachsignifikant ($p \leq 0{,}05$) resp. signifikant ($p \leq 0{,}01$) günstiger entwickeln.

Was die *Halluzinationen* anbetrifft, so persistieren im Vergleich zu sämtlichen Halluzinationsarten vor allem die akustischen Halluzinationen ($p \leq 0{,}001$), wogegen die visuellen Halluzinationen sich signifikant ($p \leq 0{,}01$) durch relativ günstigere Entwicklungstendenzen auszeichnen. Alle übrigen Halluzinationsarten folgen ohne bedeutsame Abweichungen der allgemeinen Besserungstendenz dieses Syndroms.

Für den *Wahn* können wir derartige intra-syndromatische Unterschiede nicht berechnen, da wir — wie auf S. 88 erklärt — aus Reabilitätsgründen auf eine Unterscheidung verschiedener Wahnformen haben verzichten müssen.

Innerhalb der im ganzen besonders günstig verlaufenden *katatonen Symptomatik* sind es die psychomotorischen Erregungszustände ($p \leq 0{,}001$), die stuporösen Bilder ($p \leq 0{,}05$) und die Bewußtseinstrübungen ($p \leq 0{,}05$), die im Alter am stärksten zurücktreten, während Negativismus ($p \leq 0{,}05$) und vor allem motorische Stereotypien und Manierismen ($p \leq 0{,}001$) relativ häufiger erhalten bleiben oder sich verstärken.

Bei der — im ganzen günstig verlaufenden — *hebephrenen Symptomatik* lassen sich keine signifikanten Entwicklungsunterschiede zwischen ihren einzelnen Komponenten nachweisen. Das gleiche gilt für die ebenfalls besonders häufig gebesserte, nicht typisch schizophrene *Zusatzsymptomatik*.

Wenn wir versuchen, die Resultate dieser verschiedenen Berechnungen kurz zusammenzufassen, so ist neben dem *Hauptbefund einer fast generellen symptomatischen Besserungstendenz festzustellen, daß es vor allem die akuten, lauten, sthenischen, auch motorisch in Erscheinung tretenden Symptome und Syndrome sind, die im Alter stark zurücktreten.* Dazu gehören nicht nur viele „Sekundärsymptome", die den verschiedenen Untergruppen der Schizophrenie ihr typisches Gepräge geben, sondern in geringeren Maßen auch gewisse „Primärsymptome" wie Denkstörungen und Depersonalisationsphänomene. Auf der anderen Seite finden wir unter den *relativ häufiger noch erhaltenen oder verstärkten Symptomen vor allem solche, die chronische, durch Autismus, affektive Verflachung, Kontaktverlust, Wahn und (besonders akustische) Halluzinationen gekennzeichnete „Endzustände" charakterisieren. Also auch hier wiederum eine gewisse, nun aber zur Erstarrung und autistischen Abkapselung gewordene „Beruhigung" des ganzen Zustandsbildes, in welcher wir somit einen sehr typischen und spezifischen, je nach Ausmaß bald günstig und bald ungünstig wirkenden Alterseffekt zu erkennen glauben.*

d) Neue Symptome und neue (nicht-organische) Krankheitsbilder im Alter

In der letzten Kolonne der Tabelle 13 (S. 91) ist die Häufigkeit von Symptomen registriert, die bei der Ersthospitalisation nicht beobachtet, im Alter dagegen eindeutig festgestellt wurden. Streng genommen handelt es sich also nicht um sicher *im Alter* neu aufgetretene Krankheitserscheinungen, da der Zeitpunkt des erstmaligen Auftauchens kaum je mit genügender Sicherheit festgestellt werden konnte. Da diese Symptome aber in der Seneszenz im Gegensatz zu früher vorhanden waren, dürfen sie doch im weiteren Sinne als eigentliche Alterssymptome angesehen werden.

Es fällt zunächst auf, daß solche neuen Symptombildungen erstaunlich selten sind. Unter 289 Probanden wurden, mit Ausnahme des häufigsten neuen Symptoms „Gleichgültigkeit, affektiver Rückzug, Abulie", das 66mal vorkam, eindeutig neue Krankheitserscheinungen je nach Symptom nur bei 20–30 Fällen oder weniger festgestellt. Außer dem Symptom „Gleichgültigkeit, affektiver Rückzug, Abulie", ist also kein Symptom bei mehr als 10% der Patienten neu in Erscheinung getreten.

In absteigender Häufigkeit haben wir bei der Nachuntersuchung die in Tabelle 15 angeführten neuen Symptome vorgefunden. Diese Häufigkeitsfolge zeigt sehr eindrücklich, daß die seltenen neuen Symptome im Alter wiederum in erster Linie zum Bild der unproduktiven, vor allem durch eine autistische Erstarrung charakterisierten chronischen „Endzustände" gehören, während „produktive" neue Krankheitserscheinungen, wie sie uns aus den akuten Anfangsphasen der Schizophrenie geläufig sind, in der Seneszenz nur noch ganz ausnahmsweise beobachtet werden.

Bemerkenswert ist, daß auch die Gehörshalluzinationen, die gemäß den berichteten Befunden relativ häufig im Alter weiterbestehen, nur sehr selten erst in der zweiten Lebenshälfte neu auftreten. Dasselbe ist noch ausgeprägter für die übrigen Halluzinationen und für den Wahn der Fall. Auch hieraus läßt sich keine typische Entwicklungstendenz „vom Wahn zur Halluzinose" herauslesen. *Vielmehr findet man offenbar im Alter vorwiegend Reste der früher schon vorhandenen Krankheitszeichen, nur selten aber etwas wirklich Neues.*

Tabelle 15

	Fallzahl	% von 289
1. Gleichgültigkeit, affektiver Rückzug, Abulie	66	= 22,8%
2. Denkstörungen	29	= 10,0%
3. Motorische Stereotypien und Manierismen	28	= 9,7%
4. Mutismus, Semimutismus	23	= 8,0%
5. Reizbarkeit, Aggressivität	22	= 7,6%
6. Negativismus	19	= 6,6%
7. Hypochondrie	18	= 6,2%
8. Depressive Züge	15	= 5,1%
Manisch-expansive Züge	15	= 5,1%
9. Gehörshalluzinationen	14	= 4,8%
10. Inadäquates Lachen und andere inadäquate Affekte	9	= 3,1%
11. Zwänge	8	= 2,8%
12. Körperhalluzinationen	7	= 2,4%
Hebephrene Bizarrerien im Verhalten	7	= 2,4%
13. Wahn	6	= 2,1%
14. Depersonalisations- und Derealisationsphänomene	4	= 1,4%
15. Optische Halluzinationen	3	= 1,0%
Psychomotorische Erregung	3	= 1,0%
16. Stupor	2	= 0,7%
17. Geruchshalluzinationen	1	= 0,4%
Taktile Halluzinationen	1	= 0,4%
Bewußtseinstrübung	1	= 0,4%
Angst, Ängstlichkeit, Furcht	1	= 0,4%
18. Läppisch-pueriles Verhalten	–	= 0,0%

Ähnliches gilt nun auch für die sogenannten „akzessorischen", d.h. nicht typisch schizophrenen Symptome, unter denen Reizbarkeit, Hypochondrie, depressive und manische Züge noch relativ am häufigsten neu in Erscheinung treten. Wir gewinnen also aus der statistischen Symptomanalyse – die natürlich andersartige Einzelfälle noch nicht ausschließt – auch keine Anhaltspunkte für eine häufige Ablösung typisch schizophrener Bilder durch andersartige Affektstörungen.

Wir stoßen hier auf eine Frage von grundsätzlicher Bedeutung, der wir – obwohl ursprünglich für sie wie in anderen Arbeiten aus unserem Forschungsprogramm ein eigenes Kapitel vorgesehen war – der negativen Befunde wegen gleich jetzt näher nachgehen können: beobachtet man bei der Schizophrenie, ähnlich wie bei gewissen anderen psychischen Erkrankungen und namentlich bei der Hysterie (*Ernst*, 1959; *Ciompi*, 1966), ebenfalls gelegentlich eine so weitgehende Wandlung des ganzen Krankheitsbildes, daß die ursprüngliche Psychose gänzlich verschwunden und durch eine nosologisch andere Krankheitsform „ersetzt" zu sein scheint?

Natürlich haben wir hier nicht das späte Auftreten einer senilen oder arteriosklerotischen Demenz im Auge, die zuweilen – wie im nächsten Kapitel gezeigt werden soll – die ursprüngliche Psychose völlig überdecken kann. Sondern wir meinen die Verschiebung von einem Krankheitsbild „funktioneller" Art auf ein qualitativ und nosologisch anderes, zum Beispiel von einer Schizophrenie auf eine manische oder depressive Psychose, auf eine Hysterie oder auf eine andere Neurose.

Die Prüfung unseres Krankengutes zeigt nun, daß neue „funktionelle" Störungen, die nicht dem typisch schizophrenen Formenkreis angehören — es handelt sich auch hier ganz vorwiegend um hypochondrische, depressive, maniforme, aggressive und obsessionelle Züge — zur Zeit der Nachuntersuchung zwar immerhin bei zusammen 33 Fällen, d.h. bei 11,4% aller Probanden, beobachtet wurden (Tabelle 16).

Tabelle 16. Schweregrad zusätzlicher Störungen „funktioneller" Art im Alter

	Fallzahl	%
keine	254	87,9
leicht	18	6,2
mittel	13	4,5
schwer	2	0,7
unsicher	2	0,7
Total	289	100,0

Nur bei 15 Fällen (5,2%) indessen mußten diese Störungen global als so erheblich (mittel- oder schwergradig) beurteilt werden, daß überhaupt die Möglichkeit eines qualitativ neuen Krankheitsbildes in Frage kam. Und die sorgfältige Sichtung jedes einzelnen dieser 15 Fälle ergibt ganz eindeutig, daß die neu in Erscheinung getretene Symptomatik nicht typisch schizophrener Art sich immer wieder ganz zwanglos in das Bild der relativ unspezifischen, manchmal fast jeder produktiven Symptomatik baren, aber doch durch autistische Eigenheiten, Kontaktstörungen oder affektive Verflachung und Versandung noch als schizophren erkennbaren „Defekt"- oder besser „Residualzustände" einfügt, die im nachfolgenden Kapitel noch näher zu besprechen sein werden.

Hier soll dies nur anhand desjenigen Fallbeispiels belegt werden, bei welchem die Akzentverschiebung im Krankheitsbild, verstärkt noch durch eine ganz ausnehmend lange Beobachtungszeit von 59 Jahren, unter allen Fällen aus unserem Material am ausgeprägtesten erscheint.

Fallbeispiel Nr. 11

♀, 1890 (Fall 772)

Nach einer unauffälligen Kindheit bricht bei dieser u.W. hereditär nicht belasteten Probandin im 17. Lebensjahr (1907) nach einigen Prodromen akut eine schizophrene Psychose mit psychomotorischer Erregung, Verfolgungs- und Vergiftungsideen, optischen und eventuell cönästhetischen Halluzinationen, Inkohärenz, Denkstörungen, Ambivalenz, Negativismus, Angst und depressiven Zügen aus, die nach 3monatigem Spitalaufenthalt in unserer Klinik weitgehend abklingt.

Trotz wahrscheinlicher psychotischer Schübe im 24. und 31. Lebensjahr, die indessen in bloßen Pflegeheimen behandelt werden konnten und über die wir deshalb nur rudimentäre Informationen besitzen, arbeitet die ledig gebliebene Probandin in der Folge als Sprachlehrerin, Sekretärin und vom 34. bis zum 65. Lebensjahr als Fremdenführerin im berühmten Schloß Chillon am Genfer See. Gegen Ende der 60-iger Jahre zieht sie sich immer mehr von der Außenwelt zurück, wird depressiv und hypochondrisch und äußert wieder deutliche Wahnideen (berufliche Verfolgungen, mystische Schwangerschaft, später personifiziert in einer immer mitgeführten Puppe). Als sie 70jährig (53 Jahre nach der Erstaufnahme!) zum zweiten Mal bei uns hospitalisiert werden muß, ist indessen diese Wahnsymptomatik bis auf einige vage Verfolgungsideen wieder weitgehend verschwunden: die Patientin ist vor allem depressiv, ängstlich-gespannt und hypochondrisch, fällt aber doch auch durch ihre Kontaktarmut, Rigidität, Perplexität und autistische Eigenheit auf. In den folgenden Jahren bleibt dieses Krankheitsbild weitgehend stationär, abgesehen von gelegentlich leicht maniformen Erregungszuständen und einer zunehmenden Abhängigkeit. Eigenbrötlerisch und zurückgezogen, depressiv und mürrisch auf ihre hypochondrischen Klagen konzentriert, jedoch immer noch in einem Kartonageatelier tätig, bleibt die Patientin bis zur Nachuntersuchung (und darüber hinaus) im 76. Lebensjahr (1966) dauernd in unserer geronto-psychiatrischen Spitalabteilung.

Die meisten Kliniker werden wohl mit uns einig gehen, wenn wir dieses Spätbild trotz schließlich fast völligem Zurücktreten der ursprünglichen, produktiv-schizophrenen zugunsten einer vorwiegend depressiv-hypochondrischen Alterssymptomatik immer noch, im erwähnten Sinne eines wenig spezifischen „Residualzustandes", dem schizophrenen Formenkreis zurechnen.

Damit gelangen wir zu dem Schluß, daß *in keinem einzigen Fall aus unserem Material eine derart grundlegende Verschiebung des Krankheitsbildes stattgefunden hat, daß tatsächlich im Alter von der „Ablösung" der anfänglichen Schizophrenie durch eine nosologisch andere Erkrankung funktioneller Art gesprochen werden dürfte.*

Dies mag für die Tenazität und Stabilität der schizophrenen „Grundstörung" auch über sehr lange Zeiträume hinweg sprechen. Zusammen mit der vorher gezeigten ausgesprochenen Seltenheit von Symptomneubildungen auch innerhalb der Schizophrenie selbst — die wie gesagt nicht einmal erst in der Seneszenz zum ersten Mal aufgetreten zu sein brauchen — *scheinen uns die berichteten Befunde aber auch einen weiteren Hinweis auf eine allgemeine Tendenz zur Milderung, Beruhigung, Verflachung und eventuellen Erstarrung des schizophrenen Krankheitsgeschehens im höheren Alter zu geben.*

4. Die Globalentwicklung des schizophrenen Krankheitsbildes

a) Methodologische Vorbemerkungen

In diesem Kapitel fassen wir nun statt einzelner Symptome oder Syndrome das Gesamtbild der schizophrenen Krankheit ins Auge und versuchen zu beurteilen, ob sich die Psychose als Ganzes im Vergleich zu früher im Alter günstig oder ungünstig entwickelt hat. Auch hier haben wir die vielfältigen Probleme, die sich aus der besonderen Zusammensetzung unseres Untersuchungsmaterials (verschieden lange Katamnesen, verschiedene Altersgruppen zur Zeit der Ersthospitalisation und der Nachuntersuchung) stellen, so zu lösen versucht, daß wir systematisch den Zustand bei der Ersthospitalisation demjenigen zur Zeit der Nachuntersuchung gegenüberstellen. Auf diese Weise vergleichen wir in jedem Fall trotz der breiten Altersstreuung unserer Probanden den Zustand vor dem 65. Lebensjahr mit demjenigen nach dieser konventionellen Grenze und erfassen damit implizite das mit, was uns besonders interessiert, nämlich die spezifischen Altersveränderungen. Als Zeitspanne für den Zustand im Alter wurden nicht nur der Zustand bei der Nachuntersuchung selbst, sondern wie bei den „Endzuständen" die letzten 5 Jahre in Betracht gezogen.

Da es uns hier um die *relativen* Veränderungen in der Schwere des ganzen Krankheitsbildes geht (m.a.W. um die Frage, ob die schizophrenen Störungen im Alter verschwunden, gebessert oder verschlimmert sind), war es nicht möglich, für die jeweiligen Beurteilungen ebenso feste Kriterien aufzustellen wie etwa bei den „Endzuständen". Der Zustand bei der Nachuntersuchung mußte ja mit allen möglichen Ausprägungsgraden der Krankheit bei der Ersthospitalisation in Beziehung gesetzt werden; die Einreihung in die Kategorien „gebessert, unverändert, verschlimmert" sagt also nur etwas über die relativen Modifikationen, nichts dagegen über die (bereits bei den „Endzuständen" beurteilte) „absolute" Schwere des im Alter vorliegenden Befundes aus.

Was hier erfaßt werden soll, ist demgemäß ein klinisches Gesamturteil, das durch objektive Kriterien nicht in allen Einzelheiten definierbar ist. Immerhin stützt es sich in jedem Fall auf eine ins einzelne gehende Analyse der Symptom- und Syndromentwicklung. Auch hier haben wir zwecks Verringerung der hier zweifellos erheblichen subjektiven Einflüsse in allen 289 Fällen die Globalbeurteilung aufgrund der Beobachtungen des Nachuntersuchers durch zwei unabhängige Beurteiler vornehmen lassen. Es ergab sich dabei eine Übereinstimmung in 73% der Fälle; die 27% divergent beurteilten Fälle wurden diskutiert und dann durch Konsensus in eine der folgenden Kategorien eingereiht:

Heilung („Vollremission")

Patient in den letzten 5 Jahren vor der Nachuntersuchung frei von jeglicher schizophrenen Symptomatik inklusive Restbefunden.

(Wie ein Vergleich der Zahl der hier eingestuften 58 Probanden mit den 77 als „geheilt" beurteilten „Endzuständen" zeigt, handelt es sich hier um einen etwas engeren Heilungsbegriff, als wir ihn für die „Endzustände" von *Bleuler* übernommen hatten, wo als „geheilt" auch solche Kranke angenommen wurden, bei denen eine genaue Untersuchung bei sonst gesundem Verhalten unter Umständen noch Wahnreste oder andere geringfügige Abwegigkeiten ergab. Diese etwas verwirrende Verwendung von zwei Heilungsbegriffen ergab sich aus dem Umstand, daß unsere eigene Arbeit bei Erscheinen des *Bleuler*schen Buches für eine völlige Anpassung der Kriterien schon zu weit fortgeschritten war. Nur durch eine nachträgliche Einführung des *Bleuler*schen Heilungsbegriffes neben unserem eigenen konnte indessen eine Vergleichsmöglichkeit der beidseitigen Befunde geschaffen werden.)

Fallbeispiel Nr. 12
♂, 1895 (Fall 655)

Ehemaliger Bankbeamter, der einer kinderreichen, mit Geisteskrankheiten belasteten Weinbauernfamilie entstammt. Kindheit und Jugend unauffällig, sehr guter Schüler, erfolgreiche Banklehre, in der Folge rasch verantwortungsvolle berufliche Position. Im Militär für Offizierslaufbahn vorgeschlagen, was er indessen ablehnt. Heirat mit 27 Jahren; wird Vater eines Knaben. Von den Angehörigen als offen, spontan, großzügig, lebensfroh, manchmal cholerisch und „sensibel" beschrieben. – Gegen das 38. Lebensjahr beginnt er, Befürchtungen zu äußern, er könnte wie sein Großvater geisteskrank werden. Mit 39 Jahren (1934) bricht nach einer Periode von Müdigkeit und Schlafstörungen akut und ohne erkennbaren Anlaß ein mystisch gefärbter Verfolgungswahn (Freimaurer, Polizei, Arbeitskollegen) mit psychomotorischer Erregung, Angst, Negativismus und Autoaggressivität, Denkstörungen, sprachlicher Inkohärenz, auditiven und optischen Halluzinationen aus. Wird zunächst 2 Monate in einer

Privatklinik und dann während 7 Monaten bei uns stationär behandelt (Bäder, Azetylcholin), bessert sich allmählich und kann ca. 11 Monate nach Krankheitsausbruch weitgehend remittiert nach Hause entlassen werden.

Arbeitet in der Folge bis zu seiner Pensionierung mit 65 Jahren weiter sehr erfolgreich in seinem Beruf, ohne je wieder an psychischen Störungen zu leiden. Bei der Nachuntersuchung mit 73 Jahren (1968) lebt er in eigener Villa mit Frau, Sohn und Schwiegertochter. Es handelt sich nach dem Bericht der Angehörigen und dem eigenen Befund um einen sehr respektierten, rüstigen, kontaktoffenen, lebhaften und vielseitig interessierten alten Mann, der uns mit Stolz von seiner beruflichen Laufbahn, seinen gegenwärtigen Liebhabereien (reiche Lektüre, Garten- und Schreinerarbeiten, Weinkellerei, regelmäßige Zusammenkünfte mit Freunden) erzählt. Von der 1934 durchgemachten „sehr schweren Krankheit", von welcher mit Sicherheit keinerlei pathologische Spuren mehr vorliegen, spricht er mit angemessener Zurückhaltung. Seine einzige große Sorge ist die psychische Gesundheit des Sohnes, welcher schon mehrfach wegen rezidivierender Schizophrenie hatte hospitalisiert werden müssen.

Besserung

Hier wurden alle jene Fälle eingereiht, in denen sowohl die Mehrzahl der schizophrenen Einzelsymptome und -syndrome wie auch das ganze Krankheitsbild im Vergleich zur Ersthospitalisation im Alter deutlich gemildert waren.

Fallbeispiel Nr. 13

♂, 1896 (Fall 659)

Ehemaliger Landarbeiter, der nach einer schweren Jugend als illegitimes Kind mit 30 Jahren (1926) erstmals einer paranoiden Schizophrenie wegen bei uns eingewiesen wurde. Massenhaft Beziehungs- und Beeinflussungsideen, Denkstörungen, Wahneinfälle, akustische Halluzinationen, reicher unsystematisierter Wahn mit Verfolgungs-, Vergiftungs- und Größenideen. Schwere Kontaktstörung, Negativismus. – In der Folge wellenförmiger Verlauf der Psychose mit häufigen Exacerbationen und monate- bis jahrelangen Teilremissionen, während derer der Patient als geschätzter Bauernknecht arbeitet. Bis zum 51. Lebensjahr 9 Klinikaufenthalte bei uns und anderswo, seither (anderswo) dauernd hospitalisiert. Bis in die 60iger Jahre häufige akute Schübe mit reicher Wahnproduktion und Halluzinationen. Später werden solche Phasen immer seltener und leichter, ohne daß wahnhafte Züge je völlig verschwinden. Beruhigt und mormalisiert sich im Alltagsverhalten, lebt sich immer besser in eine landwirtschaftliche Außenkolonie der Klinik ein, erscheint dort bei der Nachuntersuchung mit 73 Jahren (1969) als gemütlich-tiefsinnig-verschrobenes Original mit mächtigem Prophetenbart, das mit gelassener Altersdistanz über Leben und Weltenlauf philosophiert, bald – bestens über die Aktualität orientiert – genüßlich schreckliche Atomkriegs-Zukunftsvisionen heraufbeschwört, dann wieder mit spielerischer Krankheitseinsicht über eigene und fremde Wahnideen ironisiert und dabei doch halb an die Realität gelegentlich auftauchender „Stimmen" und einer noch vor 2 Jahren erlebten kosmisch-bizarren „Vision" glaubt.

Unverändert

In diese Kategorie wurden alle jene Fälle eingestuft, bei denen bei Berücksichtigung der Symptom- und Syndromentwicklung global die Schwere der schizophrenen Störungen im Alter gegenüber früher als nicht verändert, d.h. weder deutlich gebessert noch verschlechtert beurteilt wurde (erfaßt wird also hier mit dem Schweregrad etwas Quantitatives, was *qualitative* Veränderungen des Krankheitsbildes wie Symptom- oder Syndromverschiebungen zum Beispiel von katatonen zu wahnhaft-halluzinatorischen Bildern, von akuten zu chronifizierten Psychosen usw. natürlich nicht ausschließt).

Fallbeispiel Nr. 14

♀, 1878 (Fall 628)

Familiär mit Schizophrenie und Alkoholismus belastete frühere Köchin und Hausfrau, bei welcher mit 50 Jahren (1928) subakut eine wahnhaft-halluzinatorische Psychose ausbricht (sexuelle Verfolgungen mittels elektrischer Apparate, Mikrophone usw. durch ganze Banden von im Hause eingenisteten Männern, Eifersuchtswahn gegenüber dem Ehemann, Beziehungsideen, akustische, cönästhetische und eventuell optische Halluzinationen, Mißtrauen, Graphomanie, mäßige Zerfahrenheit, inadäquate Akte, schließlich aggressiver Erregungszustand und Hospitalisierung). Rasche Chronifizierung und phantastische Ausschmückung des Wahns mit allerhand ganz heterogenen Elementen (Chinesen, „durch Injektionen gebleichte Neger", Pastoren, wilde Tiere usw. tauchen auf). Nach einem ersten mehrmonatigen Klinikaufenthalt mit 51 Jahren (1929) vom 54. Lebensjahr (1932) an dauerhospitalisiert. Bis zur Nachuntersuchung mit 89 Jahren (1967) bleibt im wesentlichen das Krankheitsbild immer gleich, abgesehen von einer zunehmenden körperlichen Hinfälligkeit und einigen Gedächtnisstörungen (leichtes psychoorganisches Syndrom) in den letzten Jahren. Die Patientin lebt mit spärlichen Kontakten zu Personal und Mitpatienten, aber wie seit jeher den ganzen Tag mit der Verfertigung von bizarren Stickereien beschäftigt, gänzlich in ihrer Welt von Wahn und Halluzinationen, deren Inhalt trotz fast täglicher Abwandlungen und Ausschmückungen in großen Zügen noch der gleiche ist wie fast 40 Jahre zuvor: sie wird durch Banden von fremden Männern verfolgt und mit elektrischen Strömen gequält, man will ihr Arme und Beine abschneiden, wilde Tiere durchqueren nächtlich die Räume, neuerdings schwächt „man" ihr auch die Sehkraft und das Gedächtnis, ihr Mann ist gestorben oder „von leichten Frauen verführt" usw.

Verschlimmert

Hier wurden diejenigen Fälle eingeordnet, bei denen global das schizophrene Krankheitsbild im Alter gegenüber demjenigen bei der Erstuntersuchung als eindeutig schwerer beurteilt wurde.

Fallbeispiel Nr. 15

♀, 1886 (Fall 584)

Bis in die 40iger Jahre psychisch unauffällige Mutter von 9 Kindern (davon eines epileptisch), die nach einer Hysterektomie mit 41 Jahren (1927) ein infantil-regressives Verhalten anzunehmen beginnt, Haushalt und Kinder zunehmend vernachlässigt, die ganze Zeit die Bibel liest, dem lieben Gott und auch sich selber verworrene Briefe schreibt, den Tod der Mutter und auch die Krankheit des epileptischen Kindes negiert, schließlich unsinnige Warenkäufe und Bestellungen tätigt, ziellos ohne Fahrkarten im Lande herumreist und deshalb mit 47 Jahren (1933) bei uns ersthospitalisiert wird. Hier beobachtet man namentlich ein pueril-euphorisches Verhalten mit hochgradig inadäquater Affektlabilität, Paramimie, wahrscheinlich akustischen Halluzinationen, Graphomanie, Autismus. – Bleibt nach der Heimschaffung in ihren Heimatkanton ständig psychiatrisch hospitalisiert, entwickelt nach einigen Jahren diffuse wahnhafte Eifersuchtsideen ihrem Mann gegenüber, versinkt mit zunehmendem Alter immer vollständiger in die Psychose, verbringt schließlich fast den ganzen Tag auf den Knien betend, ständig akustisch und seit einigen Jahren auch optisch halluzinierend, zunehmend zerfahren, bald in erregter, bald in flach euphorisch-infantiler Stimmung. Berichtet bei der Nachuntersuchung mit 83 Jahren (1969) verworren-stereotyp von schrecklichen Erlebnissen in der Hochzeitsnacht, von einem erotischen Verhältnis ihrer Mutter zu einem Arzt, von allnächtlichen lärmenden Männerbesuchen bei ihren Mitpatientinnen und bei ihr selbst, von durchs Schlüsselloch vorgezeigten männlichen Geschlechtsteilen usw. Personenverkennungen, Paramimien, massenhafte Halluzinationen, daneben partielle Gedächtnis- und Orientierungsstörungen, die sich ohne erkennbare Interferenz mit der Psychose seit einigen Jahren allmählich verstärkt haben.

Unsicher

In diese Rubrik kamen alle jene Fälle, die wegen mangelnder oder widersprüchlicher Informationen durch die beiden Beurteiler trotz Diskussion nicht eindeutig und übereinstimmend in eine der vier vorgenannten Kategorien eingeordnet werden konnten.

b) Ergebnisse

In der eben beschriebenen Weise sind wir zu folgenden Globalbeurteilungen gelangt (Abb. 17):

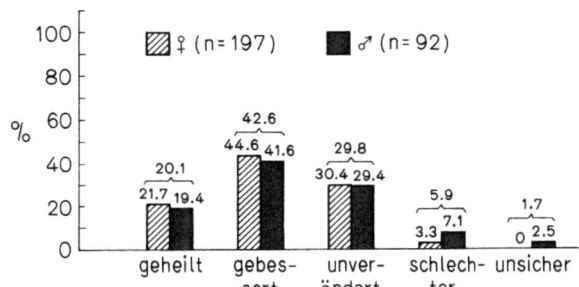

Abb. 17. Globalentwicklung des schizophrenen Krankheitsbildes

Ohne signifikante Häufigkeitsunterschiede zwischen den Geschlechtern finden wir im Alter 20,1% oder fast genau 1/5 Heilungen bzw. Vollremissionen, 42,6% oder und 2/5 Besserungen, 29,8% oder weniger als 1/3 stationäre Fälle und nur 5,9% oder rund 1/16 Verschlechterungen. 5 Fälle = 1,7% konnten nicht sicher beurteilt werden.

Diese Zahlen zeigen ein *eindrückliches Überwiegen der günstigen Langzeitverläufe,* die mit total 62,7% Heilungen und Besserungen bei fast 2/3 aller Probanden beobachtet wurden. Ebenso bezeichnend scheint uns, daß unter den 35,7% oder rund 1/3 ungünstigen Ausgängen — die 1,7% unsicheren Fälle können praktisch vernachlässigt werden — die unveränderten gegenüber den eindeutig verschlechterten Fällen weit überwiegen. Die Seltenheit solcher Verschlimmerungen im Alter im Kontrast zu der Häufigkeit der Heilungen und Besserungen unterstreicht noch einmal die offensichtlich in der zweiten Lebenshälfte vorwiegend günstigen Entwicklungstendenzen.

Genau wie *Bleuler,* der global günstige Langzeitentwicklungen bei 2/3—3/4 seiner Fälle fand, ergibt also auch die systematische Weiterverfolgung des Krankheitsverlaufes bis in die Seneszenz ein Bild, das sich mit der Vorstellung einer sogenannten „Prozeßpsychose" überhaupt nicht vereinen läßt. Wenn schon in einer Minderzahl von Fällen ungünstige Altersentwicklungen vorkommen, so handelt es sich ja nach unseren Befunden fast immer um stagnierendes Persistieren der ursprünglichen Störungen und nur in seltenen Ausnahmen um ein aggravierendes Weiterschreiten des Krankheitsgeschehens. Ein solches müßte aber bei einer echten „Prozeßpsychose" zumindest bei einer beträchtlichen Zahl von Fällen zu beobachten sein. Selbst wenn man sich auf den Standpunkt stellen würde, daß nur die relativ wenigen ungünstig verlaufenden Fälle „authentische Schizophrenien" sind, so würde das starke Überwiegen der im Altersverlauf stationären gegenüber den klar verschlimmerten Fällen nur schlecht zum Konzept einer prozeßhaft voranschreitenden Krankheit passen. Da ein solches Konzept zumeist mit demjenigen einer vorwiegend hereditär und somatisch bedingten Krankheitsgenese verbunden wird, müßte man wohl im Gegenteil gerade im Alter unter dem zusätzlichen Einfluß von zerebralen Involutionsvorgängen wie bei typisch organischen Psychosen eine zunehmende Verstärkung der ungünstigen Entwicklungstendenzen erwarten.

Demgegenüber spricht sowohl aus unseren Global- wie den vorher berichteten Einzelbefunden alles dafür, daß es sich bei der überwiegenden Mehrzahl der von uns beobachteten Schizophrenien um ein ganz andersartiges, keineswegs durch einen Grundprozeß von vornherein determiniertes Krankheitsgeschehen handelt. Nach *Bleuler* durchschnittlich schon vom 5. Krankheitsjahr an, nach unseren Befunden jedenfalls aber in der zweiten Lebenshälfte und bis ins höhere Alter, machen sich offenbar starke Einflüsse geltend, die auf eine Beruhigung oder gar auf ein Verschwinden des Krankheitsgeschehens hinwirken. Viele der bereits berichteten Ergebnisse, so namentlich auch die in der Seneszenz festgestellte starke Zunahme stabilisierter „Endzustände" aller Grade, von der „Heilung" bis zur „Versandung", scheinen darauf hinzuweisen, daß manche dieser stabilisierenden Einflüsse mit dem Älterwerden zusammenhängen müssen. Die Beantwortung der Frage, ob dabei der Altersprozeß an sich oder ob zum Beispiel mannigfache soziale, persönlichkeitsmäßige, biographische, konstitutionelle, biologische oder zerebrale Faktoren die Hauptrolle spielen, ist allein aus den bis jetzt berichteten Befunden völlig unmöglich. Wir werden aber später (Kap. E.III) versuchen, den Einfluß wenigstens einiger dieser Faktoren genauer zu analysieren. Halten wir also bis jetzt nur nochmals fest, daß als ein vorläufiges *Hauptresultat unserer Untersuchungen die mehrheitlich günstigen Entwicklungstendenzen der Schizophrenie im höheren Alter* hervorzuheben sind.

5. Die diagnostischen Untergruppen der Schizophrenie und ihre Veränderungen im Alter

Wir beschäftigen uns mit der Frage der Untergruppen der Schizophrenie erst jetzt (und nicht, wie man das wohl erwarten dürfte, bei der Darstellung des Ausgangsmaterials für unsere Arbeit), weil die Einteilung in Untergruppen tatsächlich im Rahmen dieser Studie auch in bezug auf die Ausgangssituation mehr ein Resultat der Nachuntersuchung als ein klar vorgegebenes Faktum darstellt. Anders als die Schizophreniediagnose selbst wurde nämlich die Diagnose der Untergruppen im Laufe der langen Periode der Erstaufnahmen offenbar von den verschiedenen Erstuntersuchern nach erheblich wechselnden Kriterien gestellt oder häufig überhaupt vernachlässigt (viele Diagnosen lauten einfach auf „Dementia praecox" oder „Schizophrenie"). Aus diesem Grunde haben wir bei den 289 nachuntersuchten Fällen die diagnostischen Untergruppen nicht zur Zeit der Nachuntersuchung, sondern retrospektiv auch für die Zeit der Ersthospitalisation aufgrund aller aus der Krankheitsgeschichte ersichtlichen Informationen zu bestimmen versucht[25].

---

[25] Die diagnostische Klassifizierung in 6 Kategorien gemäß den auf S. 103 erläuterten Kriterien wurde von zwei vom Nachuntersucher unabhängigen Beurteilern vorgenommen, welche in 74% der Fälle zu übereinstimmenden Befunden gelangten. Die verbleibenden Divergenzen wurden wie gewöhnlich durch Konsensus beseitigt.

Der Vergleich zwischen der diagnostischen Untergruppe zur Zeit der Ersthospitalisation und in der Seneszenz erlaubt uns, die Frage nach den diesbezüglichen Altersveränderungen wenigstens summarisch — Schwankungen im Intervall müssen auch hier wegen unzureichender Information unberücksichtigt bleiben — zu beantworten.
Auf diese Weise sind wir zu folgenden Resultaten gelangt (Abb. 18 u. 19):

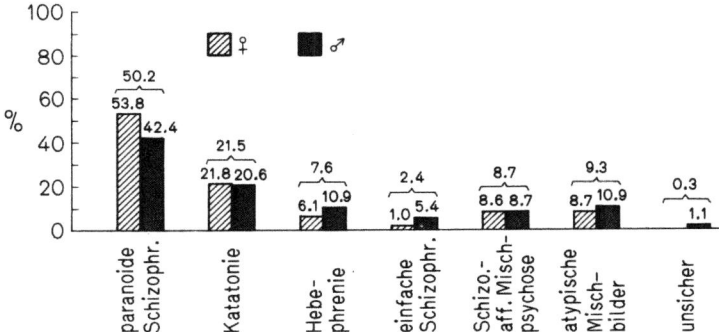

Abb. 18. Schizophrene Untergruppen bei der Erstaufnahme (retrospektive Klassifizierung)

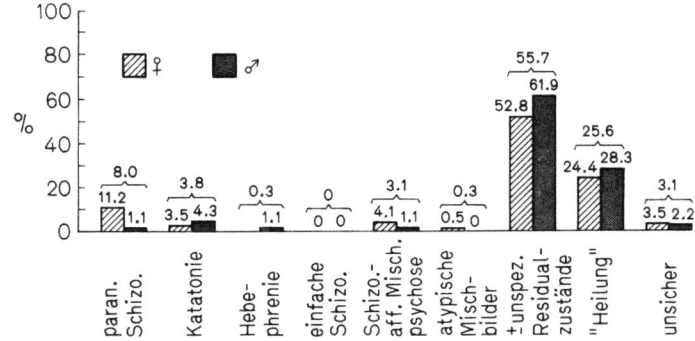

Abb. 19. Schizophrene Untergruppen bei der Nachuntersuchung

Bei der *Erstaufnahme* (Abb. 18) dominieren in beiden Geschlechtern — die Geschlechtsunterschiede sind nirgends signifikant — eindeutig die paranoiden Schizophrenien mit rund der Hälfte (50,2%) aller Patienten. Als zweite größere Gruppe finden wir rund 1/5 (21,5%) Katatonien. Die hebephrenen und die schizo-affektiven Formen dagegen (schizophrene Bilder mit deutlichen manischen oder depressiven Elementen) sind mit Anteilen von insgesamt 7,6% resp. 8,7% bereits selten, und die — übrigens in der Literatur vielfach umstrittenen (s. u.a. *Cornu*, 1958; *Calanca*, 1974) — „einfachen Schizophrenien" machen vollends nur noch 2,4% unseres Materials aus. 9,6% der Probanden (= 28 Fälle) schließlich konnten wir nicht sicher in eine der erwähnten Unterformen einordnen, meist weil Mischbilder zwischen den verschiedenen Unterformen oder anderweitig atypische Bilder vorlagen. In einem einzigen Fall beruhte die Einordnung in diese Gruppe auf einem Mangel an zureichenden Informationen.

Überraschenderweise erweist es sich als außerordentlich schwierig, in den gängigen Lehr- und Handbüchern oder der sonstigen Literatur von *Kraepelin* bis heute Vergleichszahlen zu der Verteilung der schizophrenen Untergruppen bei Erkrankungsbeginn aufzufinden, wofür auch der Hinweis auf die fließenden Übergänge im Laufe der weiteren Entwicklung keine zureichende Erklärung liefert. *Bleulers* Zahlen (1972), die allerdings auf einer anderartigen Gruppierung „nach den am längsten dauernden und hervorragendsten Symptomen" beruhen, entsprechen indessen sehr weitgehend den unsrigen.

Bei der *katamnestischen Nachuntersuchung* im Alter (Abb. 19) dagegen finden wir eine völlig veränderte diagnostische Verteilung vor. Die klassischen Untergruppen der Schizophrenie sind — abgesehen von einigen wenigen noch deutlich paranoiden (8,0%), katatonen (3,8%) und schizo-affektiven Formen (3,1%) — fast gänzlich verschwunden. An ihrer Stelle dominieren nun zwei neue Gruppen: mehr als die Hälfte der Probanden (52,8% der Frauen und 61,9% der Männer, zusammen 55,7%) haben wir der Gruppe der mehr oder weniger unspezifischen Residualzustände[26] zugeordnet, und rund 1/4 (24,4% der Frauen und 28,3% der Männer, zusammen 25,6%) dürfen — wie in einem früheren Kapitel bereits berichtet — im Sinne *Bleulers* als geheilt, das heißt praktisch frei von schizophrenen Störungen bezeichnet werden.

Diese frappante Verschiebung in der Verteilung der schizophrenen Untergruppen zugunsten von Residualzuständen im Alter bedeutet nun allerdings nicht, daß in allen Fällen die ursprünglich klar profilierte paranoide, katatone oder hebephrene Symptomatik völlig verschwunden wäre. Wie die unten erwähnten Fallbeispiele zeigen, sind oft manche Elemente des anfänglichen Bildes in der Seneszenz noch mehr oder weniger deutlich erkennbar. Dies gilt namentlich von Wahn und Halluzinationen, viel weniger dagegen von der katatonen und besonders auch der hebephrenen Symptomatik. In den meisten Fällen aber beherrschen spezifische „Sekundärsymptome" das Krankheitsbild nicht mehr so eindeutig, daß eine Einordnung in eine der geläufigen Untergruppen der Schizophrenie fraglos feststeht. Die Grenzen zwischen den verschiedenen Untergruppen treten zurück zugunsten von heterogenen Elementen, die im Laufe der Zeit auftreten und auch wieder verschwinden können. Zuletzt finden wir dann meist — wie schon früher berichtet — weitgehend stabilisierte „Endzustände", in denen nicht bestimmte typische „Sekundärsymptome", sondern in bald leichter, bald schwerster Ausprägung so gruppenunspezifische Züge wie eine allgemeine Verflachung und Versandung, ein affektiver Rückzug in — zumindest scheinbare — Indolenz und Indifferenz bei Weiterbestehen zum Beispiel von Wahnresten, Halluzinationen, Manierismen, Stereotypien oder anderen mehr oder weniger katatoniformen, depressiven, maniformen Symptomen das Krankheitsbild prägen.

---

[26] Der Terminus „Residualzustand" ist hier ähnlich wie bei *Ernst* (1962) rein pragmatisch beschreibend im Sinne von Restbefund, Residuum verwendet und kann, aber muß sich nicht in jedem Fall mit den über mindestens 5 Jahre stabilen „Endzuständen" *Bleulers* decken. Den Begriff des „schizophrenen Defektes", wie ihn etwa *Huber* (1968) analysiert hat, haben wir wegen des ihm trotz aller Relativierung anhaftenden organisch-irreversiblen Omens bewußt vermieden, obwohl sicher viele unserer Fälle durchaus den von *Huber* beschriebenen „Defektsyndromen" entsprechen.

Fallbeispiel Nr. 16

♀, 1895 (Fall 734)

Mit Alkoholismus und „Neurasthenie" familiär belastete Arbeiterin, bei der bald nach dem Tode des Vaters und einer Grippe mit 23 Jahren schleichend krankhafte psychische Veränderungen einsetzen: zieht sich ganz im Gegensatz zu früher von der Umwelt zurück, wird „merkwürdig", weint oder lacht oft ohne erkennbaren Anlaß, beginnt Stimmen zu hören, versucht sich plötzlich zu ertränken. Mit 24 Jahren (1919/20) zunächst mehrfach in einer Nachbarklinik und dann bei uns hospitalisiert, wobei ein hebephren-inadäquates Verhalten mit Wurstigkeit, nur sehr oberflächlichem Kontakt, läppischem Lächeln, vagen Befürchtungen und Beziehungsideen die hauptsächlichsten Störungen darstellen. Nach einem Austrittsversuch prostituiert sie sich und muß mit 28 Jahren dauernd in stationäre Behandlung genommen werden. Bis in die 40iger Jahre bleibt die Psychose sehr floride; Halluzinationen auf allen Sinnesgebieten, wahnhafte Verfolgungsideen vorwiegend sexuellen Inhalts und schwere, oft aggressive Erregungszustände dominieren lange Zeit das anfänglich mehr hebephrene Krankheitsbild. Später lassen – ca. vom 60. Lebensjahr an, wohl auch unter dem Einfluß der Neuroleptika – alle diese Störungen immer mehr nach und machen einer weitgehenden affektiven Nivellierung Platz, die nun bei der Nachuntersuchung mit 69 Jahren (1964) völlig im Vordergrund steht: die Patientin ist zwar seit langem ganz ruhig, dabei aber auch gleichgültig, interesselos und stumpf geworden. Sie hat zu niemandem einen engeren Kontakt, hilft auf einer Chronischenstation bei einfachen Küchenarbeiten, murmelt oft stereotyp vor sich hin, besieht sich auch etwa maniriert im Spiegel und putzt sich mit Schmuckstücken heraus. Wahn oder Halluzinationen werden ebenso negiert wie irgendwelche vergangene oder gegenwärtige Krankheit; subjektiv erklärt sich die Patientin als ganz zufrieden mit ihrer Alterssituation. Zeichen eines intellektuellen Abbaus sind nicht festzustellen. Einige deutlichere Rudimente der früheren Symptomatik kommen nach langer Befragung indessen doch noch zum Vorschein: manchmal „kommuniziere" die Patientin mit Geistern; auch gehe sie seit zwei Jahren nicht mehr in die Kirche, da sie „durch Eingebung" wisse, daß ein gewisser Pfarrer Böses gegen sie im Schilde führe.

Weitere Illustrationen von solchen wenig spezifischen Residualzuständen liefern u.a. die Fallbeispiele 4, 10, 11.

Wie mit anderen Autoren einer von uns (*Müller*, 1959) schon in einer früheren Studie hervorgehoben hat, erkennen wir also als *häufige und offenbar sehr typische Altersveränderung im Erscheinungsbild der Psychose die Tendenz zur Verwischung der ursprünglich meist klar profilierten schizophrenen Untergruppen zugunsten von mehr oder weniger unspezifischen Misch- und Residualzuständen.* Auch dieser Befund kann – wie bereits mehrere frühere, insbesondere das Vorherrschen von stabilisierten „Endzuständen", die Entwicklung der Einzelsymptome und die Globalentwicklung der Psychose – im Sinne einer Abschwächung und Verflachung des schizophrenen Krankheitsgeschehens unter dem Einfluß des Alters gedeutet werden. Er ist darüber hinaus aber auch von theoretisch-nosologischem Interesse, scheint er doch deutlich gegen die gelegentlich geäußerte Vermutung einer weitgehenden nosologischen Selbständigkeit der verschiedenen schizophrenen Untergruppen zu sprechen. Um in diesem Zusammenhang die Frage des Übergangs der verschiedenen diagnostischen Unterformen nicht nur in unspezifische Residualzustände oder Heilung, sondern auch in andere diagnostische Untergruppen zu prüfen, haben wir die *Beziehungen zwischen Ausgangs- und Enddiagnose* noch im einzelnen untersucht. Es ergaben sich daraus folgende Befunde (Tabelle 17).

Diese Zahlen zeigen, daß abgesehen vom häufigsten Ausgang in mehr oder weniger unspezifische Residualzustände oder in Heilung, in allen Unterformen vereinzelt zu Ende der Beobachtungszeit entweder noch ganz das ursprüngliche oder aber ein einer anderen Untergruppe zugehöriges Bild vorliegen kann. Am häufigsten kommt letztere Entwicklung (ohne Berücksichtigung der Schizophrenia simplex, wo die Verhältniszahlen wegen der

Tabelle 17

Schizophrene Untergruppe bei der Ersthospitalisation		Schizophrene Untergruppe im Alter	
Paranoide Schizophrenie	→	paranoide Schizophrenie	17 Fälle (11,7%)
145 Fälle	→	Katatonie	1 Fall (0,7%)
	→	atypische Mischbilder	6 Fälle (4,1%)
	→	Residualzustände	96 Fälle (66,2%)
	→	Heilung	24 Fälle (17,3%)
Katatonie	→	paranoide Schizophrenie	3 Fälle (4,8%)
62 Fälle	→	Katatonie	8 Fälle (12,9%)
	→	schizo-affektive Mischpsychose	4 Fälle (6,5%)
	→	Residualzustände	23 Fälle (37,1%)
	→	Heilung	24 Fälle (38,7%)
Hebephrenie	→	paranoide Schizophrenie	1 Fall (4,5%)
22 Fälle	→	Hebephrenie	1 Fall (4,5%)
	→	schizo-affektive Mischpsychose	1 Fall (4,5%)
	→	Residualzustände	13 Fälle (59,2%)
	→	Heilung	6 Fälle (27,3%)
Schizophrenie simplex	→	Katatonie	1 Fall (14,3%)
7 Fälle	→	Residualzustände	6 Fälle (85,7%)
Schizo-affektive Mischpsychose	→	Katatonie	1 Fall (4,0%)
25 Fälle	→	schizo-affektive Mischpsychose	4 Fälle (16,0%)
	→	atypische Mischilder	2 Fälle (8,0%)
	→	Residualzustände	11 Fälle (44,0%)
	→	Heilung	7 Fälle (28,0%)
Atypische Mischbilder	→	paranoide Schizophrenie	2 Fälle (7,1%)
28 Fälle	→	atypische Mischbilder	2 Fälle (7,1%)
	→	Residualzustände	12 Fälle (42,9%)
	→	Heilung	12 Fälle (42,9%)

zu kleinen Fallzahl von geringem Wert sind) bei den wohl ohnehin schon eher unstabilen schizo-affektiven Mischbildern vor (in 3, d.h. 12% von 25 Fällen, wovon 2 in atypische Mischbilder übergegangen sind). An zweiter Stelle stehen mit 11,3% solcher Transformationen die Katatonien, von denen einige Fälle in schizo-affektive Mischpsychosen und andere in paranoide Schizophrenien ausgegangen sind. Seltener sind die Wandlungen der Untergruppe, soweit dies wegen der geringen Fallzahlen überhaupt beurteilbar ist, offenbar bei den Hebephrenien und bei den atypischen Mischbildern, die zum Beispiel gelegentlich in rein paranoide Schizophrenien ausmünden können. Am stabilsten aber sind offenbar die paranoiden Schizophrenien, unter denen nur 4,8% zur Zeit der Nachuntersuchung in eine andere schizophrene Untergruppe übergegangen waren, wobei es sich meistens um atypische Mischbilder und nur in einem Fall um eine Katatonie handelte.

Statistisch ist ferner interessant, daß bei den Katatonien signifikant (p ⩽ .01) weniger Residualzustände und schwach signifikant (p ⩽ .05) mehr Heilungen vorkommen als im Gesamtmaterial, während umgekehrt die paranoiden Schizophrenien gegenüber allen übrigen Fällen eine erhöhte Tendenz zeigen (p ⩽ .05), in Residualzustände und nicht in Heilung überzugehen, was wiederum, wie schon bei der vorangehenden Analyse der Symptomatik die besondere Tenazität des Wahnerlebens belegt. — Wir werden im übrigen die statistischen Beziehungen zwischen den diagnostischen Untergruppen und den verschiedenen Aspekten der Krankheitsentwicklung auch noch im Kapitel E.III näher diskutieren.

Wir können also zusammenfassend die vorher als klar vorherrschend erkannte allgemeine Entwicklungstendenz in Richtung auf Heilung oder auf ziemlich unspezifische Residualzustände mit Verwischung der klassischen schizophrenen Untergruppen dahin ergänzen, daß in Ausnahmefällen in allen Untergruppen ein volles Persistieren der ursprünglichen Psychose, oder aber ein Übergang in eine andere schizophrene Untergruppe vorkommen kann. Als am unstabilsten erweisen sich in dieser Beziehung die schizo-affektiven Mischpsychosen, als am stabilsten die paranoiden Schizophrenien.

6. Zusammenfassende Betrachtung zum Langzeitverlauf der Schizophrenie

Wir hatten uns vorgenommen, in der komplexen Langzeit- und Altersentwicklung unserer Patienten zunächst verschiedene Aspekte — die Entwicklung der schizophrenen Psychose, des psycho-organischen Altersabbaus, der sozialen Anpassung — gesondert zu betrachten. Im vorangehenden Kapitel haben wir demgemäß selektiv diejenigen Fakten ins Auge gefaßt, die direkt mit der Entwicklung der eigentlichen schizophrenen Störungen zusammenhängen. Zusammenfassend sind wir dabei zu den folgenden Resultaten gelangt:

1. Die Analyse von *Zahl und Dauer der Spitalaufenthalte* im Laufe der durchschnittlich 3–4 Jahrzehnte umfassenden Beobachtungszeit von der Erstaufnahme bis zur Nachuntersuchung — Fakten, die nur überwiegend, aber nicht ausschließlich mit der Entwicklung der Schizophrenie selbst zusammenhängen — hatte uns gezeigt, daß nach meist nur relativ kurzer Ersthospitalisation (bei rund 2/3 der Patienten weniger als 6 Monate) fast die Hälfte (47,1%) unserer Probanden nie mehr, und weitere 19,4% nur noch ein einziges Mal hospitalisiert werden mußten. Die gesamte Hospitalisationsdauer im Laufe der durchschnittlich fast 37 Jahre dauernden Beobachtungszeit betrug für ebenfalls 47,1% der Patienten weniger als 1 Jahr und für weitere 10% weniger als 3 Jahre, während die restlichen 42,9% der Patienten im ganzen länger als 3 Jahre, und rund 1/4 (23,2%) sogar über 20 Jahre in Spitalpflege weilten. Setzt man die Dauer der Spitalaufenthalte in Beziehung zur gesamten katamnestischen Beobachtungszeit, so ergibt sich, daß die Mehrzahl der Probanden (59,1%) während weniger als 10% der Gesamtzeit hospitalisiert waren, während andererseits eine Minderheit von 14,5% — in der die Männer signifikant vorwiegen — fast ständig, das heißt während 80–100% der Beobachtungszeit stationärer Pflege bedürftig blieben. In bezug auf das Lebensalter ergab sich recht überraschenderweise, daß im Schnitt die Hospitalisierungszeiten bis ins höhere Lebensalter fast kontinuierlich ansteigen, was bedeutet, daß in der zweiten Lebenshälfte die Spitalaufenthalte immer länger werden. Hinter diesen ansteigenden Durchschnittswerten verbirgt sich allerdings die Tatsache einer mit den Jahren ständig zunehmenden Polarisierung zwischen einer Mehrzahl (2/3–3/4) von Patienten, die überhaupt nicht mehr oder nur noch ganz kurz in Spital-

pflege kommen mußten und einer (allmählich bis zu rund 1/4 ansteigenden) Minderzahl von praktisch dauerhospitalisierten Probanden. — Im Lichte dieser Fakten kann also keine Rede von einer überwiegend ungünstigen Krankheitsentwicklung mit fast ständiger stationärer Pflegebedürftigkeit sein. Dies ist, besonders im höheren Alter, nur das Schicksal einer relativ kleinen Minderheit der Schizophrenen: *Die meisten unserer 289 Probanden verbrachten dagegen den Großteil ihres Lebens während der langen Beobachtungszeit bis und inklusive der Seneszenz außerhalb von psychiatrischen Spitälern.*

2. Aus der Untersuchung der *Verlaufsform* der Psychose, welche wir unter möglichst weitgehender Übernahme der von *M. Bleuler* eingeführten Kriterien analysiert haben, ergeben sich ebenfalls — aber in etwas geringerem Maße — vorwiegend günstige Langzeitentwicklungstendenzen:

Der *Erkrankungsbeginn* war (unter Ausklammerung von rund 1/8 unsicheren Fällen) fast genau gleich häufig „akut" wie „chronisch" (Krankheitsentwicklung bis zum Vollbild innerhalb von weniger bzw. mehr als 6 Monaten). Rund 2/5 (42,6%) der Erkrankungen hatten in der Folge einen *einfach-kontinuierlichen* Verlauf und die Hälfte (49,8%) einen *wellenförmig-remittierenden* Verlauf (7,6% der Verlaufstypen waren atypisch oder nicht sicher bestimmbar). Im Alter hatte sich die Krankheit bei der überwiegenden Mehrzahl (90,6%) der Probanden zu einem *„Endzustand"* im Sinne *M. Bleuler*s, d.h. zu einem seit mindestens 5 Jahren ohne wesentliche Änderungen gleichbleibenden Gesundheits- bzw. Krankheitszustand stabilisiert (kein stabiler „Endzustand" lag nur bei 5,9% der Probanden vor, nicht sicher zu entscheiden war diese Frage bei den restlichen 3,5%). Dieser große, weit über die von *M. Bleuler* bei durchschnittlich jüngeren Patienten festgestellten 50—75% hinausgehende Anteil von „Endzuständen" ergibt ein erstes wichtiges Indiz für einen spezifisch beruhigenden und stabilisierenden Einfluß des höheren Alters. Dabei konstatieren wir in rund 1/4 der Fälle (26,6%) eine „Heilung" bzw. Vollremission im etwas erweiterten *Bleuler*schen Sinn und in ebenfalls knapp 1/4 (22,1%) einen nur leichten „Endzustand". Bei einem weiteren knappen 1/4 (23,9%) der Nachuntersuchten dagegen mußte der erreichte „Endzustand" als mittelschwer bezeichnet werden, und bei weniger als 1/5 (18,0%) diagnostizierten wir einen schwersten „Endzustand". *Günstig, d.h. in Heilung oder leichten „Endzustand" gingen also im Alter rund die Hälfte der Fälle aus* (bei den nicht systematisch bis ins höhere Alter verfolgten Probanden *Bleuler*s liegt der Anteil der günstigen Verläufe um 2/3—3/4) *und mittelmäßig (in mittelschwere „Endzustände") bis völlig ungünstig (in schwerste „Endzustände") rund 2/5.* — Der Prozentsatz der schwersten „Endzustände" entspricht ungefähr demjenigen der im Alter dauerhospitalisierten Patienten. Sonst liegen aber die Anteile nicht-hospitalisierter Probanden wesentlich höher als diejenigen der Heilungen und selbst der leichten „Endzustände", was nur heißen kann, daß viele ehemalige Schizophrene trotz noch weiterbestehender leichter bis mittelschwerer Krankheitserscheinungen im Alter außerhalb von psychiatrischen Spitälern zu leben imstande sind.

3. Durchaus als günstig erweisen sich die allgemeinen Verlaufstendenzen im Alter ebenfalls in bezug auf die *Entwicklung der schizophrenen Symptomatik*. Vergleichen wir bei jedem Probanden die wichtigsten *Einzelsymptome* bei der Erstaufnahme und im Alter, so finden wir, daß sämtliche Symptome in ihrer Häufigkeit stark zurückgegangen sind: von der Summe von 1946 zur Zeit der Erstaufnahme bei 289 Patienten beobachteten Einzelsymptomen waren im Alter 1196 (61,5%) völlig verschwunden, 208 (10,7%) deut-

lich gemildert, 252 (12,9%) unverändert und nur 126 (7,1%) deutlich verstärkt (unsicher 164 = 8,4%). *Eine günstige Entwicklung (verschwunden oder gemildert) nahmen also 72,2% aller Einzelsymptome.* Statistisch läßt sich dabei zeigen, daß besonders selten im Alter noch bestimmte, vorwiegend dem katatonen Formenkreis angehörige Symptome wie Erregung, Stupor, Bewußtseinstrübung, Angst vorgefunden werden, wogegen Symptome wie affektiver Rückzug, akustische Halluzinationen, Wahn, Stereotypien und Manierismen signifikant häufiger persistieren als der Durchschnitt aller Symptome.

Ähnlich finden wir bei der Analyse der *Veränderungen der verschiedenen schizophrenen Syndrome,* daß fast durchweg günstige Entwicklungstendenzen vorherrschen: In allen geprüften Syndromen („Primärstörungen", Halluzinationen, Wahn, katatone, hebephrene und „zusätzliche affektive Störungen") überwiegen die günstigen Entwicklungen (Symptome verschwunden oder gebessert) stark über die ungünstigen (Symptome unverändert oder verstärkt).

Relativ verlaufen allerdings die „Primärstörungen" und der Wahn signifikant ungünstiger, die katatonen und die „zusätzlichen affektiven Störungen" dagegen günstiger als der Durchschnitt. Innerhalb der einzelnen Syndrome finden wir unter den geprüften „Primärstörungen" relativ günstigere Entwicklungstendenzen für Denkstörungen und Depersonalisationsphänomene, ungünstigere dagegen für Gleichgültigkeit, affektiven Rückzug, Abulie. Unter den Halluzinationen entwickeln sich die visuellen signifikant günstiger, die akustischen signifikant ungünstiger als der Durchschnitt. Unter den katatonen Störungen sind im Alter besonders selten die Erregungszustände, die stuporösen Bilder, die Bewußtseinstrübungen, relativ häufig dagegen motorische Stereotypien und Manierismen. Alle übrigen Symptome und Syndrome zeigen keine signifikanten Abweichungen vom Durchschnittsverlauf.

Neue Symptome im Vergleich zum Krankheitsbild bei der Erstaufnahme wurden bei der Nachuntersuchung im Alter nur selten, d.h. je nach Symptom bei höchstens 1/5–1/10 der Probanden beobachtet. Noch am häufigsten (bei 22,8% der Probanden) handelt es sich bezeichnenderweise um das Symptom affektiver Rückzug, Gleichgültigkeit, Abulie, gefolgt von anderen Symptomen wie Denkstörungen (10%), motorischen Stereotypien und Manierismen (9,7%), Mutismus oder Semimutismus (8,0%), Negativismus (6,6%), welche „Endzustände" mit unproduktiv-autistischer Erstarrung und „Versandung" charakterisieren. Produktiv-dynamische Krankheitserscheinungen wie zum Beispiel Wahn und Halluzinationen dagegen traten im Alter nur noch ganz vereinzelt (bei weniger als 5% der Probanden) neu auf. Auch war keine besondere Tendenz zum Hervortreten nicht typisch schizophrener zusätzlicher Störungen (zum Beispiel Manie oder Depression, Hypochondrie, Zwänge usw.) anstelle der früheren schizophrenen Symptomatik zu verzeichnen. Waren sie doch vorhanden, so fügten sich solche neuen Symptome zwanglos in den Rahmen relativ unspezifischer schizophrener Residualzustände ein. In keinem einzigen Fall war eine derart grundlegende Wandlung des Krankheitsbildes eingetreten, daß von einem „Ersatz" der ursprünglichen Schizophrenie durch eine nosologisch ganz andere Krankheit „funktioneller" Art gesprochen werden könnte.

Im ganzen finden wir also im Alter eine starke Tendenz zum Verschwinden oder zur Milderung praktisch aller schizophrenen Krankheitszeichen mit nur vereinzelten Symptomneubildungen, aber mit Neigung zu qualitativer Verschiebung durch stärkeren Rückgang von mehr akuten, sthenischen, besonders katatoniformen Symptomen und Syndro-

men und häufigerem Hervortreten von asthenischen, für nivellierte „Endzustände" charakteristischen Symptomen.

4. Die aufgrund der berichteten Fakten vorgenommene Beurteilung der *Globalentwicklung der schizophrenen Krankheitsbilder* im Alter im Vergleich zur Ersthospitalisation ergibt bei Verwendung eines noch strengeren Heilungsbegriffes als bei *M. Bleuler* (normale Lebensführung mit *völligem* Fehlen von jeglichen Krankheitsresiduen) eine Heilungsquote von 20,1% und eine Besserungsquote von 42,6%, *zusammen knapp 2/3 günstige Altersverläufe. 29,8% der Fälle waren dagegen ungebessert bzw. stationär und nur 5,9% waren in höheren Jahren im Vergleich zum Krankheitsbild bei der Ersthospitalisation eindeutig verschlimmert* (1,7% der Fälle unsicher). Ungünstige Altersverläufe fanden sich demgemäß nur bei einer Minderheit von knapp 1/3 unserer Probanden.

5. Eine deutliche Tendenz zur Milderung, Verflachung und Beruhigung des schizophrenen Krankheitsgeschehens läßt sich schließlich aus den *auffälligen Veränderungen in der diagnostischen Klassifizierung der schizophrenen Krankheitsbilder* im Alter im Vergleich zur Ersthospitalisation herauslesen. Bei den Erstaufnahmen lagen (gemäß unserer retrospektiven Einstufung) 50,2% paranoide Schizophrenien, 21,5% Katatonien, 7,6% Hebephrenien, 2,4% einfache Schizophrenien, 8,7% schizo-affektive Krankheitsbilder (schizophren-manisch-depressive Mischpsychose) und 9,6% atypische, andersartige oder nicht sicher einzuordnende Fälle vor. Bei der Nachuntersuchung im Alter dagegen konnten diese 6 geläufigen schizophrenen Untergruppen in deutlicher Ausprägung nur noch in einer kleinen Minderzahl von zusammen 18,3% der Fälle festgestellt werden, wobei paranoide Schizophrenien mit 8,0% überwogen. Neben 25,6% Heilungen im etwas erweiterten Sinne *Bleuler*s (20,1% nach unseren strengeren Kriterien) herrschten nun mit 55,7% die wenig spezifischen „Residualzustände" vor, in denen die ursprünglichen schizophrenen Untergruppen nur noch undeutlich oder überhaupt nicht mehr zu erkennen waren. Soweit die schizophrenen Störungen nicht überhaupt verschwunden waren, hatte sich also offenbar bei weitaus den meisten unserer ehemaligen Kranken das Profil des schizophrenen Krankheitsbildes im Alter stark verwischt, verflacht und entspezifiziert. Nur in Ausnahmefällen beobachteten wir ein völliges Persistieren der ursprünglichen Psychose oder einen völligen Übergang in eine andere schizophrene Untergruppe.

Alle untersuchten Aspekte zur Langzeitentwicklung der Schizophrenen zeigen also übereinstimmend, daß im höheren Alter 1/5–1/4 der ehemaligen Patienten geheilt und rund 2/5 deutlich gebessert sind. Der Anteil der günstigen Altersverläufe liegt damit um 2/3; ungünstig entwickelten sich in der Seneszenz also — mit starkem Überwiegen der hier inbegriffenen stationären über die deutlich verschlechterten Fälle — nur rund 1/3 der Probanden, von denen manche trotzdem noch außerhalb von psychiatrischen Spitälern zu leben imstande sind.

Diese Resultate stimmen sehr weitgehend mit den großen älteren und neueren Untersuchungen *M. Bleuler*s überein und sind im ganzen unvereinbar mit der Auffassung der Schizophrenie als einer unaufhaltsam zur „Verblödung" voranschreitenden „Prozeßpsychose". Vielmehr werden in der zweiten Lebenshälfte — nach *Bleuler* meist schon seit etwa dem 5. Krankheitsjahr — bei sehr vielen Schizophrenen ausgleichende, lindernde und heilende, jedenfalls aber stabilisierende Tendenzen verstärkt sichtbar.

Vielfach beruhigt, verflacht und verwischt sich die Krankheit; in recht vielen Fällen verschwindet sie sogar gänzlich. Demgegenüber sind immobilisierend-rigidifizierende Altersentwicklungen zu völliger Versandung, Verkapselung und Erstarrung in schwersten schizophrenen „Endzuständen", wie sie auch vorkommen können, die Ausnahme und nicht die Regel. *Im ganzen sind also Altersbesserungen häufig, krasse Verschlimmerungen und floride, produktive Psychosen mit Symptomneubildungen dagegen selten.*

Mit großer Wahrscheinlichkeit dürfen wir in diesen vorwiegend günstigen Entwicklungstendenzen jene *spezifischen Alterseinflüsse* erkennen, nach denen wir ja in erster Linie geforscht haben, wobei freilich noch völlig offen bleiben muß, ob diese mehr psychologisch-psychodynamischer und sozialer oder biologischer und eventuell direkt zerebraler Natur sind.

In Rechnung zu stellen ist des weiteren, daß wir gemäß unserer vorangehenden Analysen zur Probandenauswahl eine durch erhöhte Mortalität und einige zusätzliche Faktoren stark und wahrscheinlich eher im günstigen Sinne selektionierte Population von Schizophrenen vor uns haben. Wenn wir also in der Seneszenz auf mehrheitlich günstige Langzeitentwicklungen treffen und damit auf lindernde Alterseinflüsse schließen müssen, so mögen zu diesem Befund auch Auswahlfaktoren beigetragen haben, die besonders ungünstige Entwicklungen bevorzugt eliminieren.

Das kann nun aber nicht etwa heißen, daß die in einer solchen Selektion beobachteten und hier rapportierten Alterseinflüsse ein bloßer Sample-Artefakt wären und in Wirklichkeit gar nicht existierten: Sie bestehen zweifellos bei den Patienten, die wir bis in die Seneszenz verfolgen konnten, hätten sich aber bei den möglicherweise schwereren Fällen, die schon vor Erreichen eines höheren Alters hinweggestorben sind, ganz anders, zum Beispiel ungünstiger ausgewirkt und damit die Gewichte wieder mehr auf die negative Seite hin verschoben. Solche Überlegungen ergeben indessen keine ausreichenden Einwände gegen unsere Befunde: Wie wir schon einmal sagten, können nun einmal Alterseinflüsse nur an Probanden studiert werden, die tatsächlich alt wurden, und solche sind *immer* selektioniert.

III. Das psychoorganische Alterssyndrom bei Schizophrenen

1. Einleitende Bemerkungen, Methodik

Wir gelangen nun zur Betrachtung eines zweiten, vom Verlauf der eigentlichen Schizophrenie zu unterscheidenden Aspektes der Langzeitentwicklung unserer Probanden: Wie häufig und wie ausgeprägt kam es bei ihnen im Alter zum Auftreten von psychoorganischen Abbausymptomen, und wie interferieren diese mit der ursprünglichen Psychose?

Die Anlage unserer Untersuchung erlaubt uns, hier unter besonders günstigen Bedingungen einen Fragenkomplex erneut aufzurollen, der in der historischen Entwicklung des Schizophreniebegriffes von großer Bedeutung war. Im ursprünglichen Konzept der „Dementia praecox" *Kraepelins* fehlte ja gerade die entscheidende Sonderung zwischen organischer und psychotischer „Verblödung"; nicht zuletzt aus der Erkenntnis ihrer wesensmäßigen Verschiedenheit durch *E. Bleuler* ist der heute noch gültige Begriff der „Schizophrenie" hervorgegangen. Und erst nach diesem klärenden Schritt konnten Fragen wie diejenige nach der Häufigkeit und Wirkung der Altersdemenz bei Schizophrenen überhaupt gestellt werden.

Ihre Beantwortung wahr sehr unterschiedlich und beruhte zunächst fast nur auf Einzelbeobachtungen, die sowohl auf einen verschlimmernden Summationseffekt wie auch im Gegenteil auf sozialisierende, dämpfende oder gar auslöschende Wirkungen eines psychoorganischen Altersabbaus auf die schizophrene Symptomatik schließen ließen (*E. Bleuler,* 1911; *Jaser,* 1928; *Fleck,* 1928; *Fünfgeld,* 1933; *Vie* u. *Queron,* 1935; *Zak,* 1941). Erst in der Nachkriegszeit wurden, im Zusammenhang wohl mit dem mächtig steigenden Interesse für Altersfragen, in einigen größeren Reihenuntersuchungen an betagten Patienten (*Riemer,* 1950; *Bychowsky,* 1952; *Deshaie* et al., 1955; *Barucci,* 1955; *Wenger,* 1958) auch die Fragen der Beziehungen zwischen Schizophrenie und Altersdemenz systematischer bearbeitet, wobei allerdings noch längst nicht alle Unklarheiten beseitigt werden konnten. Gemäß der ausführlichen Diskussion dieser Untersuchungen in der Studie „Über das Senium der Schizophrenen" des einen von uns (*C.M.*) aus dem Jahr 1959 wird zwar mit einiger Übereinstimmung mehrfach über eine möglicherweise mit psychoorganischen Veränderungen in Zusammenhang stehende Tendenz zur Abschwächung schizophrener Symptomatik im Alter berichtet. Was aber die jetzt auftauchenden Angaben über die Häufigkeitsverhältnisse anbetrifft, so gehen sie noch weit auseinander, was bei den jedem Kliniker bekannten Schwierigkeiten der Erfassung psychoorganischer Symptome bei alten Schizophrenen, zusammen mit methodologischen Verschiedenheiten und Unzulänglichkeiten (unklare oder inadäquate Materialauswahl, unscharf, immer wieder anders oder überhaupt nicht definierte Beurteilungskriterien, ungenügende Berücksichtigung der Altersgruppierung und der verschiedenen Ausprägungsgrade psychoorganischer Störungen) nicht verwundern kann. *Riemer* (1950) zum Beispiel fand angeblich unter 100 über 65jährigen, durchweg seit mehr als 25 Jahren hospitalisierten Schizophrenen in keinem einzigen Fall Zeichen von psychoorganischen Störungen, was er mit einer Schutzwirkung des ruhigen Anstaltslebens gegen einen organischen Abbau zu erklären versuchte. Auch *Bychowsky* (1952) beobachtete offenbar, ohne dies allerdings näher zu belegen, überhaupt keine amnestischen Syndrome bei seinen betagten Schizophrenen. Andererseits stellte *Barucci* (1955) aufgrund besonders gründlicher Untersuchungen an 80 über 70jährigen schizophrenen Anstaltspatienten Orientierungsstörungen in 28%, Gedächtnisstörungen in 20%, Aufmerksamkeits- und Konzentrationsstörungen in 50% und im ganzen deutliche Zeichen einer senil-arteriosklerotischen Involution in rund 20% seiner Fälle fest. *Deshaies* (1955) seinerseits, der ein Material von 530 chronischen Anstaltspatienten bearbeitete, schätzte die Anfälligkeit für senile Demenz auf etwa 25%. In der oben erwähnten Untersuchung aus unserer eigenen Klinik (*Müller,* 1959) ergab sich für schwere, einer Volldemenz entsprechende psychoorganische Syndrome unter 101 über 65jährigen chronisch schizophrenen Anstaltspatienten ein intermediärer Anteil von 10%; mittelgradige bis leichte psychoorganische Störungen wurden aber bei weiteren 62% der Probanden vorgefunden; völlig frei von faßbaren organischen Zeichen waren somit nur 23% (restliche 5% unsicher). Etwa in der Hälfte der betroffenen Fälle schien das Auftreten eines psychoorganischen Syndroms die schizophrene Psychose günstig, d.h. mildernd und dämpfend, in der anderen Hälfte aber ungünstig zu beeinflussen.

Wie weit die gefundenen Zahlen mit der Häufigkeit psychoorganischer Alterssyndrome in der Durchschnittsbevölkerung vergleichbar sind oder sie über- oder unterschreiten, ließ sich seinerzeit – ganz abgesehen von den erheblichen methodologischen Schwierigkeiten eines statistisch korrekten Vergleichs – schon deshalb nicht entscheiden, weil entsprechende epidemiologische Untersuchungen an betagten Durchschnittsbevölkerungen noch gar nicht vorlagen. *Barucci* (1955) vermutete aufgrund seiner Zahlen eine erhöhte,

Riemer (1950) eine erniedrigte Anfälligkeit Schizophrener für senile (bzw. senile und arteriosklerotische) Demenz; die 10% aus unserer eigenen Studie schienen ungefähr dem geschätzten Anteil solcher Störungen in einer gleichaltrigen Durchschnittsbevölkerung zu entsprechen.

Unterdessen sind nun doch eine Reihe von allerdings geographisch eng begrenzten epidemiologischen Untersuchungen (aus kleinen Bezirken in England, USA und Skandinavien) in betagten Bevölkerungsgruppen bekannt geworden (*Sheldon*, 1948; *Bremer*, 1951; *Essen-Möller*, 1956; *Syracuse*, 1961; *Primrose*, 1962; *Nielsen*, 1963; *Kay* et al., 1964 – zusammengefaßt bei *Kay*, 1964), die Anhaltspunkte über die allgemeine Häufigkeit psychoorganischer Störungen liefern. Trotz sehr verschiedenartigem sozio-kulturellem Hintergrund und unterschiedlicher Erfassungsweise überraschen sie – wie wir in einer Übersichtsarbeit an anderer Stelle unterstrichen haben (*Ciompi*, 1972) – durch ihre hohe Konkordanz: Die gefundenen Häufigkeiten für senile und arteriosklerotische Psychosen bei über 60- oder über 65jährigen liegen in sämtlichen 7 von *Kay* zusammengetragenen Arbeiten zwischen 2,5% und 5,6%. Etwas weiter gehen die Grenzwerte für leichtere intellektuelle Abbausyndrome („mild mental deterioration") auseinander: Sie schwanken zwischen 5,7% und 15,4%. Gerade weil sie aus so unterschiedlichen Quellen stammen, dürfen diese Zahlen wohl eine gewisse Allgemeingültigkeit beanspruchen. Demnach ist in einer über 65jährigen Normalbevölkerung mit psychoorganischen Abbauzeichen schweren Grades bei etwa 3–6% und leichteren Grades noch bei zusätzlichen 6–15% zu rechnen. Es ist deshalb zu vermuten – für präzise Vergleiche müßte man eine genau entsprechende Alters- und Geschlechtsgruppierung, eine statistisch wirklich repräsentative Auswahl alter Schizophrener und Normalwerte aus der *gleichen* geographischen Region fordern –, daß sowohl die von *Barucci* wie auch die von *Müller* gefundenen Häufigkeiten von psychoorganischen Abbausyndromen entgegen der ursprünglichen Annahme dieser Autoren über die Erwartungswerte aus der Allgemeinbevölkerung hinausgehen.

Aus den eben erwähnten Gründen wird auch die vorliegende Untersuchung keine statistisch wirklich korrekten Vergleichszahlen liefern können. Immerhin aber handelt es sich um die u.W. bisher größte systematische Studie über psychoorganische Syndrome bei alten Schizophrenen, die gründlich und mit definierten Kriterien untersucht worden sind und, obwohl nicht streng repräsentativ, doch einen Großteil der überlebenden früheren Anstaltspatienten einer ganzen Region darstellen[27].

Zur Beurteilung und Einstufung psychoorganischer Abbauzeichen haben wir uns folgender Kriterien bedient:

Kein psychoorganisches Syndrom

Keine faßbare Störung von Merkfähigkeit, Frisch- und Altgedächtnis, räumlicher, zeitlicher und autopsychischer Orientierung (auf Einbeziehung der Aufmerksamkeits- und Konzentrationsfähigkeit haben wir verzichtet, da diese Funktionen bekanntlich bei Schizophrenen oft aus ganz anderen als organischen Gründen gestört sein können).

---

[27] Siehe dazu unsere Ausführungen zur Materialauswahl in Kap. A. Wichtig ist in diesem Zusammenhang ferner, daß wir hier nicht nur ständig hospitalisierte, sondern auch seit langem schon entlassene und nicht mehr in psychiatrischer Pflege befindliche Probanden miterfassen.

Leichtes psychoorganisches Syndrom

Leichte Störungen von Frisch- und/oder Altgedächtnis und Merkfähigkeit *ohne* Orientierungsstörungen.

Mittelgradiges psychoorganisches Syndrom

Deutliche Störungen von Frisch- und/oder Altgedächtnis und Merkfähigkeit mit nachweisbarer, aber *unvollständiger* Störung der zeitlichen und/oder örtlichen Orientierung.

Schweres psychoorganisches Syndrom

Ausgeprägte Störungen von Frisch- und/oder Altgedächtnis und Merkfähigkeit, Vollbild des amnestischen Psychosyndroms mit *vollständiger* zeitlicher und örtlicher Desorientiertheit.

Zu diesen Ausfällen können sich beim Vollbild einer organischen Demenz noch Störungen der autopsychischen Orientierung und neurologische „Werkzeugstörungen" (Aphasien, Apraxien, Agnosien) gesellen. Auf eine derart ins einzelne gehende Differenzierung des schweren psychoorganischen Syndroms haben wir indessen verzichtet.

Unsicher

Vorliegen oder Ausprägungsgrad eines psychoorganischen Syndroms nicht zuverlässig beurteilbar.

Diese Einteilung basiert also in erster Linie auf dem Vorhandensein und dem Ausprägungsgrad eines typischen amnestischen Alterssyndroms und berücksichtigt namentlich das Ausmaß der Orientierungsstörungen. Daß trotz dieser Definitionen hier manches problematisch bleiben muß, wird jedem Kliniker bewußt sein. Nicht nur die Abgrenzung zwischen „altersgemäßer Norm" und leichten pathologischen Ausfällen ist, gerade weil eine solche Norm bekanntlich — ganz im Gegensatz zur Kindheitsentwicklung — bisher nicht definiert werden konnte, schwierig. Diese Hürde läßt sich umgehen, indem man sich ohne Mitberücksichtigung des Alters rein phänomenologisch auf die effektiv feststellbaren Ausfälle stützt. Das praktische Hauptproblem liegt vielmehr in manchen Fällen darin, chronischpsychotische von organischen Krankheitserscheinungen mit genügender Sicherheit zu unterscheiden. Niemanden wird es verwundern, daß dies beispielsweise bei stumpfen, abulischen, negativistischen oder auch schwer zerfahrenen und wahnhaften Kranken vielfach ganz unmöglich war, und daß deshalb die Zahl der als „unsicher" eingestuften Fälle hier besonders groß werden mußte. Wir haben auch absichtlich strenge Maßstäbe angelegt, d.h. die Rubrik „unsicher" extensiv verwendet, um in den übrigen Kategorien zu möglichst zuverlässigen Resultaten zu kommen. Reliabilitätsprüfungen haben gezeigt, daß jedenfalls die mittel- und schwergradigen psychoorganischen Syndrome von den leichten oder fehlenden mit befriedigender Übereinstimmung (Konkordanzen um 75%) abgrenzbar sind[28].

Zu bemerken ist ferner, daß wir mit guten Gründen keinen Versuch gemacht haben, die festgestellten psychoorganischen Ausfälle auch noch nach ihrer Genese — senil-atrophische, arteriosklerotische oder andersartige Demenz — zu differenzieren. Angesichts der erheblichen, im so häufigen Vorliegen von Mischbildern begründeten Schwierigkeiten einer klinischen Unterscheidung dieser Syndrome (vgl. *Lauter* u. *Meyer*, 1968) schon bei Nicht-Psychotikern schien uns der Anspruch auf solche Genauigkeit bei ehemaligen Schizophrenen, wo wie gesagt genügend andere Unsicherheitsfaktoren vorliegen, völlig illusorisch. — In dieser Weise sind wir nun zu den nachstehenden Resultaten gelangt.

---

[28] Diese dichotomisierende Gruppierung wurde dann auch bei unseren späteren statistischen Berechnungen (s. Kap. E) ausschließlich verwendet.

2. Zur Häufigkeit des psychoorganischen Syndroms

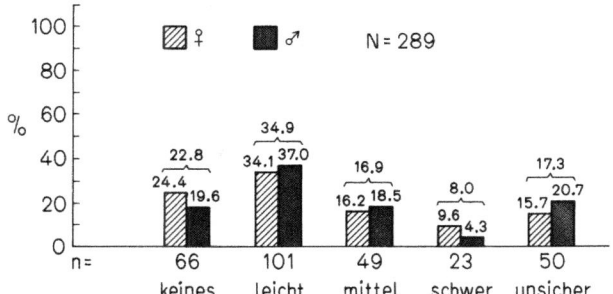

Abb. 20. Häufigkeit der verschiedenen Grade des psychoorganischen Syndroms

Abb. 20 zeigt, daß wir bei 22,8% unserer 289 Probanden überhaupt keine und bei 34,9% nur leichte Zeichen eines psychoorganischen Abbaus feststellen konnten. Der Anteil der mittelgradigen psychoorganischen Syndrome beträgt dagegen 16,9% und derjenige der schweren, gemäß unserer Definition einer vollen organischen Demenz gleichkommenden Psychosyndrome 8%. – In Wirklichkeit liegen alle diese Zahlen sicher noch etwas höher, da – wie schon angekündigt – ein recht hoher zusätzlicher Anteil von 17,3% der Fälle nicht sicher beurteilt werden konnte.

Die aus Abb. 20 ersichtlichen Verteilungsunterschiede zwischen den *Geschlechtern* sind geringfügig und statistisch nicht signifikant. Wie *Pilet* (1974) durch differenziertere, die genaue Altersverteilung nach dem 65. Lebensjahr berücksichtigende Berechnungen auch bei anderen Krankheitsgruppen aus der „Lausanner Enquete" bereits zeigen konnte, ist also das Auftreten eines psychoorganischen Syndroms bei Schizophrenen offenbar vom Geschlecht unabhängig.

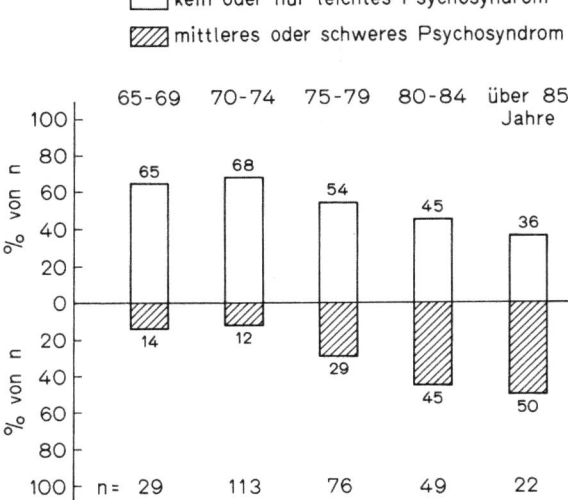

Abb. 21. Psychoorganisches Syndrom und Altersgruppe

Was die *Altersgruppierung* und ihre Beziehung zur psychoorganischen Symptomatik anbetrifft, so zeigt Abb. 21 sehr schön, daß erwartungsgemäß die Häufigkeit eines inexistenten oder nur leichten Psychosyndroms mit höherem Alter fast kontinuierlich ab- und diejenige eines mittleren oder schweren Psychosyndroms entsprechend zunimmt[29]. So finden wir mittlere bis schwere psychorganische Störungen bei den 65- bis 69jährigen nur bei 14%, bei den über 85jährigen dagegen bei 50% der Probanden. Die Verteilungsunterschiede zwischen jüngeren und älteren Altersgruppen sind auch bei Berücksichtigung des erheblichen Unsicherheitsbereiches[30] statistisch hochsignifikant ($p \leq 0,001$).

Nur für 94, d.h. weniger als die Hälfte unserer 223 Probanden, bei denen psychoorganische Störungen irgendwelchen (auch leichtesten) Ausmaßes bei der Nachuntersuchung überhaupt festgestellt wurden, besitzen wir einigermaßen ausreichende Angaben über das *Alter zu Beginn dieser Störungen* (bzw. das Alter, in dem diese Störungen erstmals deutlich aufgetreten sind). Es verteilt sich folgendermaßen:

Beginn vor 60jährig	2 Fälle
Beginn 60–64jährig	8 Fälle
Beginn 65–69jährig	24 Fälle
Beginn 70–74jährig	31 Fälle
Beginn 75–79jährig	15 Fälle
Beginn über 80jährig	4 Fälle
Beginn unsicher	139 Fälle
	223 Fälle

Am häufigsten liegt der Beginn der psychoorganischen Störungen also im Alter von 70–74 Jahren, nicht selten auch noch 5 Jahre früher oder später. Vor dem 65. und nach dem 79. Lebensjahr aber finden wir nur noch ganz vereinzelte Fälle. – Der sehr großen Dunkelziffer und den inhärenten Schwierigkeiten einer zuverlässigen Abgrenzung des Beginns von chronischen organischen Abbauprozessen wegen wird man natürlich diesen Zahlen nur eine sehr relative Bedeutung zumessen dürfen. Immerhin scheinen sie doch eine wesentliche allgemeine Feststellung zuzulassen: *Nichts in unseren Befunden deutet darauf hin, daß der psychoorganische Altersabbau bei betroffenen Schizophrenen wesentlich früher (oder später) in Erscheinung treten würde, als für eine Durchschnittsbevölkerung zu erwarten ist.*

Ein exakter Vergleich unserer Resultate mit den berichteten Befunden anderer Autoren, die betagte Schizophrene oder Durchschnittspopulationen untersucht haben, läßt sich nun allerdings nicht durchführen. Dafür ist nicht nur die erhebliche Unsicherheitsmarge unserer Werte – mit der ja auch bei anderen Untersuchern gerechnet werden muß – verantwortlich. Vor allem aber wären für einen korrekten Vergleich identische, überall klar definierte Beurteilungskriterien und genaue Angaben über die Altersgruppierung der in Frage kommenden Populationen zu fordern. Da in den meisten Arbeiten beides fehlt, müssen wir uns mit

---

[29] Diese der Erwartung entsprechenden Befunde lassen sich auch als ein gutes Indiz für die Validität unserer Beurteilungen verwerten.

[30] Die nicht sicher beurteilbaren Fälle sind in Abb. 21 nicht aufgeführt. Ihr Anteil liegt in jeder Altersgruppe zwischen 10% und 20%.

einer summarischen Interpretation begnügen, die indessen doch gewisse wichtige Schlüsse zu ziehen erlaubt:

— Entgegen früheren Befunden von Autoren wie *Riemer* und *Bychowsky,* aber ganz im Sinne der Beobachtungen von *Barucci* oder *C. Müller* steht fest, *daß typisch organische Psychosyndrome im Alter ehemaliger Schizophrener durchaus vorkommen.* — Auch die Vermutung *Riemers,* daß das ruhige Anstaltsmilieu eine Schutzwirkung gegen das Auftreten eines psychoorganischen Syndroms ausübe, können wir eindeutig widerlegen: wie später in anderem Zusammenhang (Tabelle 40, S. 194) noch zahlenmäßig belegt wird, neigen Patienten, die im Laufe der ganzen katamnestischen Beobachtungszeit besonders wenig hospitalisiert waren (weniger als 30% der Gesamtzeit) signifikant zu besonders geringen, länger hospitalisierten Probanden (30%—100% der Beobachtungszeit) dagegen zu besonders ausgeprägten psychoorganischen Abbauzeichen.

— *Zeichen eines psychoorganischen Abbaus sind bei alten Schizophrenen keineswegs obligat;* mehr als die Hälfte von ihnen zeigt keine oder nur leichte Ausfälle; von erheblichem Ausmaß finden sich solche nur bei einer Minderheit. — Auch diese heute vielleicht selbstverständlich scheinende Beobachtung verdient unterstrichen zu werden, gerade weil sie auch für ausnehmend lange und bis ins Alter hineinreichende Katamnesen noch gültig bleibt. Von einer regelmäßig, wenn vielleicht auch erst nach langem Verlauf deutlich werdenden organischen Demenz kann entgegen früheren, mit einer organischen Schizophreniegenese in Zusammenhang stehenden Hypothesen keine Rede sein.

— Immerhin ist es *wahrscheinlich, daß organische Psychosyndrome bei betagten Schizophrenen häufiger sind als in der Durchschnittsbevölkerung.* Schon ohne Berücksichtigung der Tatsache, daß unter den 17,3% als unsicher beurteilten Fällen bestimmt noch weitere Demenzen vorzufinden wären, liegen nämlich unsere Zahlen für Volldemenz mit 8% (bzw. unter Einbeziehung der mittelschweren Fälle sogar 24,9%) deutlich über den 2,5%—5,6% (bzw. unter Einbeziehung der leichteren Psychosyndrome 8%—21%), die für über 65jährige Durchschnittsbevölkerungen aus einigen lokalen Feldstudien bekannt sind. In der Größenordnung entsprechen unsere Werte übrigens gut denjenigen der bereits zitierten, besonders gründlichen Arbeiten von *Barucci* (1955) und von *C. Müller* (1959).

Weitere Vergleichszahlen aus der bereits erwähnten, ebenfalls aus der „Lausanner Enquete" stammenden katamnestischen Untersuchung *Pilets* (1974) über die Häufigkeit des psychoorganischen Syndroms in anderen Krankheitsgruppen scheinen diese Schlüsse zu erhärten: *Pilet* fand nämlich unter 790 sicher beurteilbaren über 65jährigen ehemaligen Anstaltspatienten aus unserer Klinik folgende Häufigkeiten für schwere und mittelschwere psychoorganische Syndrome: (Tabelle 18).

Da man annehmen darf, daß in diesem Material die Untergruppe der reaktiven, neurotischen und psychopathischen Störungen einer Normalpopulation noch am ehesten entspricht, kann auch aus den vergleichenden Befunden *Pilets* (die übrigens teilweise die gleichen Fälle verwendete wie wir) für Schizophrene auf eine erhöhte Erkrankungswahrscheinlichkeit für psychoorganische Alterssyndrome gegenüber der Durchschnittsbevölkerung geschlossen werden. Sollte sich diese Annahme als richtig erweisen — für eine völlig korrekte Verifizierung wären, wie gesagt, Vergleiche mit der *hiesigen* Durchschnittsbevölkerung vonnöten —, so kann man sich die Frage stellen, ob hier möglicherweise ein interessantes Indiz für die Mitbeteiligung zerebral-organischer Faktoren bei der Schizophrenie-

Tabelle 18. Häufigkeit des psychoorganischen Syndroms in verschiedenen Diagnosegruppen. (Nach *Pilet*, 1974)

	schweres psychoorganisches Syndrom	mittelschweres *und* schweres psychoorganisches Syndrom zusammen
Reaktive, neurotische und psychopathische Störungen	4,6%	14,5%
Oligophrenie	5,8%	21,7%
Depressive und manisch-depressive Erkrankungen	9,1%	21,4%
Alkoholiker	9,0%	23,0%
Schizophrene	11,7%	29,5%
andere wahnhafte Psychosen, Paranoia	9,5%	29,6%
Psychoorganische Erkrankungen	15,0%	33,3%
Gesamtmaterial	9,0%	24,7%

genese vorliegt. — Nähere Überlegung zeigt, daß so ohne weiteres ein solcher Schluß nicht gezogen werden darf, da zuvor eine Vielzahl von Variablen somatischer und sozialer Art, die statistisch beim Zustandekommen eines psychoorganischen Syndroms bekanntlich eine Rolle spielen (vgl. *Ciompi*, 1972), sorgfältig berücksichtigt werden müßte. Erst wenn der Einfluß solcher und anderer Zusatzfaktoren klar erfaßt und kontrolliert wäre — was jedenfalls in der vorliegenden Untersuchung nur annähernd möglich ist —, dürfte eine „verbleibende" erhöhte Demenzanfälligkeit Schizophrener mit dem psychotischen Krankheitsprozeß selbst in Zusammenhang gebracht werden.

3. Psychopathologische Wechselbeziehungen zwischen Psychose und psychoorganischem Syndrom

Über die bloßen Häufigkeitsverhältnisse hinaus interessiert uns der Einfluß des psychoorganischen Alterssyndroms auf die vorbestehende Schizophrenie bzw. die „Interferenzerscheinungen" zwischen den beiden Krankheitsbildern. Wie bereits berichtet, hatte einer von uns (*Müller*, 1959) bei dauerhospitalisierten alten Schizophrenen den Eindruck gewonnen, daß das Auftreten eines psychoorganischen Syndroms bei etwa der Hälfte der Fälle auf die Schizophrenie und die soziale Anpassungsfähigkeit günstig und beruhigend, bei der anderen Hälfte dagegen verschlimmernd wirkte. Bei den vorwiegend nicht mehr manifest psychotischen ehemaligen Schizophrenen, mit denen wir es hier zu tun haben, läßt sich nun eine solche Frage gar nicht so leicht beantworten. Nicht nur müssen natürlich Erscheinungen beider Krankheiten, der Schizophrenie und des psychoorganischen Abbaus, in genügender Ausprägung gleichzeitig vorliegen — was nur für eine recht kleine Minderheit unserer Probanden der Fall ist —, um überhaupt Beobachtungen über ihre Interferenz zuzulassen. Vor allem aber wären detaillierte Informationen über die feinen psychopathologischen Langzeitveränderungen in beiden Krankheitsbildern und über die genauen zeitlichen Zusammenhänge zwischen ihnen erforderlich. Um solches zureichend zu erfassen, hätten wir unsere Fälle nicht nur einmalig im Alter nachuntersuchen, sondern — wie *M. Bleuler* die seinen — über viele Jahre hin aus der Nähe verfolgen müssen. Die wenigen zugleich psychotisch und psychoorganisch kranken Patienten aus unserem Material, die im Alter weiter im Spital oder sonstwie unter unserer direkten Beobachtung blieben, liefern uns zwar instruktive kasuistische Beispiele, aber genügen für weiterreichende Aussagen kaum.

Wir haben das Problem nun so zu lösen versucht, daß wir zunächst im Gesamtmaterial einfach die statistischen Beziehungen zwischen dem Ausmaß des bei der Nachuntersuchung festgestellten psychoorganischen Abbaus und dem Altersverlauf der schizophrenen Psychose untersucht haben. Wie wir gleich sehen werden, stoßen wir so auf einige durchaus interessante, aber der vorher diskutierten Informationslücken wegen schwer interpretierbare Ergebnisse. Des weiteren haben wir aus unserem Material diejenigen 23 Fälle (8%), wo das psychoorganische Syndrom maximal schwer war und wo also sein Einfluß besonders deutlich erkennbar sein sollte, herausgegriffen und einzeln auf mögliche Interferenzerscheinungen mit der schizophrenen Symptomatik geprüft.

Die statistischen Beziehungen zwischen psychoorganischer Symptomatik und Globalverlauf der Schizophrenie im Alter, so wie sie im vorangehenden Kapitel definiert wurden, sind in Tabelle 19 dargestellt.

Tabelle 19. Psychoorganisches Syndrom und Globalverlauf der Schizophrenie im Alter[a]

	Psychoorganisches Syndrom		
	keines oder leicht n = 167	mittel oder schwer n = 72	unsicher n = 50
Schizophrenieverlauf im Alter (gemäß Abb. 17)			
geheilt oder gebessert (n = 181)	129***	37	15
unverändert oder schlechter (n = 103)	35	35**	33***
unsicher (n = 5)	3	—	2

[a] Statistische Berechnungen und Symbole gemäß Fußnote auf S. 90.

Mit Überraschung stellen wir fest, daß psychoorganischer Abbau und Altersverlauf der schizophrenen Störungen statistisch eng zusammenhängen bzw. parallel zu laufen scheinen: *Die meisten Fälle mit günstigem Ausgang der Schizophrenie weisen keine oder nur geringfügige psychoorganische Ausfälle auf; solche sind dagegen unter den ungünstig verlaufenden Schizophrenien unverhältnismäßig häufig.* (Daß sich in dieser zweiten Gruppe gleichzeitig auch besonders viele Fälle finden, wo das Vorliegen oder Fehlen intellektueller Ausfälle nicht sicher beurteilbar war, entspricht hingegen der Erwartung und erklärt sich leicht aus den besonderen Schwierigkeiten der Befundaufnahme bei schwerer kranken Psychotikern.) Diese Zusammenhänge, die statistisch sehr klar signifikant sind, lassen sich — immer unter den vorher angedeuteten Vorbehalten bezüglich des schlecht erfaßbaren Zusatzeinflusses anderer Variablen — wohl kaum anders als im Sinne einer *Mitbeteiligung organischer Faktoren an der Schizophrenieentwicklung (zumindest) im Alter deuten.* Man könnte sogar aufgrund dieser statistischen Beziehungen fast versucht sein, ganz auf der Linie der alten Dementia praecox-Linie zum Schluß zurückzukehren, daß jedenfalls bei den ungünstig verlaufenden Schizophrenien eine organische Erkrankung ähnlich etwa der progressiven Paralyse vorliegen muß!

Eine genauere Betrachtung unserer Zahlen zeigt nun allerdings, daß derart weitreichende Schlüsse nicht zulässig sind. Wir dürfen ja nicht aus den Augen verlieren, daß (gemäß Abb. 20) nur 8% unserer alten Schizophrenen eine schwere und weitere 17% eine mittelschwere Demenz, zusammen also überhaupt nur 1/4 aller Probanden im Alter erhebliche Abbauzeichen zeigten — ein Prozentsatz, der wie besprochen nicht einmal sicher, sondern bloß wahrscheinlich etwas über demjenigen einer gleichaltrigen, nicht psychotischen Durchschnittsbevölkerung liegt. Bei den günstig verlaufenden Schizophrenien ist dieser Anteil nach Tabelle 19 mit 37 gesicherten Fällen von 181, d.h. fast genau 20% einfach, aber statistisch signifikant, etwas tiefer und bei den ungünstig verlaufenden Schizophrenien mit 35 von 103 = 34% etwas höher.

Selbst wenn man unter Einbeziehung der unsicheren Fälle die extreme und deshalb äußerst unwahrscheinliche Annahme machen würde, daß die nicht sicher beurteilbaren Probanden *sämtlich* psychoorganisch entweder schwer oder gar nicht geschädigt waren, würde sich weder an den angegebenen statistischen Beziehungen noch an den obigen Überlegungen etwas Wesentliches ändern: wir kämen dann zu den gesicherten 20% auf weitere 8%, d.h. zusammen maximal 28% schwerere organische Psychosyndrome bei den günstig und minimal immer noch 34%, maximal aber 66% bei den ungünstig ausgehenden Schizophrenien.

Das heißt, daß auch unter dieser extremen Annahme *bei den schlecht verlaufenden Psychosen keine Rede von einer obligaten Demenz sein kann*: mindestens 1/3, wahrscheinlicher aber rund die Hälfte (bis maximal 2/3) von ihnen zeigen selbst in der Seneszenz keine oder nur geringfügige organische Ausfälle. Damit aber dürfen wir aus diesen Altersbefunden nicht etwa auf eine allgemeine organische Schizophreniegenese, sondern nur auf ein *interessantes Indiz für eine größere Mitbeteiligung organischer Komponenten bei ungünstig verlaufenden Schizophrenien schließen*. Wie wir noch sehen werden, stoßen wir im Laufe unserer Untersuchung noch auf einige weitere Befunde, die im gleichen Sinne interpretierbar sind (es handelt sich um die auf S. 180 u. 191 ff. besprochenen statistischen Beziehungen, die eine vermehrte Neigung zu psychoorganischem Abbau bei besonders langer Ersthospitalisation und bei einfacher Verlaufsform der Psychose zeigen).

Wie lassen sich nun die Zahlen aus Tabelle 19 für unsere Frage nach den Interferenzerscheinungen zwischen schizophrener Psychose und psychoorganischem Syndrom verwenden? Zwei Annahmen scheinen aufgrund der festgestellten statistischen Beziehungen zwischen ungünstigem Ausgang der Schizophrenie und Auftreten eines psychoorganischen Syndroms zunächst möglich: entweder wirkt in der Regel ein psychoorganisches Syndrom auf die Schizophrenie verschlimmernd, oder aber verschlimmert umgekehrt die Schizophrenie die psychoorganischen Ausfälle. Denkbar wäre ferner auch, daß beide Krankheitsbilder sich gegenseitig verstärken. Andererseits könnte der Umstand, daß unter den 72 ausgeprägt organischen Probanden fast genau gleichviel günstig wie ungünstig ausgehende Schizophrenien zu finden sind, auch im Sinne eines bessernden oder verschlechternden Einflusses organischer Störungen auf je etwa die Hälfte der Psychosen interpretiert werden — womit wir an einem ganz anderen Material die erwähnten früheren Ergebnisse des einen von uns (*Müller*, 1959) wiedergefunden hätten.

Da indessen diese statistischen Beziehungen noch nichts über die genauen zeitlichen und psychopathologischen Wechselwirkungen zwischen den beiden in Frage stehenden Syndromen aussagen, stehen sämtliche derartigen Schlüsse auf höchst unsicherem Boden. Wir müssen ja bedenken, daß zum Beispiel unter der Kategorie der günstig ausgehenden Schizophrenien auch alle jene Fälle figurieren, wo eine Remission schon lange vor der Seneszenz eingetreten war. Das späte Fehlen oder Auftreten eines psychoorganischen Syndroms darf kaum mehr mit diesen günstigen Entwicklungen in Zusammenhang gebracht werden, was indessen in den Zahlen der Tabelle 19 nicht zum Ausdruck kommt. Umgekehrt kann eine Verschlimmerung der Schizophrenie völlig unabhängig, d.h. lange vor Auftreten einer bei der Nachuntersuchung festgestellten psychoorganischen Symptomatik erfolgt sein; auch in solchen Fällen müßte eine unkritische Auswertung der statistischen Beziehungen zwischen den beiden Krankheitsbildern zu Fehlinterpretationen führen. Die einzig mögliche Schlußfolgerung scheint uns vielmehr, daß die in Tabelle 19 festgehaltenen statistischen Zusammenhänge über das bereits Gesagte hinaus keine weiteren Aufschlüsse über die Wechselwirkungen zwischen Psychosen und organischem Abbau zu geben vermögen!

Deshalb fassen wir jetzt noch, wie angekündigt, kasuistisch die Altersentwicklung jener 23 Fälle näher ins Auge, bei denen die psychoorganischen Störungen zur Zeit der Nachuntersuchung gesichert den Grad einer vollen organischen Demenz erreicht hatten. Welche Art von Wechselwirkungen lassen sich bei diesen besonders prägnanten Fällen zwischen der ursprünglichen Psychose und dem organischen Altersabbau erkennen?

Instruktiverweise stoßen wir schon in dieser kleinen Auswahl auf fast alle denkbaren Kombinationen zwischen den beiden Syndromen. Mindestens die folgenden 5 Möglichkeiten lassen sich deutlich unterscheiden:

1. Recht häufig, nämlich in 8 von unseren 23 Fällen, traten zu vor- und weiterbestehenden schizophrenen Störungen im Alter ausgeprägte organische Demenzzeichen hinzu, ohne daß dadurch weder die Psychose noch die organische Demenz erkennbar verändert resp. „beeinflußt" worden wäre. Wir haben hier offenbar, wie das nachfolgende Beispiel illustriert, eine *einfache Mischung bzw. Superposition* der beiden Syndrome vor uns.

Fallbeispiel Nr. 17[31]

♀, 1878 (Fall 756)

Ehemalige Hausfrau und Mutter, die nach unglücklicher Ehe und Trennung vom Ehemann mit 34 Jahren (1912) einer schweren wahnhaft-halluzinatorischen Psychose anheimfällt und bis zur Nachuntersuchung mit 80 Jahren (1967) ständig bei uns hospitalisiert bleibt. Lebt während dieser ganzen 55jährigen Beobachtungszeit in einem weitverzweigten und phantastischen Wahn, den sie in Einzelzügen bis ins Alter immer wieder verändert, in den Grundinhalten (wahnhafter Familienroman, Größen- und Verfolgungsideen, wird von Tieren und Ungeheuern, die aus Boden und Wänden quellen und in ihren Körper eindringen, verwandelt und sexuell mißhandelt) jedoch konstant hält. Ständig massenhafte Halluzinationen auf allen Sinnesgebieten, Personenverkennungen, Depersonalisationserlebnisse, Neologismen, Zerfahrenheit, hochgradiger Autismus, schwere Kontaktstörung, zuweilen aggressive Ausbrüche. Seit den 60iger Jahren und einer kleinen neuroleptischen Dauermedikation etwas ruhiger und angepaßter, besserer Kontakt, regelmäßige Beschäftigung. Seit Mitte der 70iger Jahre allmählicher körperlicher Verfall und zunehmende, vorher nicht festgestellte Gedächtnis- und Orientierungsstörungen bei im übrigen völlig unveränderter Psychose: murmelt bei der Arbeit ständig vor sich hin, schaut

---

[31] s. dazu auch Fallbeispiel Nr. 15.

an die Decke und antwortet auf Stimmen, wird weiterhin in der Nacht von allen möglichen Tieren gefoltert und sexuell attackiert. Variiert ihre phantastischen Wahnideen wie bisher weiter, ohne die Grundthematik zu wechseln. – An diesem Bild ändert sich bis zur Nachuntersuchung mit 80 Jahren nichts Wesentliches, außer daß körperlicher und intellektueller Verfall zunehmen: kann nicht mehr arbeiten, ist nun zeitlich und örtlich vollständig desorientiert, erinnert sich kaum mehr an Vergangenes, behält aber eine gewisse Mobilität und redet weiter den ganzen Tag mit ihren Stimmen, greift sich an Bauch und Brüste, berichtet zerfahren von nächtlichen Verwandlungen ihres Körpers in eine Katze. Gilt bei Pflegern und Ärzten als „lebendes schizophrenes Monument", das trotz Alter, Schwäche und Senilität unversehrt erhalten blieb.

2. Noch häufiger (11 Probanden) sind in unserer Auswahl die Fälle, wo nach einer derartigen anfänglichen „einfachen Mischung" später die schizophrenen Krankheitserscheinungen unter dem fortschreitenden organischen Abbau immer mehr in den Hintergrund treten. Sie werden rudimentär oder können sogar völlig verschwinden. *Mit den intellektuellen Fähigkeiten ist hier offenbar auch die ursprüngliche Psychose immer mehr „abgebaut" und damit gemildert worden.* Nicht selten wirkt sich dies pflegerisch und im Sozialverhalten günstig aus, indem die Kranken in der organischen Demenz friedlicher und gefügiger, ja manchmal sogar wieder deutlich kontaktfähiger werden (andererseits verstärkt natürlich die Demenz die soziale Abhängigkeit und kann auf diesem Weg, wie wir noch sehen werden, die „globale soziale Anpassung" verschlechtern).

Hier zunächst ein Beispiel einer im Alter mehr oder weniger parallel zum Auftreten einer senilen Demenz allmählich gemilderten, aber nie gänzlich verschwundenen paranoiden Schizophrenie.

Fallbeispiel Nr. 18
♀, 1880 (Fall 569)

Nach schwieriger Ehe mit einem Alkoholiker entwickelt diese seit jeher „hypernervöse" und in religiöse Fragen verstrickte Hausfrau (Konvertitin) ungefähr vom 50. Lebensjahr an einen Verfolgungs- und Vergiftungswahn mit religiöser und sexueller Thematik, akustischen und olfaktiven Halluzinationen, Beziehungsideen, Erregungs- und Angstzuständen, der später in einen Liebes- und Größenwahn, immer noch mit religiösen Elementen durchsetzt, übergeht. Erst mit 61 Jahren (1941) führt die seit langem bestehende Psychose einer akuten Exazerbation wegen zur Erstaufnahme in unserer Klinik; nach 3jährigem Aufenthalt kann die ruhiger gewordene, aber nach wie vor psychotische Patientin in einer Familienpension untergebracht werden, wo sie jahrelang in der Küche arbeitet. – Ungefähr vom 63. Lebensjahr an beginnt man zusätzlich Gedächtnisstörungen zu beobachten; Wahn und Halluzinationen dagegen treten allmählich in den Hintergrund. Mit 80 Jahren wird sie wegen „seniler Demenz" in ein Altersheim übergeführt, wo ihr Verhalten sich so wenig von dem anderer Insassen unterscheidet, daß niemand etwas von den bei der Nachuntersuchung mit 88 Jahren (1969) immer noch vorhandenen Wahnresten (Verfolgung durch den Papst und durch eine religiöse Sekte) und akustischen Halluzinationen merkt. Ist seit langem zeitlich und örtlich völlig desorientiert, schwere Störung des Frisch- und Altgedächtnisses, verlangsamt, abgesehen von vorübergehender Ängstlichkeit und Reizbarkeit für gewöhnlich aber guter Laune, kontaktfreudig, ruhig und zufrieden.

Im nächsten Beispiel wird eine ähnliche paranoide Spätschizophrenie von der zunehmenden Altersdemenz schließlich restlos ausgelöscht.

Fallbeispiel Nr. 19

♀, 1881 (Fall 531)

Geschiedene, bei einer Tochter lebende Hausfrau, die im 54. Lebensjahr (1935) chronisch an einer wahnhaften Psychose mit Beziehungs- und Verfolgungsideen, akustischen und wahrscheinlich körperlichen Halluzinationen zu leiden beginnt. Gelangt 54jährig erstmals kurz in unsere Klinik: mißtrauisch, kontaktgestört, gespannt, halluzinierend, unerschütterlich von ihren wahnhaften Ängsten überzeugt. Zweite und nun endgültige Spitaleinweisung mit 63 Jahren; der bisher wenig veränderte Verfolgungswahn macht in den folgenden Jahren allmählich einer extremen, von massenhaften Körperhalluzinationen gestützten wahnhaften Hypochondrie Platz. – Seit Mitte der 70iger Jahre treten bei der vorher intellektuell nicht beeinträchtigten Patientin zunehmende Gedächtnis- und Orientierungsstörungen auf. Gleichzeitig nehmen die psychotischen Elemente an Intensität, Häufigkeit und Deutlichkeit immer mehr ab und verschwinden schließlich völlig: bei der Nachuntersuchung mit 83 Jahren (1964) bietet die Patientin das Bild einer blanden, senilen Demenz mit totaler zeitlicher und örtlicher Desorientiertheit, vollausgebildetem amnestischem Syndrom, Konfabulationen und flacher, zufriedener Euphorie. Hat praktisch ihr ganzes Vorleben vergessen. Es lassen sich weder Wahn, Halluzinationen, noch irgendwelche anderen psychotischen Symptome mehr nachweisen.

3. Als dritte Möglichkeit beobachten wir – unverhältnismäßig seltener (2 Fälle von 23) und auch weniger überzeugend –, daß *die schizophrene Symptomatik sich bei Hinzutreten einer Altersdemenz intensiviert*. Dabei handelt es sich in erster Linie um eine durch den organischen Prozeß bewirkte, sozusagen kumulierte Verstärkung von „unproduktiven" schizophrenen Erscheinungen, wie Gleichgültigkeit, Abulie, Autismus, d.h. von Symptomen, wie sie ähnlich ja auch in reinen Demenzen beobachtet werden können. Dagegen stoßen wir – was uns vom theoretischen Standpunkt aus von hohem Interesse erscheint – in unserem Material auf keinen Fall, wo bestehende „produktive" schizophrene Symptome wie Wahn und Halluzinationen durch eine schwere organische Demenz eindeutig verstärkt worden wären. – Hierfür folgendes Beispiel:

Fallbeispiel Nr. 20

♀, 1897 (Fall 476)

Leicht debile Hausfrau mit 2 Kindern, die vom 31. Lebensjahr an ihren Haushalt zu vernachlässigen beginnt und 38jährig (1935) wegen einer akuten hebephren-katatoniformen Psychose mit psychomotorischer Erregung, inadäquatem Verhalten, Zerfahrenheit, wahrscheinlich akustischen Halluzinationen und einigen Größenideen in unsere Klinik eingewiesen werden muß. Versinkt nach der akuten Phase rasch in einen viele Jahre lang stabilen Defektzustand mit ausgesprochenem Autismus, Abulie, Gleichgültigkeit, Zerfahrenheit und einigen Wahnideen. Bleibt dauernd hospitalisiert, hilft immerhin noch bei kleinen Hausarbeiten und unterhält einige Kontakte zu Pflegern und Mitpatienten. Gegen Ende der 60iger Jahre verliert sie zunehmend Orientierung und Gedächtnis, wird auch körperlich immer hinfälliger und zieht sich nun völlig aus der Umwelt zurück: tut nichts mehr, spricht kaum noch ein Wort, wird völlig stumpf und teilnahmslos, hochgradig abhängig für alltägliche Verrichtungen wie Ankleiden, Körperpflege usw. Andere psychotische Symptome wie Wahnideen, Halluzinationen oder Denkstörungen lassen sich bei der fast mutistischen Greisin bei der Nachuntersuchung mit 70 Jahren (1967) nicht mehr nachweisen.

4. Mit einer Art von – wenigstens vorübergehender – Reaktivierung einer produktiv-schizophrenen Symptomatik hat man es allerdings möglicherweise bei jenen seltenen Fällen (2 von 23) aus unserem Material zu tun, wo *lange nach völligem Abklingen der ursprünglichen Psychose noch eine ausgeprägte Altersdemenz auftrat und dabei zweitweise eine*

gewisse *„schizophrene Färbung" anzunehmen schien* (ganz überzeugend ist indessen, wie das nachfolgende Beispiel zeigt, diese „schizophrene Färbung" nicht, da durchaus gleichartige Züge auch bei Altersdemenzen ohne irgendwelche psychotische Vergangenheit beobachtet werden können).

Fallbeispiel Nr. 21[32]

♀, 1883 (Fall 350)

Mit 19 Jahren (1902) bricht bei diesem hereditär mit Psychosen belasteten, aber bisher ganz unauffälligen Dienstmädchen nach einigen bizarren Verhaltensstörungen ein akuter Erregungszustand mit akustischen und optischen Halluzinationen, Zerfahrenheit, inadäquat-läppisch-pueril-erotischem Verhalten, einigen Wahnideen und maniformen Zügen aus. Nach 3monatigem Aufenthalt verläßt die Patientin weitgehend gebessert die Klinik, verheiratet sich mit 24 Jahren mit einem Bahnangestellten und führt bis ins Alter ein offenbar ganz normales, jedenfalls aber rezidivfreies Leben. In den 70iger Jahren, bald nach dem Tod des Ehemannes, beginnt sie jedoch an Gedächtnisstörungen zu leiden, vernachlässigt zunehmend den Haushalt, wird affektlabil, reizbar, depressiv und hypochondrisch, zeitweise auch leicht maniform. Dazu äußert sie gelegentlich Beziehungs- und Verfolgungsideen. Mit 78 Jahren gelangt sie deshalb zum zweiten und mit 79 Jahren zum dritten Mal, und nun definitiv, in unsere Klinik, wo man vor allem ein ausgesprochenes psychoorganisches Syndrom, daneben anfänglich auch einige Vergiftungsideen feststellt. Letztere verschwinden indessen bis zur Nachuntersuchung im Alter von 86 Jahren (1967, d.h. 65 Jahre nach der Erstaufnahme!) vollständig; auch diese Probandin bietet nun das Bild einer reinen senilen Demenz: sie weist schwere Störungen sämtlicher intellektueller Funktionen, vor allem aber von Frisch- und Altgedächtnis und Orientierung auf, ist verlangsamt und nivelliert, durch Schwerhörigkeit zusätzlich im Kontakt behindert, aber ganz ruhig, freundlich und zufrieden, ohne irgendwelche schizophrenieverdächtigen Symptome.

Bei dem in anderem Zusammenhang berichteten Fallbeispiel Nr. 9 (S. 87) scheint der Zusammenhang zwischen (mittelgradigem) psychoorganischem Abbau und Reaktivierung einer alten Psychose noch deutlicher, jedenfalls treten hier die beiden Krankheitsprozesse annähernd parallel miteinander in Erscheinung.

5. Schließlich finden wir vereinzelt (2 von 23) auch ähnlich gelagerte Fälle, wo nach einer lange vor Eintritt in die Seneszenz völlig abgeklungenen Schizophrenie eine ganz blande organische Altersdemenz ohne irgendwelche psychoseverdächtigen Beimischungen auftritt. Hier scheinen die beiden Symptome also *zeitlich und erscheinungsbildlich völlig unabhängig voneinander* zu verlaufen.

Fallbeispiel Nr. 22

♂, 1889 (Fall 644)

Dieser frühere Bauernknecht war im Alter von 23 und 24 Jahren (1912 und 1913/14) zweimal für mehrere Monate in unsere Klinik aufgenommen worden, weil (in Zusammenhang mit einem beruflichen Mißerfolg) subakut inadäquates Verhalten, Kontaktverlust, Denkstörungen, Neologismen, Verfolgungsideen und reichhaltige akustische, optische und körperliche Halluzinationen aufgetreten waren (Diagnose: paranoide Schizophrenie). Gebessert entlassen, führte der ehemalige Patient in der Folge ein sehr arbeitsames Leben, verheiratete sich mit 34 Jahren, hatte mehrere Kinder und litt bis ins Alter nie mehr an

---

[32] Dieser Fall verdient auch deshalb besonderes Interesse, weil es sich mit 65 Jahren zwischen Erstaufnahme und Nachuntersuchung um die längste Katamnese in unserem Material überhaupt handelt!

irgendwelchen psychischen Störungen, bis er ungefähr vom 74. Lebensjahr an mehr und mehr Gedächtnis und Orientierung verlor und bei der Nachuntersuchung mit 76 Jahren (1965) das Bild einer schweren organischen Demenz ohne irgendwelche schizophrenieverdächtigen Symptome bot (Globalstörung aller intellektuellen Funktionen, vollausgebildetes amnestisches Syndrom, zeitliche, örtliche und teilweise autopsychische Desorientierung, Schwerhörigkeit, amnestische Aphasie, Urininkontinenz, völlige Abhängigkeit von der häuslichen Pflege durch Ehefrau und Kinder).

Einfache Mischung organischer und psychotischer Elemente ohne deutliche Interferenz, Abschwächung bis Verdrängung der ursprünglichen Psychose, gelegentlich kumulierende Verstärkung einzelner „unproduktiver" schizophrener Symptome, vorübergehende „schizophrene Färbung" eines organischen Psychosyndroms durch Reaktivierung remittierter psychotischer Störungen, schließlich auch völlige zeitliche und psychopathologische Unabhängigkeit zwischen den beiden Syndromen — das sind also die vielfältigen Wechselwirkungen zwischen Schizophrenie und Altersdemenz, die wir in der kleinen Auswahl der 23 ausgeprägtesten organischen Psychosyndrome aus unserem Material vorfinden.

Ohne unsere Beobachtungen an dieser kleinen Gruppe von Fällen über Gebühr verallgemeinern zu wollen, darf doch unterstrichen werden, daß *neben den reinen Mischbildern die mildernde, „abbauende" Wirkung einer organischen Demenz auf eine vor- und weiterbestehende schizophrene Psychose weitaus am regelmäßigsten und eindeutigsten nachgewiesen war,* während die anderen aufgezeigten Möglichkeiten, namentlich aber die Verschlechterungen nur in besonders gelagerten Einzelfällen in Erscheinung traten. Zudem scheinen - wie gesagt — die seltenen Verschlechterungen ganz vorwiegend besondere Einzelzüge der Psychose, nämlich „unproduktive", auch bei rein organischen Störungen auftauchende Symptome wie Gleichgültigkeit, Apathie, affektiver Rückzug, kaum jedoch typisch „produktive" Erscheinungen wie Wahn und Halluzinationen zu betreffen, wogegen die so häufigen Fälle von Abschwächung viel globaler den ganzen Formenreichtum psychotischer Krankheitserscheinungen mitumfassen.

Von besonderem theoretischem Interesse sind diese Befunde aus folgenden Gründen: Aus der Untersuchung der Interferenzverhältnisse zwischen organischer Demenz und Psychose im Altersverlauf früherer Schizophrenien ergeben sich u.E. nicht nur neue Argumente für die alte Hauptthese *E. Bleuler*s einer weitgehenden Wesensverschiedenheit zwischen den beiden Krankheitsprozessen, sondern wir müssen sogar auf einen gewissen *Antagonismus* zwischen ihnen schließen: Wenn eine organische Altersdemenz ein genügendes Ausmaß erreicht, so beobachten wir kaum je eine echte Intensivierung der schizophrenen Erkrankung: vielmehr verwischt und zerstört der organische Prozeß vielfach die ursprüngliche Psychose und dies im Extremfall bis zu ihrem völligen Verschwinden. Gerade das aber wäre — wie wir aufgrund ähnlicher Beobachtungen bei früheren Depressionen und Manien an anderer Stelle ausführlich diskutiert haben (*Ciompi* u. *Lai*, 1969; *Luka* u. *Ciompi*, 1970) — vom Standpunkt einer mehr psychodynamisch orientierten Psychosenlehre aus zu erwarten: In dieser Sicht erscheint die Psychose als Abwehrorganisation eines zwar krankhaft gestörten, in seinen Grundelementen jedoch erhaltenen „psychischen Apparates". Wo dagegen Ich-, Überich- und Triebstrukturen dem organischen Abbau verfallen, da muß es — trotz eines in Übergangs- bzw. Ungleichgewichtsphasen möglichen Aufflackerns von psychotischen Mechanismen, wie wir es gelegentlich beobachten konnten — schließlich zu einem Zerbröckeln und Verschwinden des ganzen psychotischen Abwehrgebäudes kommen.

Ob solche psychodynamischen Überlegungen für relevant gehalten werden, ist heute immer noch eine Frage der psychiatrischen Schulmeinung. Fest steht jedenfalls, daß schizophrene Erscheinungen bei Zusammentreffen mit einer ausgeprägten Altersdemenz vielfach stark zurückgehen. Wie läßt sich nun aber diese Beobachtung mit den vorher berichteten Befunden einer (wahrscheinlich) erhöhten Häufigkeit organischer Alterserscheinungen bei Schizophrenen im allgemeinen und besonders bei ungünstig ausgehenden Fällen vereinbaren? Liegt hier nicht ein klarer Widerspruch vor, indem organischer Abbau bald mit verstärkter, bald mit abgeschwächter Intensität der schizophrenen Erscheinungen einhergehen soll?

Dieser scheinbare Gegensatz erklärt sich aus der methodisch ganz verschiedenen Art, wie die beiden Befunde gewonnen wurden. Die Relation zwischen ungünstigem Verlauf der Schizophrenie und organischem Abbau fanden wir durch eine *statistische* Berechnung an *sämtlichen* 289 Fällen, in welcher der Globalausgang der schizophrenen Störungen nach dem 65. Lebensjahr mit dem Vorliegen oder Fehlen mittlerer und schwerer psychoorganischer Erscheinungen in Beziehung gesetzt wurde. Eine häufige, mildernde Wirkung des organischen Abbaus auf die Psychose beobachteten wir dagegen rein *kasuistisch* an den statistisch nicht ins Gewicht fallenden, ausgewählten 23 Fällen, wo eine frühere oder weiterbestehende, oft auch im Alter noch lange ungünstig verlaufende Schizophrenie spät mit besonders *schweren* (und nicht auch mit mittelgradigen) psychoorganischen Störungen zusammentraf. Statt sich zu widersprechen, ergänzen sich diese Beobachtungen: *Global und über weite Zeiträume besteht zweifellos ein statistischer Zusammenhang zwischen ungünstiger Altersentwicklung der Schizophrenie und stärkerem organischem Abbau. Wenn dieser indessen bis zu einer schweren Demenz fortgeschritten ist, so wird dadurch in manchen Fällen die schizophrene Symptomatik immer mehr in den Hintergrund gedrängt oder gar völlig ausgelöscht.*

4. Zusammenfassende Betrachtung zum psychoorganischen Alterssyndrom bei Schizophrenen

Kehren wir zu unserem Ausgangspunkt zurück. Häufigkeit und Einfluß des psychoorganischen Alterssyndroms bei Schizophrenen hatten uns vor allem deshalb interessiert, weil anhand unserer Langzeitstudien diese bisher kaum genügend untersuchten Verhältnisse aus einer neuen Sicht einiges Licht auf eine alte und zentrale Streitfrage in der Schizophrenielehre, nämlich auf die Bedeutung zerebral-organischer Faktoren in Entstehung und Verlauf dieser rätselhaften Krankheit zu werfen versprach. Wir haben gefunden, daß typische organische Alterssyndrome (in Übereinstimmung mit den meisten anderen Autoren, aber entgegen einigen früher vertretenen Ansichten) bei Schizophrenen durchaus vorkommen, und zwar wahrscheinlich etwas häufiger als in einer gleichaltrigen Durchschnittsbevölkerung: Gegenüber den in mehreren (ausländischen) lokalen Feldstudien ermittelten 3%–6% schweren und zusätzlichen 6%–15% leichteren psychoorganischen Syndromen bei über 65jährigen erscheint der Anteil von (mindestens) 8,0% schweren und zusätzlichen 16,9% mittelgradigen organischen Abbausyndromen in unserem Material deutlich erhöht. Als völlig gesichert darf diese Behauptung nur deshalb nicht gelten, weil erstens aus naheliegenden Gründen das Ausmaß eventueller organischer Ausfälle bei ganzen 17,3% unserer betagten Probanden nicht zuverlässig erfaßt werden konnte, und weil zweitens wegen anderer Herkunft und oft ungenauer Informationen die methodologischen Voraussetzungen für einen präzisen Vergleich der Befunde anderer Autoren mit den unsrigen nicht gegeben sind.

Andererseits aber muß betont werden, daß auch im Alter noch eine Dementifizierung bei Schizophrenen keineswegs die Regel ist: 22,8% unserer Probanden zeigten bei der Nachuntersuchung überhaupt keine und weitere 34,9% nur geringfügige psychoorganische Ausfälle.

Während dem Geschlecht kein erkennbarer Einfluß zukommt, steigt erwartungsgemäß die Häufigkeit von organischen Psychosyndromen mit zunehmendem Alter fast linear an. Wichtig ist auch, daß wir (allerdings nur bei einer beschränkten Zahl von Probanden mit genügenden Informationen) keinerlei Anhaltspunkte für ein wesentlich früheres (oder späteres) Eintreten der Altersdemenz bei Schizophrenen im Vergleich zur Durchschnittsbevölkerung finden konnten. Daß — wie etwa behauptet wurde — dem ruhigen Spitalmilieu eine Schutzwirkung gegen die Entwicklung einer Demenz zuzuschreiben wäre, konnte eindeutig widerlegt werden, da organische Ausfälle gerade bei lange hospitalisierten Schizophrenen vergleichsweise besonders häufig waren. Dies hängt mit dem weiteren wichtigen Befund zusammen, wonach schwerere organische Demenzen bei ungünstig ausgehenden Schizophrenien statistisch gesichert häufiger sind als bei solchen mit günstigen Langzeitverläufen. Daraus mußten wir — allerdings mit Vorbehalten, die sich vor allem auf den möglichen gleichsinnigen Einfluß von Zusatzvariablen somatischer und sozialer Art beziehen — auf ein weiteres Indiz [33] für eine gewisse Mitbeteiligung zerebral-organischer Faktoren, namentlich bei ungünstig verlaufenden Schizophrenien, schließen.

Was die (in unserem Material nur kasuistisch prüfbaren) „Interferenzerscheinungen" psychopathologischer Art zwischen organischem Altersabbau und vor- oder weiterbestehender schizophrener Psychose anbetrifft, so fanden wir schon in der kleinen Auswahl von Fällen mit gesichert schwerstgradiger organischer Demenz fast alle nur denkbaren Wechselbeziehungen: einfache Mischung bzw. Superposition organischer und psychotischer Elemente ohne erkennbare „Interferenz", Abschwächung und Zerfall der schizophrenen Symptomatik bis zum eventuellen völligen Verschwinden, oder im Gegenteil kumulierende Verstärkung gewisser schizophrener Einzelzüge, vorübergehende „schizophrene Färbung" einer organischen Demenz lange nach Abklingen der ursprünglichen Psychose, oder schließlich auch völlige zeitliche und erscheinungsbildliche Unabhängigkeit zwischen den beiden Symptomen. Weitaus am häufigsten waren in unserer beschränkten Auswahl die einfachen Mischbilder und die Fälle von Abschwächung bzw., wie man aus psychodynamischer Sicht gut verstehen könnte, von einem „Abbau" der schizophrenen Krankheitserscheinungen parallel zum organischen Verfall. Daraus ergab sich, daß trotz des zweifelsfreien statistischen Zusammenhanges zwischen ungünstiger Langzeitentwicklung der Psychose und organischer Demenz der letzteren in einem vorgerückten Spätstadium wiederum eine mildernde Wirkung auf die schizophrene Symptomatik zukommen kann.

---

[33] Ein erstes Indiz für eine Beteiligung organischer Faktoren ergab sich aus der erhöhten Sterblichkeit Schizophrener. In gleichem Sinne können die später (Kap. E.III) zu berichtenden statistischen Beziehungen zwischen vermehrtem organischem Abbau einerseits und einfacher, d.h. prognostisch ungünstiger Verlaufsform der Krankheit sowie besonders lange dauernder Ersthospitalisation andererseits interpretiert werden.

Wie wir erhofft hatten, sind die Ergebnisse aus diesem Spezialsektor, obwohl nicht ganz leicht auf einen gemeinsamen Nenner zu bringen, für die Schizophrenielehre im allgemeinen von Interesse: Aus den Häufigkeitsverhältnissen von psychoorganischen Altersdemenzen bei Schizophrenen ergeben sich eine Reihe von Indizes für eine gewisse Mitbeteiligung zerebral-organischer Faktoren bei der Schizophrenie im allgemeinen und bei ungünstig verlaufenden Formen im besonderen. Jedoch scheinen diese hypothetischen organischen Faktoren weder regelmäßig noch besonders durchschlagskräftig zu sein. Wenn überhaupt, so kann es sich hier nur um eine Teilkomponente unter vielen anderen pathogenen Einflüssen handeln. Auch bei ungünstig verlaufenden Schizophrenien sind organische Demenzen eher die Ausnahme als die Regel, und bei den günstigen Fällen geht die Demenzhäufigkeit wahrscheinlich nur wenig über die einer Durchschnittsbevölkerung gleichen Alters hinaus. Im ganzen gewinnt die Schizophrenie also selbst im vorgerückten Alter noch keineswegs das Gepräge einer eindeutig oder auch nur vorwiegend organischen Erkrankung!

IV. Soziale Situation und soziale Anpassung im Alter

1. Einleitende Bemerkungen, Methodik

Nachdem wir nun die eigentlichen schizophrenen Störungen und die psychoorganischen Abbauerscheinungen im Alter gesondert untersucht haben, wenden wir uns in diesem Kapitel als letztem der drei Teilaspekte, die sich in der Folge zu einem Gesamtbild des psychischen Gesundheitszustandes unserer Probanden zusammenfügen sollen, dem Sozialverhalten bzw. der „sozialen Anpassung" zu. – Vielleicht bedarf es einer Erklärung, warum wir uns veranlaßt fühlten, diese nicht im traditionellen Sinne medizinische und psychiatrische, d.h. nicht klar in Kategorien von Gesund- und Kranksein erfaßbare Dimension den beiden anderen durchaus gleichgewichtig zur Seite zu stellen. Dies hat seinen Grund nicht nur darin, daß die moderne Psychiatrie immer mehr gelernt hat, psychische Krankheit auch und vor allem als soziale Verhaltensstörung zu sehen und demgemäß den ganzen sozialen Kontext seelischer Störungen in ihr Blickfeld einzubeziehen. Darüber hinaus drängte sich eine solche Ausweitung gerade im Alter und gerade bei Schizophrenen auch deshalb auf, weil anders ihr psychischer Zustand, sofern man diesen überhaupt einigermaßen ganzheitlich zu erfassen trachtete, gar nicht zureichend beschrieben werden könnte. Müssen wir uns doch vergegenwärtigen, daß bei ganz gleichen psychopathologischen Symptomen – seien diese nun psychotischer oder psychoorganischer Art – alte Schizophrene doch rein aufgrund ihres Sozialverhaltens völlig verschieden, immer noch schwer gestört oder aber fast wieder „normal" sein können. Nehmen wir zum Beispiel zwei betagte Psychotiker, die beide im Sinne von „Residualzuständen" weiterhin an Halluzinationen und Wahnideen, einer gewissen autistischen Verschrobenheit, Manierismen, Stereotypien, daneben vielleicht auch an leichteren psychoorganischen Ausfällen leiden. Der eine sei seit langem entlassen, verbringe sein Alter als kauziger Sonderling in einer Familie, verrichte dort kleine Gelegenheitsarbeiten, unterhalte recht intensive, wenn auch schwierige Kontakte mit Personen seiner Umwelt und sei im ganzen einigermaßen fähig, sich selbständig in der Gemeinschaft zu bewegen. Der andere aber lebe seit langem völlig zurückgezogen, passiv und hochgradig abhängig auf einer Chronischenabteilung eines Spitals oder Altersheimes. Obwohl bei beiden die ursprüngliche psychotische Symptomatik vielleicht klar gebessert und auch der

„Endzustand" gradmäßig nach unseren Kriterien wenig verschieden sein mag, blieben doch ganz offensichtlich wesentliche Unterschiede unerfaßt. wenn wir den psychischen Gesamtzustand beider Fälle gleich bewerten würden. Noch krasser werden solche Unstimmigkeiten, wenn etwa beim ersten Probanden rein psychopathologisch noch erhebliche Störungen vorliegen, beim zweiten aber sozusagen keine mehr. Bei welchem von ihnen darf nun mit mehr Recht von einem besseren bzw. schlechteren psychischen Gesamtzustand gesprochen werden?

Nun soll natürlich mit diesen Überlegungen keineswegs bestritten werden, daß in vielen klassisch-psychopathologischen Symptomen und Syndromen, bei Schizophrenen namentlich in den Begriffen des Autismus, der Kontaktstörung, des „inadäquaten Verhaltens" usw., die Dimension des Sozialverhaltens mitenthalten und mitausgedrückt ist. Man könnte meinen, daß es genügen müßte, solche „Symptome" gebührend zu berücksichtigen, um die gezeigten Unterschiede im Gesamtbild zu erfassen. In Wirklichkeit, d.h. konkret bei unseren Nachuntersuchungen im Alter, führte indessen dieser Versuch immer wieder zu großen Schwierigkeiten und Unklarheiten. Wann ist ein abhängiger, zurückgezogener und passiver Greis — zum Beispiel in einem öden Altersheim — „autistisch" und wann dem Alter und der ganzen Situation entsprechend „normal"? Wie gewinnen wir Anhaltspunkte, um einen solchen fragwürdigen „Autismus" zu gewichten und in verschiedene Schweregrade einzustufen? Und wie beziehen wir den Aspekt der sozialen Selbständigkeit oder Abhängigkeit, der im höheren Alter fast mehr als die psychopathologischen Störungen zum eigentlichen diskriminierenden Faktor im Gesamtbild wird, seiner Bedeutung entsprechend in unsere Beurteilungen ein?

Auf alle diese Fragen fanden wir keine bessere Antwort als eben die, das Sozialverhalten abgelöst von den eigentlichen Krankheitssymptomen ins Auge zu fassen und als eigene Dimension zu bewerten, die wir — vielleicht nicht ganz glücklich, aber den gebräuchlichen angelsächsischen Termini „social adaptation" oder „social adjustment" entsprechend — „soziale Anpassung" genannt haben.

Allerdings geraten wir mit diesem Entschluß in neue Schwierigkeiten, denn es ist ja keineswegs von vornherein klar, was mit dem in der modernen Literatur so oft verwendeten Begriff der „sozialen Anpassung" eigentlich gemeint ist. Vielfach bleibt er völlig verschwommen, und wo er — wie in der Auswahl von 12 gebräuchlichen Bewertungsskalen, die wir in einer früheren Publikation (*Ciompi* u. *Medwecka,* 1971) kritisch gesichtet und miteinander verglichen haben — zu Forschungszwecken genauer definiert ist, so geschieht dies, wenn auch mit Überlappungen, je nach Ausgangspunkt und Zielsetzung auf immer wieder verschiedene Weise. Auf eine Skala für eine zugleich einfache und doch umfassende, die Besonderheiten der Alterssituation gebührend berücksichtigende Erfassung der „sozialen Anpassung", wie wir sie für unsere Bedürfnisse nötig hatten, sind wir nicht gestoßen. Es blieb uns deshalb nichts anderes übrig, als eine solche selber auszuarbeiten.

Aus dieser Notwendigkeit ist die — bereits in anderen Untersuchungen aus der „Lausanner Enquete" verwendete — „Lausanner Skala zur globalen sozialen Anpassung im Alter" (*Ciompi* u. *Medwecka,* 1971) entstanden. Wir haben darin nach mehrfachen und verschiedenartigen Ansätzen schließlich drei Hauptaspekte unterschieden, die uns für die angestrebte globale Erfassung der „sozialen Anpassung" im Alter sowohl unerläßlich wie auch genügend umfassend erschienen. Aus dem Zusammenspiel zwischen ihnen sollte sich ein Maß für die „globale soziale Anpassung" ergeben. Es handelt sich um:

1. den Grad der sozialen Abhängigkeit,
2. die Qualität der mitmenschlichen Beziehungen,
3. das Ausmaß (bzw. die Quantität) der mitmenschlichen Beziehungen.

Wie man sieht, haben wir sehr allgemeine Kriterien gewählt und auf präzisere Indizes wie berufliche oder anderweitige Tätigkeit, Sozialstatus, soziale Rollen und Funktionen, körperliche Leistungsfähigkeit usw., wie sie manche andere Skalen heranziehen, bewußt verzichtet, und zwar deswegen, weil sie uns den Besonderheiten der Alterssiutation nicht gerecht zu werden schienen (es liegt zum Beispiel auf der Hand, daß in unserer Gesellschaft ein alter Mensch sozial durchaus „angepaßt" bleiben kann, auch wenn er nicht mehr arbeitet und sowohl seinen früheren Sozialstatus wie auch viele seiner früheren sozialen Funktionen nicht mehr innehat).

Um so wichtiger mußte es freilich werden, diese sehr allgemeinen Kriterien so gut zu definieren, daß eine zuverlässige, auch einer Reliabilitätsuntersuchung standhaltende Beurteilung möglich wurde. Solchen Anforderungen konnten wir nur durch eine Reduktion auf eine grob dichotomisierende gut/schlecht-Bewertung jedes Einzelaspektes und durch die Verwendung der folgenden Definitionen gerecht werden [34].

A. Soziale Unabhängigkeit

Note 1 = gut, befriedigend:
    weitgehend unabhängig oder wenig abhängig; fähig, die eigenen Angelegenheiten selbständig, ohne direkte Hilfe und/oder Überwachung zu führen

Note 2 = mittelmäßig, schlecht:
    weitgehend oder völlig abhängig; unfähig, die eigenen Angelegenheiten selbständig zu führen. Direkte Hilfe und/oder Überwachung notwendig (zum Beispiel Vormundschaft, Beiratschaft, meist bei Heim- oder Spitalinsassen, immer bei Vorliegen einer Demenz)

Note 3 = unsicher, nicht beurteilbar

B. Qualität der sozialen Kontakte

Note 1 = gut, befriedigend:
    vorwiegend nicht manifest konflikthafte Beziehungen mit der gewohnten Umgebung

Note 2 = mittelmäßig, schlecht:
    vorwiegend manifest konflikthafte Beziehungen mit der gewohnten Umgebung

Note 3 = unsicher, nicht beurteilbar

C. Quantität der sozialen Kontakte

Note 1 = gut, befriedigend:
    vielfältige oder ziemlich vielfältige Kontakte mit Personen der direkten Umgebung und/oder der weiteren Umwelt und/oder der Gemeinschaft i.w.S.

---

[34] Die Prüfung der Interrater-Realiabilität an 2 Serien von 30 und 200 Fällen aus der „Lausanner Enquete" (nicht nur Schizophrene) ergab eine Konkordanz zwischen 2 Beurteilern von 73% (globale soziale Anpassung) bis 89% (soziale Abhängigkeit). – Eine Prüfung der Validität durch Vergleich mit einem anderen Verfahren konnte bisher nicht durchgeführt werden.

Note 2 = mittelmäßig, schlecht:
    spärliche oder praktisch keine Kontakte mit Personen der direkten Umgebung und der weiteren Umwelt und der Gemeinschaft i.w.S.

Note 3 = unsicher, nicht beurteilbar

D. Globale soziale Anpassung

Note 1 = gut:
    3mal Note 1 in den 3 vorangehenden Beurteilungen A, B und C

Note 2 = befriedigend:
    2mal Note 1 und 1mal Note 2 in den 3 vorangehenden Beurteilungen A, B und C

Note 3 = mittelmäßig:
    1mal Note 1 und 2mal Note 2 in den 3 vorangehenden Beurteilungen A, B und C

Note 4 = schlecht:
    3mal Note 2 in den 3 vorangehenden Beurteilungen A, B und C

Note 5 = unsicher:
    1- oder mehrmals Note 3 in den 3 vorangehenden Beurteilungen A, B und C

Es wird also zunächst jeder der 3 für wesentlich befundenen Einzelapsekte gesondert beurteilt; aus ihrer Kombination ergibt sich dann auf genau definierte Weise die gesuchte Globalbewertung der „sozialen Anpassung" im Alter.

Nun findet natürlich diese „globale Anpassung" nicht in einem luftleeren oder uniformen Sozialraum, sondern in einer immer wieder anderen konkreten, zum Beispiel durch das jeweilige Wohn- oder Pflegemilieu, die Familienkonstellation, die ökonomischen Verhältnisse, die Beschäftigungsmöglichkeiten usw. bestimmten *sozialen Alterssituation* statt. Diese bleibt nicht etwa, wie es den Anschein haben könnte, einfach unberücksichtigt. Wir werden vielmehr über solche aktuell-situative soziale Variablen gleich anschließend einige Angaben machen und in einem späteren Kapitel (E.IV) ihren Einfluß auf den Altersverlauf und auch auf die „soziale Anpassung" selbst zu erfassen suchen. Hier aber geht es uns ja in erster Linie um die Frage, wie unsere ehemaligen Patienten in ihrer jeweiligen konkreten Alterssituation sozial zurechtkommen, d.h. wie es in dieser Beziehung um ihre psychische Gesundheit bestellt ist. Unsere Definitionen der „sozialen Anpassung" sind deshalb absichtlich so gewählt, daß sie eine Beurteilung abgelöst von der jeweiligen und besonderen Sozialsituation jedes einzelnen Probanden erlauben.

2. Zur sozialen Alterssituation unserer Probanden

Von der konkreten sozialen Alterssituation unserer Probanden ist teilweise schon in einem vorangegangenen Kapitel, nämlich bei der Untersuchung der Spitalaufenthalte von der Erstaufnahme bis ins Senium implizite die Rede gewesen, und zu einem anderen Teil werden genauere Angaben darüber bei der angekündigten Analyse der statistischen Beziehungen von verschiedenen Sozialvariablen zum Altersverlauf im Kapitel E.IV gemacht werden. Unter Verweis auf die dort berichteten Zahlen läßt sich die Sozialsituation unserer Probanden in großen Zügen folgendermaßen charakterisieren:

Spitalaufenthalte

Bei der Untersuchung der Spitalaufenthalte im Laufe der Beobachtungszeit hatten wir gesehen, daß im Senium der größere Teil unserer Probanden überhaupt nie mehr, eine Minderheit dagegen fast dauernd in Spitalpflege weilte, während die früher häufigen kürzeren Hospitalisationen mit zunehmendem Alter fast gänzlich verschwanden (vgl. Abb. 12, S. 68).

Milieu

Demgemäß trafen wir zur Zeit der Nachuntersuchung nur rund 2/5 der Probanden in Spitälern an, ein weiteres knappes 1/5 allerdings in anderen Institutionen wie Altersheimen, Pensionen usw. Eine Minderheit von rund 2/5 aller Probanden lebte dagegen selbständig (allein) oder in einer Familie.

Zivilstand

Ein unverhältnismäßig hoher Anteil von ihnen war ledig (45%!), verwitwet oder geschieden. Verheiratet waren zur Zeit der Nachuntersuchung nur 17% der Probanden.

Beschäftigung

Etwas mehr als die Hälfte (51%) der Nachuntersuchten war trotz eines Durchschnittsalters von rund 75 Jahren noch irgendwie beschäftigt und tätig, meistens allerdings nur in einer außerberuflichen Teilzeitbeschäftigung (37%), viel seltener dagegen in einer normalen Ganztagsarbeit (14%).

Körperlicher Gesundheitszustand

Entsprechend war auch der allgemeine körperliche Gesundheitszustand bei der Nachuntersuchung bei rund der Hälfte der Probanden gut und bei einem weiteren Drittel mittelmäßig; ausgesprochen schlecht war er nur bei einer kleinen Minderheit.

Zusammengefaßt ist die Sozialsituation unserer im Durchschnitt rund 75jährigen Probanden also dadurch charakterisiert, daß der größere Teil von ihnen in irgendwelchen Institutionen (Spitälern, Heimen, Pensionen) lebte, nicht oder nicht mehr verheiratet, noch teilzeitweise beschäftigt und körperlich in guter bis mittelmäßiger Allgemeinverfassung war (wobei zu beachten ist, daß diese statistischen Charakteristika nicht die gleichen Probanden gleichzeitig betreffen müssen: Noch arbeitsfähig waren zum Beispiel naturgemäß vermehrt diejenigen, die außerhalb von Institutionen lebten).

3. Die Ergebnisse der Beurteilung der „sozialen Anpassung" im Alter

In Abb. 22 ist graphisch dargestellt, zu was für Ergebnissen die Beurteilung des Selbständigkeitsgrades, der Qualität und des Ausmaßes der Sozialkontakte sowie der „globalen sozialen Anpassung" mittels der Lausanner Skala geführt hat. Was erstens den Grad der *sozialen Abhängigkeit* anbetrifft, so sehen wir, daß dieser nur bei rund 1/3 der Probanden noch als gut oder befriedigend beurteilt werden konnte. Die restlichen 2/3 der Nachuntersuchten lebten dagegen im Senium in einer Situation weitgehender sozialer Abhängigkeit;

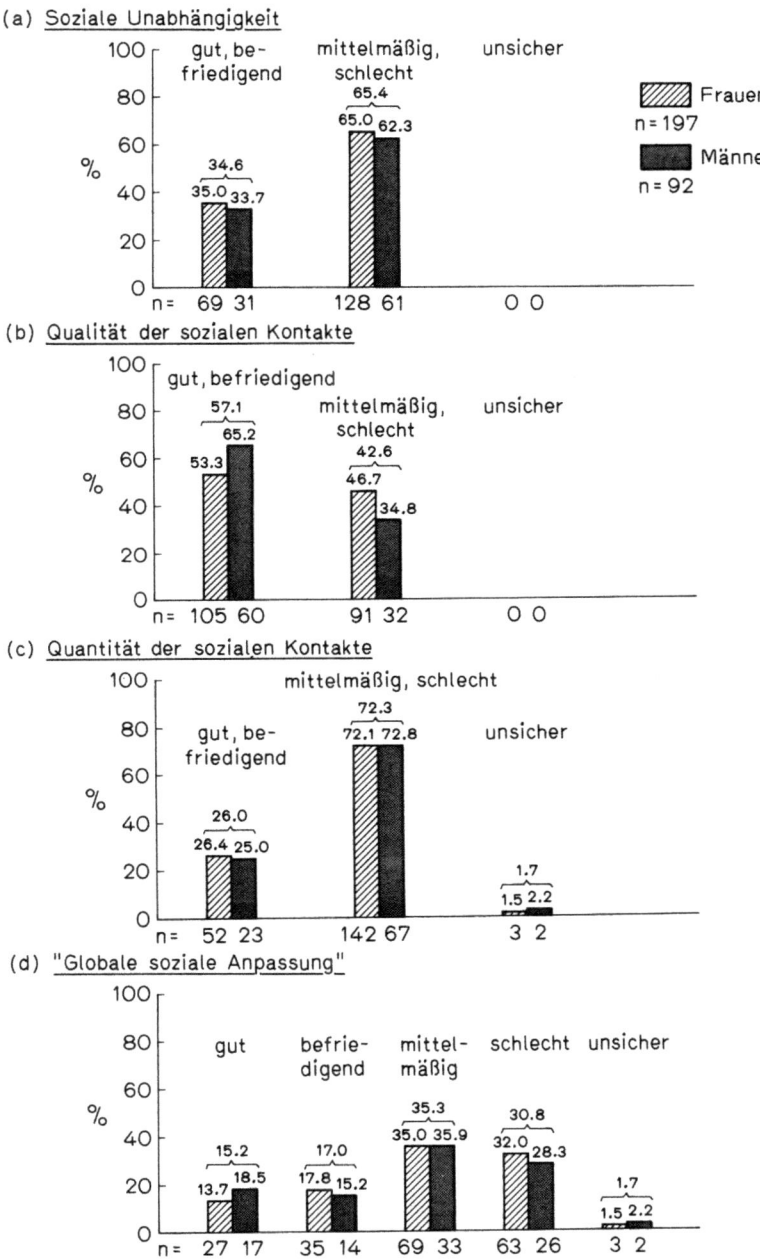

Abb. 22 a–d. Die „globale soziale Anpassung" und ihre Komponenten

sie bedurften der Hilfe und/oder Überwachung und waren nicht fähig, ihre Angelegenheiten selbständig zu führen. — Nun darf freilich dieser hohe Anteil von sozial Abhängigen nicht allein mit der Schizophrenie in Zusammenhang gebracht werden. Eine wesentliche Rolle spielt zunächst das Alter selbst — die soziale Abhängigkeit nimmt ja nicht nur bei unseren Probanden, sondern auch in einer Normalbevölkerung mit zunehmendem Alter stark zu —, und zu berücksichtigen sind ferner der körperliche Gesundheitszustand und das Vorliegen eines psychoorganischen Syndroms. Da— wie vorher berichtet — rund 1/4 unserer Probanden an mittelschweren bis schweren Demenzerscheinungen leidet, fällt definitionsgemäß schon rein deswegen ein erheblicher Teil von ihnen unter die Rubrik der sozial Unselbständigen. Aber andererseits weist mehr als die Hälfte der als abhängig klassierten Probanden *keine* erheblichen psychoorganischen Ausfälle auf, und die kasuistische Überprüfung der entsprechenden Fälle zeigt, daß — wie zu erwarten — ihre soziale Abhängigkeit doch vielfach durch weiterbestehende Krankheitssymptome bedingt ist. Es ist deshalb sehr wahrscheinlich – für genaue Vergleiche fehlt eine entsprechend untersuchte Kontrollgruppe —, daß *ehemalige Schizophrene in der Seneszenz wesentlich öfter einer Situation sozialer Abhängigkeit verfallen als eine gleichaltrige Normalbevölkerung.*

Erheblich günstiger erweist sich die Situation dagegen hinsichtlich der *Qualität der sozialen Kontakte,* die bei einer deutlichen *Mehrheit von fast 3/5 unserer Probanden als gut oder befriedigend,* d.h. nach unseren Kriterien weitgehend frei von manifesten Konflikten mit den Bezugspersonen der gewohnten Umgebung klassiert werden konnte. In diesem Befund spiegelt sich sicher die früher mitgeteilte häufige Tendenz zur Beruhigung und Abflachung der schizophrenen Krankheitserscheinungen im Alter, die bewirkt, daß manche seinerzeit äußerst schwierige, gespannte, ja vielleicht gewalttätige Kranke im Senium viel friedlicher und zugänglicher werden können. Hierfür kurz ein kasuistisches Beispiel[35].

Fallbeispiel Nr. 23

♀, 1886 (Fall 539)

Um das 50. Lebensjahr schleichend erkrankte, seit der Erstaufnahme mit 57 Jahren (1943) fast dauernd hospitalisierte, viele Jahre lang äußerst schwierige, aggressive, häufig schwer erregte und zerfahrene, oppositionell-negativistische, optisch, akustisch und körperlich halluzinierende Wahnkranke. Gegen das 70. Lebensjahr wird sie, parallel wohl mit einem stärkeren Hervortreten von Altersbeschwerden (Schwerhörigkeit, Herzinsuffizienz) allmählich ruhiger und zugänglicher; die Erregungszustände verschwinden nach und nach völlig; mit 76 Jahren kann die Patientin wider Erwarten noch in Familienpflege entlassen werden, wo sie seither bis zur Nachuntersuchung mit 80 Jahren (1966) schließlich ein friedliches Greisenalter verbringt. Ganz im Gegensatz zu früher verträgt sie sich gut mit ihrer Umwelt, wobei allerdings die Kontakte auch wegen zunehmender Schwerhörigkeit und Sehschwäche spärlich sind. Immer noch vorhandene Halluzinationen und Wahnreste beeinflussen das Alltagsverhalten kaum mehr; auch dem Untersucher gegenüber ist die Probandin freundlich und kollaborierend, beklagt nur, daß sie nicht mehr arbeiten kann, aber erklärt sich sonst mit ihrer Situation ganz zufrieden. Leichtes psychoorganisches Syndrom ohne Orientierungsstörungen.

Im übrigen stoßen wir hier — im Gegensatz zu den zwei anderen untersuchten Aspekten des Sozialverhaltens — auf einen interessanten, statistisch allerdings nur schwach signifikanten Unterschied zwischen den Geschlechtern, indem solche konfliktarmen Umweltbeziehungen bei Männern deutlich häufiger beobachtet wurden als bei Frauen. Es handelt sich um einen der ganz wenigen Entwicklungsunterschiede zwischen den Geschlechtern im Alter, den wir überhaupt in unserer Untersuchung nachzuweisen vermochten. Worauf

---

[35] vgl. ferner Fallbeispiel Nr. 16, S. 105.

er zurückzuführen ist, läßt sich aus unseren Daten nicht erklären; vielleicht bleiben allgemein oder jedenfalls in unserem Material Frauen im Alter beweglicher, aktiver und damit auch streitbarer als Männer, vielleicht neigen sie auch weniger zu ruhig-passiver Resignation. Da aber solche Vermutungen durch keinerlei Parallelbefunde wie zum Beispiel durch verschiedenartige Altersverläufe oder Residualzustände je nach Geschlecht gestützt werden, können wir ihnen zugestandenermaßen kein großes Gewicht beimessen.

Nun muß indessen dieses scheinbar recht günstige und friedliche Bild alsbald relativiert werden, indem wir auch noch den dritten untersuchten Aspekt des Sozialverhaltens, nämlich das Ausmaß bzw. die *Quantität der Sozialkontakte* ins Auge fassen. Hier zeigt sich nun, daß die mitmenschlichen Beziehungen unserer Probanden zwar vorwiegend konfliktarm, aber gleichzeitig auch bei fast 3/4 von ihnen ausgesprochen spärlich sind. Dies wiegt um so schwerer, als wir ja in dieser Beurteilung ausdrücklich nicht etwa nur die Kontakte zur gewohnten Umgebung, sondern auch solche zu außenstehenden Bezugspersonen und zur Gemeinschaft im weiteren Sinne einbezogen haben. Wir wollten damit der auch von *M. Bleuler* (1972) erwähnten Tatsache Rechnung tragen, daß gewisse alte Schizophrene — wie übrigens manchmal auch andere alte Menschen — vielleicht auf einer Spitalabteilung oder in einem Altersheim völlig zurückgezogen und autistisch erscheinen mögen, dabei aber doch, wie sich überraschend zum Beispiel bei Besuchen zeigen kann, zu bestimmten Bekannten oder Verwandten von draußen lebhafte und reiche Kontakte unterhalten. Selbst dies war also bei der Mehrheit unserer Probanden nicht der Fall. Auch wenn man, wie schon bei der sozialen Abhängigkeit, das Vorliegen von recht vielen Demenzfällen und mögliche andere Faktoren, namentlich das Alter und damit das laut amerikanischen Untersuchungen so oft schon normalerweise damit verbundene soziale „Disengagement" (*Cummings* u. *Henry,* 1961) mitberücksichtigt, liegt doch die Vermutung sehr nahe, daß die Kontaktarmut vieler unserer Probanden ein Residualsymptom darstellt und also eine direkte Folge der durchgemachten oder noch weiterbestehenden schizophrenen Erkrankung ist. In der Tat besteht erwartungsgemäß eine hochgradig signifikante ($p \leqslant 0{,}001$) Beziehung zwischen den mittelschweren bis schweren „Endzuständen", wie wir sie in einem vorangehenden Kapitel geschildert haben, und sozialer Kontaktarmut im Alter. — Trotz dieses klaren Befundes ist es einmal mehr zu bedauern, daß wir die alten Schizophrenen nicht mit einer gleichaltrigen Normalbevölkerung vergleichen können, um so den nichtpathologischen Alterseinfluß besser zu isolieren. Bei anderen Krankheitsgruppen aus der „Lausanner Enquete", so zum Beispiel bei den alten Alkoholikern, die wir mit der gleichen Methodik untersucht haben, waren jedenfalls trotz einer vergleichbaren Demenzrate die Sozialkontakte in dieser Hinsicht wesentlich besser (quantitativ reiche mitmenschliche Beziehungen bei weit mehr als der Hälfte der sicher beurteilbaren Probanden — vgl. *Ciompi* u. *Eisert,* 1971).

Natürlich sind die untersuchten Aspekte der „sozialen Anpassung" nicht unabhängig voneinander, sondern entwickeln sich teilweise parallel und teilweise gegensätzlich. Besonders auffällig tritt bei der Untersuchung der (hier nicht im einzelnen dokumentierten) verwickelten Zahlenverhältnisse zwischen drei Komponenten die gleichläufig günstige Tendenz zwischen sozialer Unabhängigkeit, qualitativ guten und quantitativ reichen Sozialkontakten, andererseits und typischerweise jedoch eine gegensinnige Tendenz zu häufiger Kontaktarmut bei qualitativ friedlich-ausgeglichenen mitmenschlichen Beziehungen in einer Situation sozialer Abhängigkeit hervor. Das zeigt wiederum, daß frühere Schizophrene im Alter oft ruhiger und insofern sozial „angepaßter", gleichzeitig aber abhängiger und kontaktärmer werden. Die soziale Selbständigkeit aber erweist sich als wohl bestes Indiz für eine auch im übrigen Sozialverhalten günstige Entwicklung.

Entsprechende Unterschiede lassen sich übrigens auch in der Beziehung zwischen Sozialverhalten und Spätverlauf der schizophrenen Symptomatik nachweisen. Ein günstiger Ausgang der Psychose ist am häufigsten mit qualitativ guten, seltener mit auch quantitativ reichen Sozialkontakten und noch weniger oft mit einer Wiedererlangung der sozialen Selbständigkeit gekoppelt.

Nachdem wir nun die drei uns wesentlich erscheinenden Aspekte des Sozialverhaltens erfaßt haben, können wir daran gehen, gemäß den vorstehend erklärten Kriterien die *„globale soziale Anpassung"* unserer Probanden zu beurteilen.

Abb. 22 zeigt, daß nur bei wenigen, d.h. bei 15,2% aller Probanden das Sozialverhalten in jeder Hinsicht, und damit auch die „soziale Anpassung" gesamthaft gesehen, eindeutig gut war. Als global „befriedigend", d.h. nur in einem der drei erfaßten Aspekte ungünstig, konnten immerhin noch weitere 17% der Probanden eingestuft werden. Gut oder befriedigend ist global das Sozialverhalten im Alter somit zusammen bei 32,2% oder rund 1/3 unserer Probanden.

In rund einem weiteren Drittel (35,3%) ist es jedoch nur noch „mittelmäßig" (günstig in einem und ungünstig in zwei der berücksichtigten Aspekte) und im restlichen knappen Drittel (30,8%) eindeutig „schlecht" (ungünstig in allen drei Aspekten). – Nicht beurteilbar nach unseren Kriterien, d.h. unsicher in einem oder mehreren der drei untersuchten Aspekte, waren nur 1,7% der Probanden.

Zur Veranschaulichung seien diese Resultate durch 3 Fallbeispiele illustriert, je einem mit global „guter", „mittelmäßiger" und „schlechter" sozialer Anpassung.

Fallbeispiel Nr. 24

♀, 1890 (Fall 624)

Mit Schizophrenie familiär belastete Hausfrau, die in den 40iger Jahren wegen eines (damals) chronischen polymorphen Liebes- und Verfolgungswahnes mit Beeinflussungsideen, Denkstörungen, Depersonalisationserlebnissen, akustischen, optischen und körperlichen Halluzinationen nebst Zwangssymptomen (Waschzwang) mit der Diagnose „paranoide Schizophrenie" bei uns hospitalisiert werden mußte. Gegen Ende der 40iger Jahre traten Wahn und Halluzinationen allmählich in den Hintergrund, während Autismus, Bizarrerien und Zwangserscheinungen wenig verändert waren. – 20 Jahre später (1959) vernahmen wir von einer Verwandten, daß unsere frühere Patientin seit langem ein ganz normales Leben als Hausfrau führe. Mit 77 Jahren (1967) treffen wir sie bei der Nachuntersuchung als freundliche Greisin mit ihrem Mann in einer hübschen Kleinstadtwohnung lebend, welche sie weiterhin völlig selbständig besorgt. Abgesehen von deutlichen Zwangszügen in der ganzen Lebensführung findet man keine Spur der alten Störungen mehr, welche sie übrigens mit guter Krankheitseinsicht als „lächerlich" beurteilt. Hat viele und gute Kontakte zu Freunden und Bekannten, die häufig zu Besuch kommen, verträgt sich gut mit jedermann, liest viel, hört Radio, schneidert, geht aus, macht Einkäufe, besucht Freundinnen. – In diesem Fall beurteilten wir sowohl den Selbständigkeitsgrad wie auch die Qualität und das Ausmaß der sozialen Kontakte mit Note 1, d.h. als gut, womit *die „soziale Anpassung" global als „gut" (Note 1) eingestuft* werden konnte.

Fallbeispiel Nr. 25

♂, 1883 (Fall 516)

Ehemaliger, seit jeher schizoider Wegmeister, der mit 47 Jahren wegen einer paranoiden Schizophrenie chronischen Gepräges mit Verfolgungswahn, Beziehungsideen, akustischen und olfaktiven Halluzinationen, depressiven Zügen, autistischer Kontakt- und Verhaltensstörung mehrere Monate bei uns hospitalisiert gewesen war. In der Folge konnte er zwar zeitweise seine Arbeit wieder aufnehmen, litt aber weiterhin an Wahn- und Beziehungsideen und zog sich immer mehr in ein völlig einsiedlerisches Leben in seinem abgelegenen Einfamilienhäuschen zurück, wo wir ihn zur Nachuntersuchung im 80. Lebensjahr aufsuchten. Er ist seit 15 Jahren Witwer, körperlich und intellektuell rüstig, besorgt immer noch ganz selbständig Haushalt und Garten, läßt sich vierzehntäglich das Nötigste zum Leben aus einem Spezereiladen bringen, vermeidet jedoch alle sozialen Kontakte, geht praktisch nie aus, empfängt keine Besuche, spricht fast mit niemandem, meint immer noch, Behörden und Nachbarn führten Böses gegen ihn im Schilde, ist äußerst abweisend und mißtrauisch auch bei der Nachuntersuchung. – Hier beurteilten wir den Selbständigkeitsgrad als gut (Note 1), die Qualität und das Ausmaß der sozialen Kontakte dagegen als schlecht (Note 2), was *kombiniert eine nur „mittelmäßige" globale soziale Anpassung im Alter ergibt* (Note 3).

Fallbeispiel Nr. 26

♂, 1893 (Fall 652)

Prämorbid als kontaktarm und subdepressiv geschilderter lediger Fabrikarbeiter, der 36jährig (1929) einer schleichend sich entwickelnden Psychose wegen nach einer klastischen Erregung in stuporös-katatonmutistischen Zustand mit Wahn- und Beziehungsideen und akustischen Halluzinationen für einige Monate in unsere Klinik gelangte. Später arbeitete er, unvollständig gebessert, als Bauernknecht, 68jährig wurde er wegen Landstreicherei aufgegriffen und in ein Altersheim verbracht, wo wir ihn 71jährig nachuntersuchen können. Obwohl er körperlich bei guter Gesundheit ist und auch keine psychoorganischen Abbauzeichen aufweist, kümmert er sich um nichts und unterhält praktisch keine Kontakte mit der Umwelt, außer daß er sich gelegentlich mit dem Personal oder den anderen Insassen herumstreitet. Autistisch, unzufrieden, reizbar und mißtrauisch auch dem Nachuntersucher gegenüber. Ob noch floride psychotische Symptome wie Wahn oder Halluzinationen vorliegen, kann nicht sicher festgestellt werden. – Ständig pflege- und fürsorgebedürftig, d.h. unselbständig, die äußerst spärlichen sozialen Kontakte dazu noch eindeutig schlecht, beurteilten wir diesen Probanden *in allen drei berücksichtigten Verhaltensaspekten und damit auch global als sozial „schlecht" angepaßt* (3mal Note 2, Gesamtnote 4).

Wie wir gesehen haben, ist im ganzen also die „soziale Anpassung" im Senium bei einem Großteil unserer ehemaligen Schizophrenen in mehrfacher Beziehung, d.h. vor allem hinsichtlich des Selbständigkeitsgrades und des Ausmaßes der Sozialkontakte, unbefriedigend. Im Vergleich zu den allgemein eher günstigen Entwicklungstendenzen in bezug auf die psychotische und auch psychoorganische Spätsymptomatik stoßen wir hier höchstwahrscheinlich auf *eines der feinsten und wichtigsten, noch bis in die Seneszenz nachweisbaren Anzeichen der durchgemachten Psychose*.

Bei der Besserung der sozialen Anpassung im Alter Schizophrener, wie sie von einigen Autoren (u.a. *Jaser* u. *Fleck*, 1928; *Vié* u. *Quéron*, 1935; *Bychowsky*, 1952) und auch von einem von uns (*Müller*, 1959) bei Anstaltspatienten beobachtet wurde, handelt es sich nach unseren jetzigen Befunden also vorwiegend um ein Parallelphänomen zur psychopathologischen Beruhigung, d.h. um eine harmonischere, resp. konfliktärmere Einordnung in die Gesellschaft, die sich indessen nicht oder weniger deutlich auf andere wichtige Aspekte des Sozialverhaltens erstreckt. – Immerhin muß betont werden, daß trotz unserer im Querschnittsbild eher negativen Beobachtungen *eindrucksmäßig das Sozialverhalten global im Vergleich zu früheren Krankheitsphasen in der Seneszenz doch vielfach deutlich besser geworden ist* (der Versuch einer genauen Beurteilung dieser Veränderungen scheiterte an den diesbezüglich oft unzureichenden Informationen, was zu einer für eine zahlenmäßige Auswertung ungenügenden Reliabilität führte). Die Spitaleinweisung eines Schizophrenen ist ja sozusagen immer durch schwerwiegende Störungen im Sozialverhalten entscheidend mitbedingt. Wenn im Alter auch nur rund ein Drittel unserer ehemaligen Patienten global gut bis befriedigend angepaßt sind, so ist das zweifellos mehr, als wir zur Zeit der Erstaufnahme gefunden hätten.

4. Zum subjektiven Erleben der Alterssituation

Wie in einem früheren Kapitel erwähnt wurde, haben wir bei der Nachuntersuchung allen Probanden systematisch eine Reihe von Fragen vorgelegt, die sich auf ihr subjektives Erleben bezogen. Was unsere ehemaligen Patienten dabei über ihre Beziehungen zur Umwelt und zur Alterssituation zu sagen wissen, wirft von einer anderen Seite ein gewisses Licht auf ihre „soziale Anpassung", obwohl natürlich im Einzelfall manche Vorbehalte gegenüber den erhaltenen Antworten am Platze sind. Wir berichten deshalb darüber nur in groben Zügen.

Zunächst ist zu erwähnen, daß von vielen Probanden – je nach Frage ungefähr von 1/4–1/3 – ausweichend, vage oder gar nicht geantwortet wurde. Dasselbe haben wir, allerdings in geringerem Ausmaße, in anderen Untersuchungen auch bei Nicht-Schizophrenen beobachtet. Da die gestellten Fragen teilweise von erheblicher affektiver, ja existentieller Bedeutung waren, mußte von vornherein mit dem Hineinspielen vieler Abwehrmechanismen gerechnet werden. Soweit wir indessen klare Antworten erhielten, schien uns zum Beispiel interessant, daß je etwa gleich viele Probanden angaben, im Alter ihren Mitmenschen gegenüber offener oder aber verschlossener geworden zu sein. Nur eine kleine Minderheit wandte sich ausdrücklich und bewußt von der Umwelt ab; die meisten erklärten, an ihr und auch am weiteren Weltgeschehen nach wie vor interessiert zu sein. Sogar der „heutigen Jugend" standen mehr Probanden positiv gegenüber als negativ; allerdings waren hier die ausweichenden Antworten eindeutig in der Mehrzahl. Überraschend war, daß 5/6 der Befragten, die überhaupt eine eindeutige Stellung bezogen, mit ihrem objektiv ja sicher zumeist schweren Leben im ganzen zufrieden waren und mehrheitlich sogar angaben, daß sie gerne noch einmal von vorne beginnen würden. Dabei mag allerdings eine Rolle spielen, daß unsere Probanden – wie viele andere alte Leute auch – vorwiegend von Tag zu Tag oder aber „in der Vergangenheit" zu leben angaben, wobei diese Vergangenheit – aus der übrigens, wie bereits *De Simone* aus unserer Klinik 1963 beobachtet hatte, die ganze Zeit der schizophrenen Erkrankung oft völlig ausgeklammert wurde – zumeist verklärt und idealisiert gesehen wurde. Gleichzeitig erklärten weitaus die meisten Probanden, kaum je an die Zukunft zu denken, keine Zukunftspläne zu hegen und auch keinerlei Angst vor dem Kommenden zu verspüren. Dem Tod standen ausnehmend viele von ihnen mit offenbarer Gleichgültigkeit gegenüber; Angst gestand nur eine kleine Minderheit ein, und noch seltener wurde auf den Tod wie auf eine Erlösung gewartet. Als religiös gläubig bezeichneten sich dabei die meisten, als zugegebenermaßen indifferent nur wenige und als bewußt ablehnend-antireligiös nur eine verschwindende Minderheit.

Vielleicht das Auffälligste an diesen Antworten – bei deren Beurteilung wie gesagt mannigfache Verzerrungen der wirklichen Sachlage durch Abwehrmechanismen in Rechnung gestellt werden müssen – ist ihre Konformität, um nicht zu sagen Stereotypie. Wir haben sie im wesentlichen ganz gleichartig bei praktisch allen anderen Probandengruppen der „Lausanner Enquete" angetroffen und vermuten sehr, daß sie auch in einer Durchschnittsbevölkerung kaum anders ausfallen würden. Es gelingt ganz allgemein nur schwer, aus ihnen etwas Krankheitsspezifisches herauszulesen; am ehesten noch weichen die ehemaligen Schizophrenen durch ihre durchgehende Häufigkeit von vagen und ausweichenden Antworten, durch ihre angebliche Zufriedenheit mit der Vergangenheit und ihre Gleichgültigkeit der Zukunft und dem Tod gegenüber von anderen Krankheitsgruppen aus der „Lausanner Enquete" ab. Das Gemeinsame überwiegt indessen bei weitem. Dies alles scheint uns ein Hinweis darauf zu sein, daß bei betagten Schizophrenen, wie bei anderen psychisch Kranken auch, in dieser Hinsicht jedenfalls die allgemeinmenschliche Alterssituation – man könnte auch moderner sagen, das „Sozialstereotyp des Altseins" – deutlich wichtiger wird als die krankheitsbedingten Abweichungen. Damit sind wir auf Umwegen eines wesentlichen, anders bisher nicht klar zu fassenden Grundeindruckes habhaft geworden, der für das Gesamtresultat unserer Untersuchung gültig ist: *Nicht nur im objektiven Sozialverhalten und im subjektiven Erleben, sondern ganz allgemein werden viele Schizophrene im Alter „normaler", d.h. ganz gewöhnlichen alten Menschen ähnlicher.*

5. Zusammenfassende Betrachtung zur „sozialen Anpassung" im Alter

Unser Konzept, die soziale Situation und Anpassung unserer Probanden abgelöst von der eigentlichen Psychopathologie ins Auge zu fassen, hat eine Reihe von Besonderheiten aufdecken können, die uns zwingen, die eher günstigen Untersuchungsresultate im psychopathologischen Bereich zu relativieren. Zwar ist, wie wir schon früher sahen (Kap. D.II.1), ein guter Teil (um 3/5) der ehemaligen schizophrenen Patienten im Senium fähig geworden, ihr Leben außerhalb von psychiatrischen Spitälern zu führen. Bezieht man jedoch auch die in Altersheimen, Pensionen u.ä. weilenden Probanden ein und stellt ihnen diejenigen gegenüber, die noch in einer Familie oder allein in der offenen Gesellschaft leben, so finden wir, daß *doch eine Mehrheit von ca. 3/5 unserer Probanden ihr Alter im Schutze einer Institution verbringen muß* (2/5 in Spitälern und knapp 1/5 in Heimen u.ä.). Das ist außerordentlich viel, wenn man damit zum Beispiel die Schätzung von *Beske* (1960) vergleicht, welcher „nur" für rund 5% der allgemeinen Altersbevölkerung über 65 Jahre Heim- und Pflegeplätze für notwendig erachtet. *Post* (1959) seinerseits rechnet im Senium in der Durchschnittsbevölkerung mit rund 11% psychisch abhängigen und pflegebedürftigen Personen.

Eine Sondersituation spiegelt sich sicher auch in den Familienverhältnissen bzw. im Zivilstand unserer Probanden, wo die *außerordentlich hohe Rate von Ledigen (45%), Getrennten, Geschiedenen und Verwitweten* (zusammen weitere 38%) auffällt. Verheiratet finden wir nur 17%. Sicher haben wir es auch hier zu einem erheblichen Teil mit den Folgen oder Parallelerscheinungen der durchgemachten Psychose zu tun.

Immerhin scheint angesichts des Durchschnittsalters unserer Probanden von rund 75 Jahren im positiven Sinne bemerkenswert, daß gut die Hälfte (51%) noch irgendwie, meist allerdings nur teilweise, beschäftigt bleibt und daß auch ihr körperlicher Gesundheitszustand im Alter befriedigend ist. Im ganzen aber mußten wir die *globale „soziale Anpassung" mehrheitlich als unbefriedigend taxieren* (rund 2/3 mittelmäßig oder schlecht, nur 1/3 in jeder Hinsicht gut oder doch befriedigend). Wir beurteilten sie kombiniert aufgrund des Selbständigkeitsgrades, der Konflikthaftigkeit und des Ausmaßes der Sozialbeziehungen. In klarer Beziehung zur häufigen Abflachung und Besserung der schizophrenen Symptomatik ging *die typische Entwicklung in Richtung auf eine soziale Befriedung und Beruhigung (bei 57% der Probanden) bei gleichzeitiger Kontaktverarmung (71%) in einer Situation weitgehender sozialer Unselbständigkeit (65%).* Wo dagegen, wie dies immerhin bei einer nicht unbeträchtlichen Minderheit von 35% der Fall war, eine selbständige Lebensführung bewahrt oder wiedergewonnen werden konnte, war auch in den übrigen untersuchten Belangen das Sozialverhalten meistens gut.

Selbstverständlich gehört, wenigstens soweit wir der Theorie vom natürlichen altersbedingten „Disengagement" (*Cummings* u. *Henry*, 1961) glauben dürfen, die bei unseren Probanden mehrheitlich festgestellte Entwicklungstendenz teilweise in den Rahmen normaler sozio-psychologischer Altersveränderungen. Ihr Ausmaß scheint uns jedoch so erheblich, daß wir darin *eines der feinsten, rein psychopathologisch weniger gut faßbaren Spätzeichen der durchgemachten Psychose* zu erblicken meinen.

Trotz dieser wichtigen und eher negativen Befunde gewannen wir doch, ganz ähnlich wie dies zum Beispiel *Wenger* (1968) formulierte, den bestimmten Eindruck (präzise Längsvergleiche scheiterten an methodologischen Schwierigkeiten), daß im Vergleich zu früher *bei einer Mehrheit unserer Probanden das Sozialverhalten in der Seneszenz besser und jedenfalls demjenigen „gewöhnlicher" alter Leute ähnlicher geworden ist.* Dafür spricht u.a. ihr subjektives Erleben der Alterssituation, das sich von dem anderer Krankheitsgruppen und der Allgemeinbevölkerung höchstens durch das größere Ausmaß von auch sonst gängigen Abwehrmechanismen zu unterscheiden scheint. Die allgemeinmenschliche Altersproblematik gewinnt hier offenbar gegenüber den krankheitsbedingten Abweichungen das Übergewicht. Ganz allgemein darf deshalb der Satz aufgestellt werden, *daß viele frühere Schizophrene im Alter „normaler" werden.*

V. Zusammenfassung: Der „globale psychische Gesundheitszustand" im Alter

1. Einleitende Bemerkungen, Methodik

In diesem Kapitel soll eine Synthese unserer bisherigen Feststellungen zum Langzeitverlauf versucht werden, indem wir durch eine kombinierte Berücksichtigung der wichtigsten in den vorangehenden Kapiteln dargestellten Untersuchungsergebnisse uns ein zusammenfassendes Bild über den psychischen Gesamtzustand unserer ehemaligen Kranken im Alter verschaffen wollen. Damit soll es möglich werden, die klinisch schließlich entscheidende, in der bisherigen Analyse von Einzelaspekten jedoch noch nicht ins Blickfeld gekommene Frage zu beantworten, wie gesund oder krank unsere ehemaligen Patienten denn „alles in allem" bei der Nachuntersuchung eigentlich waren.

Methodisch sind wir so vorgegangen, daß wir in jedem Einzelfall eine kombinierte Beurteilung folgender vier Untersuchungsresultate vorgenommen haben:

1. Globalverlauf der Schizophrenie (gemäß Abb. 17, S. 101).
2. Schweregrad andersartiger (zusätzlicher) „funktioneller" Störungen (gemäß Tabelle 16, S. 96).
3. Schweregrad eines eventuellen psychoorganischen Syndroms (gemäß Abb. 20, S. 115).
4. Globale soziale Anpassung (gemäß Abb. 22d, S. 133).

Jeder dieser Aspekte der psychischen Gesundheit ist vorgängig, wie aus den oben angegebenen Tabellen und graphischen Darstellungen ersichtlich ist, in vier (resp. mit der Rubrik „unsicher" in fünf) Schweregrade aufgeteilt worden. Bei der kombinierten Bewertung haben wir nun diese Schweregrade nicht einfach summieren können, weil sich so ein klinisch ganz falsches Resultat ergeben hätte: Schwere Störungen auch nur in einem der vier Bereiche beeinträchtigen den psychischen Gesamtzustand schwer und werden durch eine günstigere Situation in anderen Bereichen (zum Beispiel durch das Fehlen psychoorganischer Ausfälle bei einem im übrigen schwer kranken Schizophrenen) nicht „kompensiert". Demgemäß haben wir die *schwersten* vorhandenen Störungen aus irgendeinem Bereich zum Maß für den „globalen psychischen Gesundheitszustand" genommen. Nur in bezug auf die psychoorganische Symptomatik erwies sich eine leichte Korrektur an diesem Beurteilungsmodus als notwendig, da zum Beispiel bei nur leichten intellektuellen Einbußen ohne irgendwelche anderen Störungen der psychische Gesamtzustand doch noch füglich als gut bezeichnet werden darf und auch eine blande Demenz (vom Schweregrad 4) im Gesamtbild nicht ganz so schwer wiegt wie gravierende Störungen in einem der übrigen Bereiche. Wir haben deshalb bei der kombinierten Bewertung das Gewicht psychoorganischer Ausfälle um einen Schweregrad vermindert, d.h. den Grad 4 als 3, den Grad 3 als 2 und den Grad 2 (und 1) als 1 verrechnet. Als nicht sicher beurteilbar schließlich wurde der psychische Gesamtzustand dann eingestuft, wenn zwei (oder mehr) der vier Einzelaspekte nicht sicher festgelegt werden konnten. Aus diesem Vorgehen ergab sich eine Unterteilung des „globalen psychischen Gesundheitszustandes" in die folgendermaßen definierten vier (resp. 5) Schweregrade:

1. *gut* = keinerlei schizophrene, andersartige oder soziale Störungen (= überall Grad 1), außer *eventuell* leichten psychoorganischen Ausfällen (= Grad 1 oder 2) (s. hierzu Fallbeispiel Nr. 12)

2. *befriedigend* = höchstens leichte schizophrene und/oder andersartige und/oder soziale Störungen (= überall höchstens Grad 2) und/oder mittelgradige psychoorganische Ausfälle (*eventuell* höchstens Grad 3) (s. hierzu Fallbeispiel Nr. 3, 7, 24)

3. *mittelmäßig* = höchstens mittelschwere schizophrene und/oder andersartige und/oder soziale Störungen (= überall höchstens Grad 3) und/oder schwere psychoorganische Ausfälle (*eventuell* Grad 4) (s. hierzu Fallbeispiele Nr. 4, 16, 18, 25)

4. *schlecht* = schwere schizophrene und/oder andersartige und/oder soziale Störungen (= mindestens einmal Grad 4) mit psychoorganischen Ausfällen beliebigen Grades (s. hierzu Fallbeispiele 15, 17, 26)

5. *unsicher* = nicht sicher beurteilbare Störungen in zwei oder mehr der vier berücksichtigten Bereiche.

Dieser Bewertungsmodus, der sich auch in anderen Untersuchungen aus der „Lausanner Enquete" als sehr gut dem klinischen „Gesamteindruck" entsprechend bewährt hat, muß als ausgesprochen streng bezeichnet werden, da der Akzent mehr auf dem Vorliegen als auf dem Fehlen von Störungen liegt: keine oder nur leichte Störungen in einem Bereich verbessern bei anderweitigen Ausfällen das Gesamtresultat nicht, während irgendwo vorhandene

Störungen sich sofort mit vollem Gewicht auswirken. Der „globale Gesundheitszustand" kann damit nur dann als „gut" taxiert werden, wenn wirklich nirgends etwas Krankhaftes festzustellen war.

Auf diese Weise sind wir nun zu den nachstehend berichteten Ergebnissen gelangt.

2. Zusammenfassende Ergebnisse

In Abb. 23 ist der globale psychische Gesundheitszustand zusammen mit seinen 4 konstituierenden Komponenten dargestellt. Wir sehen zunächst (graue Kolonnen), daß die psychische Gesundheit global nur bei 12,1% unserer Probanden als „gut", d.h. frei von jeglichen Störungen (außer eventuell leichten psychoorganischen Ausfällen) taxiert werden konnte. Bei weiteren 19,0% stellten wir höchstens leichte Störungen irgendwelcher Art fest; ihr Gesamtzustand ist also „befriedigend". Aber mittelgradige Störungen irgendwelcher Art lagen immerhin bei 36,6% und solche schweren Grades bei 31,5% der Nachuntersuchten vor. — In die Rubrik „unsicher" fielen nur 1,0% der Probanden.

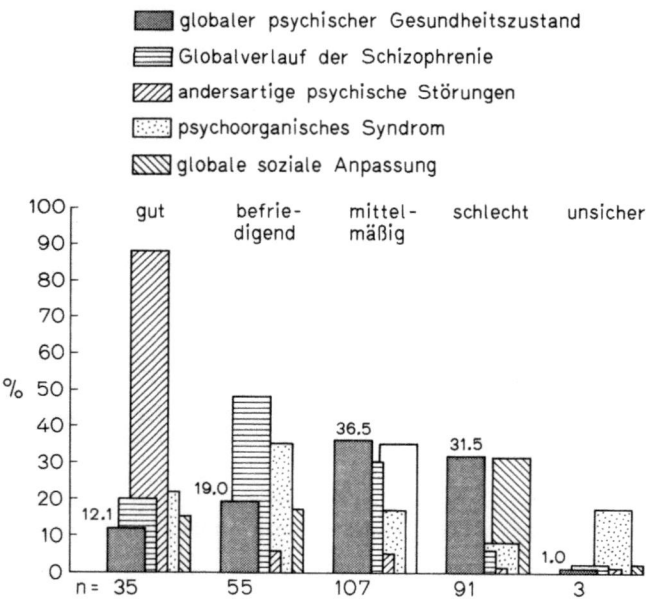

Abb. 23. Der globale psychische Gesundheitszustand uns seine Komponenten

Die Verteilungsunterschiede zwischen den Geschlechtern sind unbedeutend und erweisen sich auch hier, wie schon bei der Untersuchung der verwerteten Einzelaspekte, als statistisch nicht signifikant.

Bei gleichzeitiger Berücksichtigung nicht nur der ursprünglichen Psychose, sondern auch aller anderen möglichen Zusatzstörungen erscheint der psychische „Globalzustand" also bloß noch bei einem knappen Drittel (31,1%) der Nachuntersuchten in eindeutig günstigem Licht („gut" oder „befriedigend"); in einem weiteren guten Drittel (36,3%) ist er nur „mittelmäßig" und im letzten Drittel (31,5%) ausgesprochen „schlecht".

Diese Verteilung ist — als logische Folge der Kombination jeglicher Art von Störungen in unserer Bewertung — deutlich ungünstiger als in jedem der untersuchten Einzelaspekte. Die Schizophrenie selbst (waagrecht schraffierte Kolonnen der Abb. 23) war zur Zeit der Nachuntersuchung in fast 2/3 der Fälle geheilt oder gebessert, die große Mehrheit (fast 95%) der Probanden litt an keinen andersartigen — depressiven, hypochondrischen, zwanghaften usw. — funktionellen Störungen erheblichen Ausmaßes (erste schräg schraffierte Kolonnen), und 2/3 der Nachuntersuchten waren auch frei von schwereren psychorganischen Abbauzeichen (punktierte Kolonnen). Einzig bei der „globalen sozialen Anpassung" (letzte Kolonnen) trafen wir auf eine fast gleichhohe Zweidrittelmehrheit von mittelgradigen oder schweren Störungen wie im „globalen psychischen Gesundheitszustand". *Dieser erweist sich somit in allererster Linie als determiniert durch die häufige Beeinträchtigung der „sozialen Anpassung".* Damit bestätigt sich, was sich schon im Laufe der vorangehenden Kapitel immer deutlicher abzeichnete: Nach Jahr und Tag fallen alte, größerenteils längst spitalentlassene Schizophrene mehrheitlich weder durch eine organische Demenz noch durch eine ausgeprägte produktiv-psychotische Symptomatik auf. Diese flacht meistens erheblich ab oder verschwindet (abgesehen von einigen wichtigen Symptomen wie Gleichgültigkeit, affektiver Rückzug, Abulie, in geringerem Maße auch Wahn und akustische Halluzinationen), und sie findet sich nur wenig häufiger als in einer gleichaltrigen Durchschnittsbevölkerung. Wohl aber trifft man bei einer Mehrzahl von ihnen noch auf Störungen feinerer Art im Sozialverhalten, obschon es hier zu einer Beruhigung und insofern gegenüber früher zu einer Besserung kommt: Ganz in Übereinstimmung mit der berichteten Symptomentwicklung bleiben (oder werden) rund 2/3 unserer Probanden kontaktarm und unselbständig und deshalb in ihrer psychischen Gesundheit gesamthaft doch erheblich eingeschränkt. Etwas ganz Ähnliches hat *Ernst* (1962) bei jüngeren psychotischen und neurotischen Patienten mit seinem Begriff der „unspezifischen Residualzustände" erfaßt; wäre dieser nicht, wie wir anderswo diskutiert haben (*Ciompi* u. *Lai,* 1969), im Senium wegen seiner mannigfachen Überschneidungen mit normalpsychologischen Altersveränderungen weit problematischer als früher, so ließe er sich hier ohne weiteres anwenden.

Aber auch hinsichtlich unserer eigenen Bewertung kann man sich fragen, ob wir etwa normale Altersphänomene als soziale Verhaltensstörungen verkannt und diese damit im Gesamtbild stark überbewertet haben. Hätten wir sie gänzlich außer acht gelassen, so wären wir zu global rund der Hälfte bis drei Fünftel günstigen Gesamtverläufen gelangt statt nur zu einem Drittel. Wir haben diese Frage schon im vorangehenden Kapitel angeschnitten: Natur und Ausmaß der sozialen Verhaltensstörungen — ausgesprochene Kontaktarmut in 71% der Fälle und soziale Unselbständigkeit in 65% bei im übrigen mehrheitlich (56%) friedlichen Sozialbeziehungen — scheinen eindeutig zu zeigen, daß es sich um weit mehr als um ein normales sogenanntes „Alters-Disengagement" handelt. Auch wenn dieses — viel weniger massive und übrigens auch von den Soziologen (zum Beispiel *Clark* u. *Anderson,* 1967) keineswegs unbestrittene — Altersphänomen in unseren Befunden eine gewisse Rolle spielen mag, liegt hier unseres Erachtens doch etwas echt Krankhaftes vor, das zu erfassen gerade ein Ziel unserer Untersuchung sein mußte.

Diese Schlußfolgerung wird auch noch durch einen anderen wichtigen Befund aus den vorangehenden Kapiteln gestützt, nämlich durch den Schweregrad der vorgefundenen

„Endzustände" nach den Kriterien *M. Bleuler*s (Kap. D.II.2). Seine Definitionen enthalten neben psychopathologischen Aspekten unzweifelhaft wichtige Elemente des Sozialverhaltens, die wir später bei der Darstellung der „sozialen Anpassung" gesondert zu erfassen versucht haben [36]. Wie erinnerlich, mußten wir, obwohl sich die Psychose in 2/3 der Fälle im Vergleich zu früher gebessert hatte, fast die Hälfte der „Endzustände" als schwer oder mittelschwer bezeichnen. Das heißt, daß sich auch von diesem parallelen Gesichtspunkt aus eine erhebliche Korrektur des allzu günstigen Bildes aufdrängt, das sich bei der bloßen Berücksichtigung der häufigen psychopathologischen Altersbesserung ergeben hätte.

Die abschließende kombinierte Bewertung des „globalen psychischen Gesundheitszustandes" scheint also tatsächlich, wie wir erhofft hatten, die isolierende Betrachtung einzelner Entwicklungsaspekte aus den vorangehenden Kapiteln in klinisch relevanter Weise zu einem Gesamtbild abzurunden. Unter Vernachlässigung aller Einzelheiten lassen sich jetzt unsere Beobachtungen zur Langzeitentwicklung noch einmal wie folgt zusammenfassen:

Die systematische Nachuntersuchung im Senium (in einem mittleren Alter von 75 Jahren) von 289 vor durchschnittlich fast 37 Jahren einer Schizophrenie wegen bei uns ersthospitalisierten und mehrheitlich seit Jahrzehnten spitalentlassenen Probanden hat gezeigt, daß im Alter die schizophrenen Krankheitserscheinungen gesamthaft und auch in bezug auf die meisten Einzelsymptome im allgemeinen stark zurückgegangen sind und nur sehr selten durch wirklich neue Symptome oder Krankheitsbilder ersetzt werden. Fast immer hat sich der psychische Zustand weitgehend stabilisiert: 1/5–1/4 der Probanden sind völlig geheilt, rund 1/4 zeigen nur noch leichte Störungen, in etwa der Hälfte der Fälle aber ist es unter weitgehender Verwischung und Abflachung des ursprünglichen Krankheitsbildes zu mittelschweren bis schweren „Endzuständen" im Bleulerschen Sinne gekommen, die vor allem durch verstärkte autistische Abkapselung, Gleichgültigkeit und Abulie, eventuell auch durch Halluzinationen und Wahnreste charakterisiert sind. Mittelschwere bis schwere psychoorganische Syndrome, wie wir sie bei 1/4 der Probanden feststellten, treten dabei wahrscheinlich etwas häufiger auf als in einer gleichaltrigen Durchschnittsbevölkerung; sie sind auch etwas häufiger bei ungünstigem Verlauf der Psychose, jedoch kann selbst im Senium keine Rede von einer regelmäßigen Dementifizierung Schizophrener sein. Diese Häufigkeitsverhältnisse, wie auch die untersuchten vielfältigen Interferenzerscheinungen zwischen schizophrener und psychoorganischer Symptomatik, sprechen wahrscheinlich für eine gewisse Mitbeteiligung organischer Faktoren am schizophrenen Krankheitsgeschehen, aber eindeutig gegen eine Auffassung der Schizophrenie als typisch organischem Prozeß. Die den globalen psychischen Gesundheitszustand am schwersten beeinträchtigenden Spätfolgen der Erkrankung liegen auf dem Gebiet des Sozialverhaltens. Obwohl es auch hier mehrheitlich zu einer Beruhigung und Befriedung kommt und die meisten Probanden nach relativ kurzer Ersthospitalisation den Großteil ihres Lebens außerhalb von psychiatrischen Spitälern verbringen konnten (zur Zeit der Nachuntersuchung waren noch 2/5 der Probanden hospitalisiert, 1/5 lebte in Heimen und anderen Institutionen und 2/5 in der offenen Gemeinschaft), verfallen doch über 2/3 von ihnen im Alter einer Situa-

---

[36] Gerade diese Überlappungen waren – zusammen mit einer nur knapp genügenden Reliabilität der Beurteilungen und mit dem Bestreben, zwecks Erhaltung von Vergleichsmöglichkeiten gleich wie in anderen Untersuchungen der „Lausanner Enquete" vorzugehen – mit ein Grund, die „Endzustände" *Bleuler*s nicht ebenfalls in die Verrechnung des „globalen psychischen Gesundheitszustandes" einzubeziehen.

tion weitgehender sozialer Unselbständigkeit und Kontaktarmut. Viel mehr als alte, produktiv-schizophrene oder neue, psychorganische oder andersartige Krankheitserscheinungen sind diese sozialen Verhaltensstörungen dafür verantwortlich, daß der psychische Gesamtzustand im Senium doch nur bei knapp einem Drittel der Nachuntersuchten gut oder befriedigend, d.h. fast oder ganz störungsfrei, bei einem guten Drittel jedoch bloß mittelmäßig und beim letzten knappen Drittel ausgesprochen schlecht war.

Die festgestellten allgemeinen Entwicklungstendenzen bestätigen u.a. frühere Befunde des einen von uns (Müller, 1959) bei dauerhospitalisierten Anstaltspatienten, wonach dem Alter meist eine beruhigende, ausgleichende, stabilisierende, teilweise echt heilende, teilweise aber immobilisierend-rigidifizierende Wirkung auf die Psychose zukommt. Was dabei die mögliche Rolle von Auswahleffekten durch selektive Frühmortalität prognostisch ungünstiger Fälle anbetrifft, so verweisen wir auf unsere Ausführungen im Kapitel C: Betagte ehemalige Patienten stellen zweifellos gegenüber der Ausgangspopulation eine — mit Wahrscheinlichkeit eher günstige — Selektion dar, aber Alterseinflüsse und -entwicklungen können eben grundsätzlich gar nicht anders als bei selektionierten Überlebenden erfaßt werden. In diesem Sinne scheinen uns unsere Feststellungen trotz des stark dezimierten Samples durchaus gültig und innerhalb bestimmter Grenzen (s. dazu Kap. A.4) verallgemeinerungswürdig zu bleiben. Allgemein eher günstig, sind im einzelnen die beobachteten Verläufe außerordentlich vielfältig; sie hängen vermutlich von einer ganzen Reihe von Faktoren ab, über die wir noch viel zu wenig wissen, und dies, obwohl gerade die Kenntnis der auf lange Sicht günstig oder ungünstig wirkenden Einflüsse theoretisch wie auch therapeutisch-praktisch und prophylaktisch entscheidend wichtig wäre. Diese Einflüsse näher zu untersuchen wird, nachdem wir nun die Beschreibung der beobachteten komplexen Langzeitentwicklungen abgeschlossen haben, die Aufgabe des nächsten Kapitels sein.

E. Günstige und ungünstige Faktoren in der Langzeitentwicklung unserer Probanden

I. Vorbemerkungen, Methodik

In diesem Kapitel sollen die Beziehungen zwischen den wichtigsten vorstehend besprochenen Aspekten der Langzeitentwicklung und einer ganzen Reihe von möglicherweise bedeutungsvollen anamnestischen, psychopathologischen und aktuell-sozialen Begleitfaktoren systematisch geprüft werden. Wir hoffen, auf diese Weise der Beantwortung der wichtigen Frage näherzukommen, von welchen Gegebenheiten die so auffallend unterschiedliche Langzeitentwicklung unserer Probanden in günstigem oder ungünstigem Sinne beeinflußt wird.

Folgende Variablen schienen uns in diesem Sinne prüfenswert:

Anamnestische Faktoren:

1. Geschlecht
2. Konstitution
3. Erbverhältnisse
4. Kindheitsverhältnisse
5. Prämorbide Persönlichkeit
6. Intelligenz, Schulbildung
7. Berufsausbildung, Beruf, ,,berufliche Anpassung"
8. Soziale und familiäre Anpassung, Zivilstand

Psychopathologische Faktoren:

1. Alter bei Erkrankungsbeginn
2. Alter bei der Erstaufnahme
3. Form des Erkrankungsbeginns
4. ,,Auslösende Begleitumstände"
5. Dauer der Ersthospitalisation
6. Periode der Erstaufnahme
7. Diagnostische Untergruppe bei der Erstaufnahme
8. Symptomatik bei der Erstaufnahme
9. Verlaufstypus
10. Relative Gesamtdauer der Hospitalisationen
11. Behandlung

Aktuell-situative Faktoren im Alter:

1. Alter zur Zeit der Nachuntersuchung
2. Zivilstand zur Zeit der Nachuntersuchung
3. Wohnmilieu und Wohnort
4. Beschäftigungsniveau
5. Körperliche Gesundheit

Diese Faktoren, hier als „unabhängige Variablen" behandelt, werden systematisch in ihrer Beziehung zu den 5 folgenden, in den vorangegangenen Kapiteln analysierten Aspekten der Entwicklung (als „abhängige Variablen") untersucht:

1. Globalentwicklung der schizophrenen Störungen (gemäß Abb. 17)
2. Erreichter „Endzustand" (gemäß Abb. 16)
3. Auftreten eines psychoorganischen Syndroms im Alter (gemäß Abb. 20)
4. „Soziale Anpassung" im Alter (gemäß Abb. 22d)
5. Globaler psychischer Gesundheitszustand im Alter (gemäß Abb. 23)

Dabei fragen wir nach der statistischen Beziehung der verschiedenen geprüften Faktoren zu günstigen bzw. ungünstigen Entwicklungstendenzen. Letztere sind deshalb überall in diesem Sinne dichotomisiert worden, indem zunächst die jeweils ursprünglich 4 graduellen Untergruppen auf 2 reduziert wurden, durch Gegenüberstellung der geheilten und gebesserten (bzw. nicht oder nur leicht gestörten) Fälle einerseits, der stationären und verschlechterten (bzw. der mittelgradig und schwer gestörten) Fälle andererseits.

Ein methodologisches Problem stellte das Vorliegen einer manchmal recht umfangreichen fünften Kategorie von in ihrer Entwicklung unsicheren Fällen. Statt diesen Unsicherheitsfaktor einfach außer acht zu lassen, haben wir ihn im Gegenteil zwecks Gewinnung möglichst zuverlässiger Resultate maximal berücksichtigt, indem die ausgerechneten statistischen Signifikanzen (analog wie in Fußnote S. 90 dargelegt) nur dann als solche anerkannt und in unseren Tabellen dokumentiert wurden, wenn sie selbst unter der extremen Annahme noch bestehen blieben, daß sämtliche unsicheren Fälle in Wirklichkeit entweder der Kategorie der günstigen oder aber der ungünstigen Entwicklungen angehören würden.

Zur Eruierung von signifikanten Entwicklungsunterschieden in den verschiedenen Untergruppen eines Faktors (zum Beispiel in den verschiedenen Altersgruppen bei der Ersterkrankung) im Vergleich zur Entwicklung sämtlicher 289 Fälle bedienten wir uns der χ^2-Methode für k-unabhängige Samples. (*Siegel*, S. 75 ff.). Da auf diese Weise jedoch nur globale Verteilungsunterschiede, nicht aber die genaue Lokalisation derselben festgestellt werden konnten (die χ^2-Methode erlaubt zum Beispiel nur die Feststellung, daß die Entwicklung in den verschiedenen Altersgruppen signifikant differiert, ohne indessen genau anzugeben, in *welcher* Altersgruppe die Entwicklung signifikant besser oder schlechter verläuft), führten wir beim Vorliegen signifikanter globaler Verteilungsunterschiede noch einen detaillierten Vergleich der Entwicklung in jeder einzelnen Untergruppe mit derjenigen im Gesamtmaterial durch (χ^2-Vierfeldertest oder z-Test). Nur die Ergebnisse dieser letzteren Berechnung figurieren in unseren Tabellen, wobei aus darstellungstechnischen Gründen jeweils bloß angegeben ist, welche Zahl im Verhältnis zum Gesamtmaterial signifikant *zu groß* ist[37] (ihre Komplementärzahl, also zum Beispiel die Zahl der ungünstig verlaufenden Fälle im Vergleich zu den günstigen, ist in Wirklichkeit natürlich ebenso signifikant *zu klein*).

In der ersten Kolonne der Tabellen 20–47 ist die untersuchte unabhängige Variable mit ihren Untergruppen aufgeführt. Die 5 folgenden Kolonnen bezeichnen abgekürzt die oben aufgezählten 5 Verlaufsaspekte, jeweils gegliedert nach positiven (= günstigen), negativen

---

[37] in den Tabellen 20–47 graphisch hervorgehoben.

(= ungünstigen) und unsicheren Entwicklungen. Für das Niveau der statistischen Signifikanzen sind folgende Symbole verwendet: * = p ≤ 0,05 („schwach signifikant"); ** = p ≤ 0,01 („signifikant"); *** = p ≤ 0,001 („hochsignifikant").

Um Entwicklungstendenzen aufzuspüren, die möglicherweise nicht bei den geschilderten Berechnungen im Gesamtmaterial der 289 Fälle, sondern nur bei der Gegenüberstellung von *Extremgruppen,* d.h. der besonders günstig und der besonders ungünstig verlaufenden Fälle sichtbar werden, haben wir außerdem noch die Beziehungen sämtlicher Variablen zu den jeweils extrem guten und extrem schlechten Entwicklungen untersucht. Dieser Vergleich betraf also nur die folgenden Fälle:

1. *Globalverlauf der Schizophrenien:*	Heilung	58 Fälle /	Verschlechterung	17 Fälle
2. *„Endzustand":*	„Heilung" (nach *Bleuler*schen Kriterien)	77 Fälle /	schwerster „Endzustand"	52 Fälle
3. *Psychoorganisches Syndrom:*	keines	66 Fälle /	schwerstes	23 Fälle
4. *Globale „soziale Anpassung":*	gut	44 Fälle /	schlecht	89 Fälle
5. *„Globaler psychischer Gesundheitszustand":*	gut	35 Fälle /	schlecht	91 Fälle

Von einigen Ausnahmen abgesehen, brachten indessen diese zusätzlichen Berechnungen enttäuschend wenig neue Aufschlüsse; meistens traten die bereits vorher sichtbaren statistischen Tendenzen bloß deutlicher hervor. Wir werden die diesbezüglichen Befunde deshalb im folgenden nur da speziell erwähnen, wo sie uns von besonderem Interesse zu sein scheinen.

Schließlich interessierte uns nicht nur der Zusammenhang zwischen bestimmten Faktoren und günstigen oder ungünstigen Entwicklungstendenzen, sondern auch das mehr oder weniger große Gewicht dieser Faktoren. Zu seiner Bestimmung haben wir den für Vergleichszwecke zwischen verschiedenen, nicht-linearen Verteilungen mit asymmetrischen Randsummen nach *Heimann* (1969) besonders geeigneten *interspezifischen Assoziationskoeffizienten von Cole* berechnet (s. auch *Lienert,* 1961; *Cole,* 1949). Er wird uns erlauben, hinsichtlich der Bedeutung der verschiedenen Begleitfaktoren für die Langzeitentwicklung unserer Probanden eine besonders für prognostische Erwägungen sehr interessante präzise Rangordnung aufzustellen [38].

---

[38] Der interspezifische Assoziationskoeffizient von *Cole* variiert zwischen +1 bei in jedem Fall positivem Zusammenhang (z.B.: sämtliche Fälle einer bestimmten Altersgruppe zeigen eine günstige Entwicklungstendenz) über 0 bei Fehlen jeglichen Zusammenhanges bis −1 bei in jedem Fall negativem Zusammenhang (z.B.: kein einziger Fall einer bestimmten Altersgruppe zeigt eine günstige Entwicklungstendenz). Er kann mit der χ^2-Methode auf statistische Signifikanz geprüft werden. − Da der Cole-Koeffizient nur aufgrund einer Vierfeldertafel berechnet werden kann, bedingt er die vorgängige Dichotomisierung der verschiedenen Untergruppen eines Faktors in nur 2 Kategorien (die 5 Altersgruppen bei der Erstaufnahme mußten z.B. dichotomisiert werden in unter und über 45jährige). Dadurch büßt der Cole-Koeffizient an Differenzierungsfähigkeit ein, gewinnt aber an Aussagekraft für grobe Gruppierungen. Die zur Berechnung des Cole-Koeffizienten jeweils als sinnvoll erachteten Vergleichsgruppen sind in den Tabellen 20−47 unten in Klammer angegeben. Wegen dieser Neugruppierung kann es vorkommen, daß für die Cole-Koeffizienten, wie sie auch in den Tabellen 24, 36 und 42 zusammengestellt sind, etwas andere Signifikanzen gefunden werden als bei der Sonderprüfung jeder Untergruppe.

Auf eine naheliegende, noch weitergehende Prüfung der Zusammenhänge zwischen den verschiedenen Variablen mittels korrelationsstatistischen, varianz- und faktorenanalytischen Verfahren mußten wir dagegen wegen der großen Inhomogenität hinsichtlich der Natur und Meßweise der erfaßten Faktoren verzichten. Eine Gruppierung verschiedener wesensmäßig zusammenhängender Variablen zu vermuteten „Grundfaktoren" wird sich aber auf rein klinischer Grundlage zwanglos ergeben.

II. Anamnestische Faktoren

1. Langzeitverlauf und Geschlecht

Wir finden in unserem Material 92 Männer (31,8%) und 197 Frauen (68,2%). Lassen sich irgendwelche signifikanten Entwicklungsunterschiede zwischen den Geschlechtern feststellen? Tabelle 20 gibt über diese Frage Auskunft.

Das Resultat der angestellten Berechnungen ist, daß für keinen einzigen der 5 untersuchten Verlaufsaspekte signifikante Unterschiede zwischen den Geschlechtern bestehen. Auch die zusätzliche Prüfung der Beziehungen zwischen dem Geschlecht und den extrem guten und schlechten Verläufen ergibt kein anderes Resultat. *Der Geschlechtsfaktor scheint also die Langzeitentwicklung unserer Probanden bis ins Alter in keiner Weise zu beeinflussen.*

2. Langzeitverlauf und Konstitution

Wir haben die körperbauliche Konstitution unserer Probanden aufgrund der Krankengeschichtseintragungen bei der Ersthospitalisation in herkömmlicher Weise nach *Kretschmer* (1921) klassifiziert in:

Leptosome	71 Fälle = 24,6%
Pykniker	51 Fälle = 17,6%
andere (Athleten, Dysplastiker, Hypoplastiker)	34 Fälle = 11,8%
Zwischen- und Mischformen	64 Fälle = 22,1%
unsicher	69 Fälle = 23,9%

Diese Unterscheidungen, die rein auf dem klinischen Eindruck der seinerzeitigen Untersucher, nicht aber auf genauen Messungen beruhen, müssen natürlich mit Vorsicht aufgenommen werden. Wegen des Interesses, das den Konstitutionsfragen besonders in der Vorkriegszeit entgegengebracht wurde, schien es uns jedoch interessant, diese Daten auf ihre Beziehungen zum Verlauf zu prüfen (Tabelle 21).

Überraschenderweise ergeben sich auch für diese Variable keinerlei Beziehungen zu einem der 5 Verlaufsaspekte. Selbst wenn man die in der Literatur häufig als prognostisch ungünstig bezeichneten Leptosomen (*Kretschmer*, 1921; *Mauz*, 1930; *M. Müller*, 1949; *Langfeldt*, 1956) sämtlichen anderen Fällen gegenüberstellt, so lassen sich weder für die eine noch die andere Gruppe signifikant günstigere oder ungünstigere Entwicklungstendenzen

Tabelle 20. Statistische Beziehungen zwischen dem Geschlecht und 5 Verlaufsaspekten [a]

	Fallzahl	Globalentwicklung Schizophrenie			„Endzustand"			psychoorganisches Syndrom			soziale Anpassung			globaler psychischer Gesundheitszustand		
		günstig	ungünstig	unsicher	günstig	ungünstig	unsicher	günstig	ungünstig	unsicher	günstig	ungünstig	unsicher	günstig	ungünstig	unsicher
Männer	92	61	31	–	53	35	4	52	21	19	31	59	2	29	63	–
Frauen	197	120	72	5	88	86	23	115	51	31	62	132	3	61	133	3
Σ	289	181	103	5	141	121	27	167	72	50	93	191	5	90	196	3

[a] Erläuterungen s. S. 147.

Tabelle 21. Statistische Beziehungen zwischen der Konstitution und 5 Verlaufsaspekten [a]

	Fallzahl	Globalentwicklung Schizophrenie			„Endzustand"			psychoorganisches Syndrom			soziale Anpassung			globaler psychischer Gesundheitszustand		
		günstig	ungünstig	unsicher	günstig	ungünstig	unsicher	günstig	ungünstig	unsicher	günstig	ungünstig	unsicher	günstig	ungünstig	unsicher
1. Leptosome	71	43	27	1	34	34	3	43	9	19	24	47	–	24	46	1
2. Pykniker	51	31	19	1	25	19	7	29	14	8	18	33	–	17	34	–
3. andere	34	20	13	1	16	14	4	15	9	10	7	27	–	7	27	–
4. Mischformen	64	41	22	1	31	24	9	42	17	5	21	40	3	19	44	1
5. unsicher	69	46	22	1	35	30	4	38	23	8	23	44	2	23	45	1
Σ	289	181	103	5	141	121	27	167	72	50	93	191	5	90	196	3

[a] Erläuterungen s. S. 147.

sichern. Dieser besonders zur älteren Literatur in Widerspruch stehende, selbst für die Extremgruppen (s. S. 148) noch voll gültige Befund läßt folgende Erklärungen zu: entweder müssen die von uns getroffenen Unterscheidungen in bezug auf die Konstitution als zu unsicher betrachtet werden; *unsere negativen Resultate wären damit irrelevant.* Oder aber wir billigen den Beurteilungen der seinerzeitigen Untersucher einen genügenden Annäherungswert zu, um den Schluß zu erlauben, *daß die nach Kretschmer erfaßte Konstitution für die Langzeit- und Altersentwicklung praktisch keinerlei Rolle spielt.* Zum gleichen Schluß ist jedenfalls auch *Hinterhuber* (1973) gelangt.

3. Langzeitverlauf und Erbverhältnisse

Das Interesse für die Beziehungen zwischen dem Verlauf der Schizophrenie und hereditären Faktoren ist in letzter Zeit in Zusammenhang mit neuen großen Untersuchungen zu diesen Fragen (z. B.: *Rosenthal* u. *Kety,* 1968; *Kringlen,* 1968, 1972; *Tienari,* 1968; *Rosenthal,* 1971) wieder stark gestiegen. Auch *M. Bleuler* hat dieser Frage in seinem neuen Buch ein eigenes Kapitel gewidmet und darin die wichtigsten, oft widersprüchlichen Ergebnisse aus der Literatur zusammengefaßt. Aufgrund der eigenen und fremden Ergebnisse kommt er zu dem Schluß, daß die alte, oft rein spekulativ aufgestellte Vermutung, familiär auftretende Schizophrenien verliefen im Durchschnitt ungünstiger als isoliert auftretende, aufzugeben sei. *Bleuler*s eigene Befunde zeigen immerhin eine gewisse Ähnlichkeit der Verlaufskurven unter schizophrenen Verwandten, vor allem bei gutartig-wellenförmigen Verläufen, gar nicht aber bei schwersten chronischen Entwicklungen. Gesamthaft sprechen die Befunde zu dieser Frage jedoch gegen ein Konzept, das bösartige und gutartige Schizophrenien als ihrer Natur nach verschiedene Psychosen auffassen würde. Nicht-hereditäre Einflüsse spielen wahrscheinlich eine weit wichtigere Rolle für den Langzeitverlauf der Schizophrenie als hereditäre.

Unsere eigenen Untersuchungen, die nicht wie bei *Bleuler* auch die Angehörigen der Probanden einbeziehen, erlauben keinen Vergleich der Verläufe unter schizophrenen Verwandten. Zudem sind unsere Auskünfte über Sekundärfälle in der Familie, obwohl an sich sicher recht zuverlässig (den Erblichkeitsverhältnissen wurde in den vergangenen Jahrzehnten an unserer Klinik wie anderswo besondere Aufmerksamkeit geschenkt), doch oft zu summarisch, um zum Beispiel die für eine genaue Analyse notwendige Differenzierung zwischen Verwandten verschiedenen Grades zu ermöglichen. Wir haben deshalb nur folgende Gruppen unterschieden und in ihrer Beziehung zum Verlauf untersucht:

Schizophrenie bei Blutsverwandten	40 Probanden = 13,8%
Andere psychische Erkrankungen bei Blutsverwandten	119 Probanden = 41,2%
Schizophrenie *und* andere psychische Erkrankungen bei Blutsverwandten	28 Probanden = 9,7%
Keine bekannten psychischen Erkrankungen bei Blutsverwandten	59 Probanden = 20,4%
Ungenügende Angaben	43 Probanden = 14,9%

Interessant ist bei diesen Zahlen, daß überhaupt nur für eine Minderzahl von knapp 1/4 unserer Probanden eine hereditäre Belastung mit Schizophrenie bekannt ist, während bei mehr als 1/3 andere schwere psychische Erkrankungen (Depressionen, Manie, schwere Neurosen und Verhaltensstörungen, Alkoholismus usw.) vorkommen. Nur bei rund 1/5 unserer Fälle sind überhaupt keine ernsthaften psychischen Störungen in der Familie bekannt. Ähnliche Verhältnisse wurden auch von anderen Autoren oft vorgefunden (z. B.: *Kallmann*, 1938; *Heston*, 1966; *Kringlen*, 1967; *Kety* et al., 1968; *Shields*, 1971). *Bleuler* zählte unter seinen 208 Fällen 77 = 37% mit und 131 = 63% ohne Schizophrenie in der Verwandtschaft. Vielfach wurden solche Befunde als ein Indiz für die Vererbung nicht der Schizophrenie selbst, sondern einer in einem weiteren Sinn ungünstigen und unausgeglichenen psychischen Struktur interpretiert.

Die in der Tabelle 22 zusammenfassend dargestellten Beziehungen zwischen den Erbverhältnissen und den verschiedenen Verlaufsaspekten ergeben bemerkenswerterweise *keinerlei statistisch signifikante Verlaufsunterschiede zwischen den in Frage stehenden Untergruppen*. Obwohl gewisse Reserven betreffend der Qualität unserer Informationen über Sekundärfälle in dieser nicht speziell auf die Erbverhältnisse zugeschnittenen Untersuchung gemacht werden können, kommen wir doch grundsätzlich zu ganz analogen Resultaten wie *Bleuler* mit seinen wesentlich genaueren Informationen.

Um dieser wichtigen Frage im Rahmen unserer Möglichkeiten noch näher nachzugehen, haben wir ferner geprüft, ob sich 14 Fälle aus unserem Material mit gesichert ausnehmend schwerer familiärer Belastung (3 oder mehr Schizophrene in der näheren Verwandtschaft) in ihrem Verlauf von allen übrigen unterscheiden. Auch dies läßt sich für keinen einzigen Verlaufsaspekt nachweisen. Ein gleich negatives Resultat ergibt sich des weiteren bei der Gegenüberstellung nur der besonders guten und der besonders schlechten Verläufe gemäß dem auf S. 148 erklärten Procedere. Somit bestätigen wir, genau wie *Bleuler*, aufgrund unserer eigenen Befunde und *Bleulers* Beurteilung der Literatur die doch sehr auffällige Tatsache, daß *offenbar weder das Vorliegen oder Fehlen einer familiären Belastung mit Schizophrenie oder anderen psychischen Störungen noch das Ausmaß dieser Belastung für den Langzeit- und Altersverlauf der Schizophrenie von Bedeutung ist*. – Relativieren müssen wir allerdings diese Schlußfolgerung wegen der mit 14,9% doch nicht unerheblichen Zahl von Probanden mit ungenügenden Angaben über die Erblichkeitsverhältnisse; eine Unsicherheitsmarge, die sich noch mit der durch die gelegentliche Unsicherheit in der Verlaufsbeurteilung bedingten kombiniert (wir erinnern aber bei dieser Gelegenheit daran, daß – wie auf S. 147 erklärt – dieser letztere Unsicherheitsfaktor bei der statistischen Signifikanzberechnung maximal berücksichtigt worden ist).

Es fragt sich nun, wie weit gegensätzliche Befunde anderer Autoren – so zum Beispiel die 1973 publizierten Resultate *Hinterhubers*, dessen 3–4 Jahrzehnte langen Verläufe hochsignifikant besser waren bei fehlender erblicher Belastung – durch die unsrigen als widerlegt gelten dürfen. Angesichts der geschilderten Unsicherheiten wäre eine solche Behauptung sicher zu gewagt. Indessen bestehen derartige Unsicherheitsfaktoren – obwohl meist weniger offen dargelegt – mit größter Wahrscheinlichkeit auch bei vielen anderen Autoren, u.a. bei *Hinterhuber*. Wir sind der Ansicht, daß Arbeiten wie die seine und die unsrige notwendigerweise in dieser Hinsicht bloß vorläufige Anhaltspunkte zu liefern vermögen, während die gültige Beantwortung von Erblichkeitsfragen sehr komplexen, alle notwendigen methodologischen Kautelen berücksichtigenden Spezialuntersuchungen

Tabelle 22. Statistische Beziehungen zwischen den Erbverhältnissen und 5 Verlaufsaspekten [a]

Erbliche Belastung mit	Fallzahl	Globalentwicklung Schizophrenie			"Endzustand"			psychoorganisches Syndrom			soziale Anpassung			globaler psychischer Gesundheitszustand		
		günstig	ungünstig	unsicher	günstig	ungünstig	unsicher	günstig	ungünstig	unsicher	günstig	ungünstig	unsicher	günstig	ungünstig	unsicher
1, Schizophrenie	40	25	15	–	21	14	5	26	7	7	13	24	3	13	27	–
2. andere psych. Störungen	119	79	39	1	57	54	8	64	37	18	35	84	–	35	84	–
3. Schizo. u. and. ps. Störungen	28	15	13	–	12	12	4	14	9	5	7	20	1	6	22	–
4. keine	59	36	21	2	30	24	5	36	12	11	20	39	–	19	39	1
5. unsicher	43	26	15	2	21	17	5	27	7	9	18	24	1	17	24	2
Σ	289	181	103	5	141	121	27	167	72	50	93	191	5	90	196	3

[a] Erläuterungen s. S. 147.

Tabelle 23. Statistische Beziehungen zwischen Kindheitsverhältnissen und 5 Verlaufsaspekten

	Fallzahl	Globalentwicklung Schizophrenie			"Endzustand"			psychoorganisches Syndrom			soziale Anpassung			globaler psychischer Gesundheitszustand		
		günstig	ungünstig	unsicher	günstig	ungünstig	unsicher	günstig	ungünstig	unsicher	günstig	ungünstig	unsicher	günstig	ungünstig	unsicher
1. sicher keine schwere Störg.	111	67	42	2	58	42	11	68	23	20	37	74	–	34	77	–
2. sicher schwere Störg. („broken home")	70	43	27	–	31	32	7	44	18	8	19	50	1	19	51	–
3. unsicher	108	71	34	3	52	47	9	55	31	22	37	67	4	37	68	3
Σ	289	181	103	5	141	121	27	167	72	50	93	191	5	90	196	3

vorbehalten bleiben muß (was dies — zum Beispiel in bezug auf die Diagnostik bei Sekundärfällen — etwa bedeutet, ist in einem berühmten Artikel *Rosenthals* zur Zwillingsforschung 1961 eingehend diskutiert worden).

4. Langzeitverlauf und Kindheitsverhältnisse

Unsere den Krankengeschichten entnommenen Informationen über die Familienverhältnisse in der Kindheit unserer Probanden sind häufig unzureichend, wurden doch solche anamnestischen Faktoren zur Zeit der meisten Erstaufnahmen, die in die ersten Jahrzehnte des Jahrhunderts fallen, lange nicht so beachtet wie etwa die Erbverhältnisse. Wir haben denn auch nur eine summarische Erfassung der gröbsten Störungen versucht und auch so noch viele Fälle unter die Rubrik „unsicher" klassieren müssen. Unter diesen Umständen sind natürlich die diesbezüglichen Resultate mit großer Vorsicht zu beurteilen. Folgende Untergruppen sind in Tabelle 23 mit den verschiedenen Verlaufsaspekten in Beziehung gesetzt worden:

Sicher keine schweren Störungen der Kindheitsverhältnisse	111 Probanden = 38,4%
Sicher schwer gestörte Kindheitsverhältnisse („broken home" durch Tod eines oder beider Eltern, Scheidung, Heimplazierung usw.)	70 Probanden = 24,2%
Informationen unzureichend	108 Probanden = 37,4%

Zu bemerken ist zu diesen Zahlen, daß der Prozentsatz von 24,2% „broken home"-Situationen bei 37,4% unsicheren Fällen (d.h. eine „broken home"-Situation fand sich bei 38,7% aller Fälle, für die wir über genügende Informationen verfügen!) auffallend hoch ist. *M. Bleuler*, bei welchem Elternverluste vor dem 15. Lebensjahr bei 36% seiner 208 Probanden und allgemein sehr gestörte („schauderhafte") Familienverhältnisse bei 54% vorkamen, zeigte aber aufgrund von sehr viel differenzierteren und zuverlässigeren Untersuchungen zu dieser komplexen Frage, als wir selber sie vornehmen konnten, daß Elternverlust und „broken home"-artige Kindheitssituationen bei Schizophrenen im Mittel nur um weniges häufiger sind als in der Durchschnittsbevölkerung und seltener als bei gewissen anderen psychischen Erkrankungen (zum Beispiel bei Alkoholikern). Darüber hinaus wäre mit *Bleuler* zu berücksichtigen, daß der Einfluß von Ereignissen wie Elternverlust sehr von der ganzen Persönlichkeit, der sie widerfährt, und überhaupt von der gesamten inneren und äußeren Situation abhängt. So ist es verständlich, daß sie offenbar sowohl traumatisierend-verschlimmernd wie manchmal auch erleichternd wirken können. Zum vornherein sind also von unserer summarischen Statistik keine eindeutigen und klar interpretierbaren Ergebnisse zu erwarten.

In der Tat finden wir in Tabelle 23 *keine signifikanten Verlaufsunterschiede, weder für die schizophrenen Störungen selbst noch für die anderen untersuchten Verlaufsaspekte, zwischen Probanden mit „ungestörten", „sicher schwer gestörten" oder nicht genügend bekannten Kindheitsverhältnissen. In der Art, wie wir sie erfassen konnten, scheinen diese also für die Langzeitentwicklung unserer Probanden bis ins Alter ohne Belang.* Aufgrund des Gesagten verzichten wir darauf, aus diesen Ergebnissen irgendwelche weiteren Schlüsse zu ziehen.

5. Langzeitverlauf und prämorbide Persönlichkeit

Auch die Erfassung der so wichtigen sogenannten „prämorbiden Persönlichkeit" stellt sowohl allgemein wie besonders auch im Rahmen unserer Untersuchung ein sehr komplexes, von uns nur unbefriedigend gelöstes Problem dar. In den Krankengeschichten fanden wir zunächst recht viele Anhaltspunkte für eine Einteilung nach der bekannten *Kretschmer*schen Klassifikation in schizoide, zykloide, epileptoide Persönlichkeiten. Bei näherem Zusehen erwiesen sich die verwendeten Umschreibungen indessen oft als wenig präzise, abgesehen vielleicht von derjenigen der schizoiden Persönlichkeitsstruktur, die offenbar über die lange Periode der Erstaufnahmen hin konstant gemäß den klassischen Beschreibungen von *E. Bleuler* (1911), *Kretschmer* (1921) und *Hoffmann* (1923) verwendet worden ist. Da überdies die verschiedenen Untergruppen der nicht-schizoiden Auffälligkeiten sehr klein waren, haben wir sie zusammengefaßt und schließlich folgende einfache Aufteilung getroffen:

schizoide Charaktere	126 Fälle = 43,6%
andersartige Charakterauffälligkeiten	53 Fälle = 18,4%
unauffällig	50 Fälle = 17,3%
unsicher	60 Fälle = 20,8%

Diese Verhältniszahlen unterscheiden sich von den von *M. Bleuler* aus Probandengruppen aus Zürich, Pfäfers und New-York zusammengetragenen (54% schizoide Charaktere, 16% andersartig auffällige und 30% unauffällige) durch einen höheren Anteil von nicht-schizoiden Charakterstörungen und durch einen geringeren Prozentsatz präpsychotisch unauffälliger Probanden.

Der Bedeutung der präpsychotischen Persönlichkeitsstruktur wegen haben wir neben dieser klassischen, aber zu summarischen Einteilung noch eine andere, rein beschreibende versucht, die wir mit interessanten Ergebnissen schon in einer früheren Arbeit aus der „Lausanner Enquete" bei ehemals depressiven Probanden (*Ciompi* u. *Lai,* 1969) verwendet hatten. Indem wir uns einzig auf die in den Krankengeschichten effektiv verwendeten Eigenschaftswörter stützten, haben wir den präpsychotischen Charakter unserer Probanden noch in der folgenden Gruppierung erfaßt:

skrupulös-ängstlich-dysphorisch-verschlossene Charaktere	71 Fälle = 24,6%
impulsiv-reizbar-erregbar-cholerisch-empfindliche Charaktere	33 Fälle = 11,4%
abhängig-abandonistisch-asthenisch-infantil-hysteriform-demonstrative Charaktere	13 Fälle = 4,5%
andere Auffälligkeiten und Mischformen	38 Fälle = 13,1%
unauffällig-synton-ausgeglichen-heiter-aktive Charaktere	40 Fälle = 13,8%
unsicher	94 Fälle = 32,5%

Beide Klassifikationen sind in der gewohnten Weise mit sämtlichen 5 Verlaufsaspekten in Beziehung gesetzt worden. Wir sind dabei zu folgenden Ergebnissen gelangt (Tabellen 24 und 25):

Tabelle 24. Statistische Beziehungen zwischen prämorbider Persönlichkeit I und 5 Verlaufsaspekten [a]

	Fall-zahl	Globalentwicklung Schizophrenie			„Endzustand"			psychoorganisches Syndrom			soziale Anpassung			globaler psychischer Gesundheitszustand		
		gün-stig	ungün-stig	unsi-cher	gün-stig	ungün-stig	unsi-cher	gün-stig	ungün-stig	unsi-cher	gün-stig	ungün-stig	unsi-cher	gün-stig	ungün-stig	unsi-cher
1. Schizoid	126	77	48	1	62	54	10	79	25	22	38	86**	2	38	88	–
2. anders auffällig	53	37	13	3	26	19	8	31	14	8	15	37	1	15	36	2
3. unauffällig	50	35	15	–	31**	15	4	30	12	8	24**	26	–	21*	29	–
4. unsicher	60	32	27*	1	22	33*	5	27	21*	12	16	42	2	16	43	1
Σ	289	181	103	5	141	121	27	167	72	50	93	191	5	90	196	3
Colescher Assoziationskoeffizient (3 gegen 1, 2, 4)		+0,19			−0,22						+0,23*			+0,15		

[a] Erläuterungen s. S. 147.

Tabelle 25. Statistische Beziehungen zwischen prämorbider Persönlichkeit II und 5 Verlaufsaspekten [a]

	Fall-zahl	Globalentwicklung Schizophrenie			„Endzustand"			psychoorganisches Syndrom			soziale Anpassung			globaler psychischer Gesundheitszustand		
		gün-stig	ungün-stig	unsi-cher	gün-stig	ungün-stig	unsi-cher	gün-stig	ungün-stig	unsi-cher	gün-stig	ungün-stig	unsi-cher	gün-stig	ungün-stig	unsi-cher
1. skrupulös – ängstlich etc.	71	43	28**	–	35	32	4*	42	15	14	25	46**	–	25	46	–
2. impulsiv – reizbar etc.	33	17	15	1	14	16	3	13	10	10	11	21	1	11	21	1
3. abhängig – asthenisch etc.	13	9	3	1	5	4	4	11	2	–	2	11	–	2	11	–
4. anders auffällig	38	27	11	–	21	13	4	27	6	5	13	25	–	13	25	–
5. unauffällig – synton	40	34**	6	–	26*	11	3	26	10	4	20*	19	1	18*	22	–
6. unsicher	94	51	40	3	40	45	9	48	29*	17	22	69	3	21	71*	2
Σ	289	181	103	5	141	121	27	167	72	50	93	191	5	90	196	3
Colescher Assozia-tionskoeffizient (5 gegen 1, 2, 3, 4, 6)		+0,58**			+0,35*						+0,28**			+0,20*		

[a] Erläuterungen s. S. 147.

Die prämorbide Charakterstruktur erweist sich, trotz der Schwierigkeiten ihrer Erfassung, als ein erster Faktor, für welchen wir signifikante Entwicklungsunterschiede zwischen den einzelnen Untergruppen nachweisen können. Diese Unterschiede gehen für beide geprüften Gruppierungen in Richtung auf eindeutig günstigere Verlaufstendenzen bei den prämorbid unauffälligen Charakteren im Vergleich zu allen anderen [39] in allen jenen Entwicklungsaspekten, die direkt mit der Schizophrenie in Beziehung stehen (Entwicklung der schizophrenen Störungen, erreichte „Endzustände" im Alter, „soziale Anpassung", „globaler psychischer Gesundheitszustand" im Alter). Abgesehen von einer nicht interpretierbaren, schwach signifikanten Neigung zu ungünstigerem Verlauf bei den als „unsicher" eingestuften Fällen ergeben sich dagegen plausiblerweise keine signifikanten Verlaufsunterschiede zwischen den verschiedenen Persönlichkeitstypen hinsichtlich des Auftretens eines psychoorganischen Syndroms.

Interessant ist ferner, daß wir innerhalb der prämorbid irgendwie auffälligen Charaktere keine Verlaufsunterschiede nachweisen konnten. Insbesondere zeichnen sich die schizoiden Typen *nicht* durch besonders schlechte Entwicklungstendenzen aus. *Prämorbide Persönlichkeitsstörungen jeder Art verschlechtern also unterschiedslos die Langzeitprognose, und ihr Fehlen verbessert sie.*

Diese Ergebnisse entsprechen den Erwartungen und stimmen weitgehend mit denjenigen vieler anderer Autoren (z. B.: *Mauz*, 1930; *Gottlieb*, 1940; *M. Bleuler*, 1941; *Chase* u. *Silverman*, 1941/42, 1943; *Siegfried*, 1943; *Ramer*, 1943; *Wittmann*, 1948; *Vaillant*, 1962; *Cancro* u. *Sugerman*, 1968) und namentlich auch mit den kürzlichen Befunden *Bleuler*s überein.

Hervorzuheben ist jedoch, daß diese Beziehungen in unserem Material weit enger erscheinen als etwa bei *Bleuler*. Sie bewegen sich mehrfach auf dem $p \leq 0,01$ –Niveau, und die Prüfung des Assoziationsgrades mit dem Coleschen Koeffizienten (durchweg höher beim offenbar besseren Erfassungsmodus II der prämorbiden Persönlichkeit: 0,58 für die Globalentwicklung der Schizophrenie, 0,35 für die Beziehung zum „Endzustand", 0,28 für diejenige zur „sozialen Anpassung" und 0,20 für den „globalen psychischen Gesundheitszustand" im Alter) zeigt, daß besonders mit dem Verlauf der Schizophrenie die Korrelation erstaunlich regelmäßig ist.

Neu und bemerkenswert an unseren Befunden ist aber nicht so sehr die Tatsache einer Beziehung zwischen prämorbider Persönlichkeit und Verlauf an sich als der Nachweis, daß solche Relationen nicht nur in den von anderen Autoren bereits untersuchten früheren Krankheitsstadien, sondern *noch bis in die Seneszenz* weiterbestehen. Unsere Untersuchungen scheinen damit die oft geäußerte Vermutung zu bestätigen, daß in der präpsychotischen Persönlichkeitsstruktur Faktoren bereits vorgegeben sind, die die psychische Entwicklung praktisch während des ganzen Lebens entscheidend mitbestimmen. Die Frage, ob es sich dabei mehr um erblich-konstitutionelle oder milieubedingt-psychodynamische

---

[39] Die Verlaufsunterschiede wurden sowohl gemäß dem auf S.147 geschilderten Verfahren für jede Untergruppe einzeln geprüft wie auch in der in den Tabellen 24 und 25 angedeuteten Weise durch Vergleich der prämorbid unauffälligen mit sämtlichen anderen Gruppen zusammengefaßt. Diese letztere Berechnungsart ergab die ausgeprägtesten Signifikanzen. – Die Gegenüberstellung nur von Extremgruppen (besonders gute oder besonders schlechte Verläufe) bestätigte diese Befunde, ohne indessen neue Gesichtspunkte aufzuzeigen.

Einflüsse handelt, läßt sich auf dieser Basis natürlich nicht beantworten. Eher für die Bedeutung von persönlichkeitsprägenden Milieufaktoren scheint indessen das bereits berichtete Fehlen von Beziehungen zwischen Langzeitverlauf und Erbverhältnissen bei — wie noch zu zeigen sein wird — deutlichen Korrelationen mit verschiedenen Milieueinflüssen zu sprechen.

6. Langzeitverlauf und Intelligenz, Schulbildung

Das Intelligenzniveau unserer Probanden ist anläßlich der (ja meist mehrere Jahrzehnte zurückliegenden) Ersthospitalisation den damals gebräuchlichen Untersuchungsmethoden gemäß meist nicht testmäßig untersucht, sondern (unter fast regelmäßiger Mitverwendung der bekannten klinischen Prüffragen über allgemeines Wissen, Urteilsfähigkeit, Rechenfähigkeit, Erfassung von Unterschieden, Fabelerzählen usw.) nur klinisch beurteilt worden. Auf dieser nicht sehr präzisen, jedoch für eine grobe Gruppierung sicher auch nicht allzu unzuverlässigen Basis, haben wir unsere 289 Probanden folgendermaßen in Intelligenzstufen eingeteilt [40]:

überdurchschnittliche Intelligenz	10 Probanden = 3,5%
durchschnittliche Intelligenz	183 Probanden = 63,3%
unterdurchschnittliche Intelligenz	26 Proganden = 9,0%
Oligophrenie (Debilität oder Imbezilität)	27 Probanden = 9,3%
unsicher	43 Probanden = 14,9%

Tabelle 26 zeigt einige wenige, statistisch meist nur auf dem $p \leq 0{,}05$-Niveau signifikante Zusammenhänge zwischen der Intelligenz und bestimmten Verlaufsaspekten: Die „Endzustände" sind häufiger gravierend bei Oligophrenen, ebenso die „soziale Anpassung" und der „globale psychische Gesundheitszustand" im Alter.

Der Globalverlauf der schizophrenen Störungen dagegen wird — trotz einer deutlichen zahlenmäßigen Tendenz — von einem Intelligenzdefekt nicht in signifikanter Weise beeinflußt. — Verlaufsunterschiede zwischen höherer und tieferer Intelligenz lassen sich dagegen nicht nachweisen, wenn man neben den einzelnen Untergruppen auch die überdurchschnittlich und durchschnittlich Intelligenten einerseits mit den unterdurchschnittlich Intelligenten und Oligophrenen andererseits vergleicht. Der Intelligenzdefekt muß also ausgeprägt sein, um einen Einfluß auszuüben. Auf der anderen Seite ist interessant, daß bei der allerdings leider allzu kleinen Gruppe der überdurchschnittlich Intelligenten weder besonders günstige noch besonders ungünstige Entwicklungstendenzen festgestellt werden konnten. — Merkwürdigerweise finden wir daneben mehrfach (für den Globalverlauf der Schizophrenie, die „soziale Anpassung" und den „globalen psychischen Gesundheitszustand") signifikant günstigere Entwicklungstendenzen bei Probanden, deren Intelligenz nicht sicher eingestuft werden konnte. Dieser Befund scheint uns nicht interpretierbar. — Von Interesse ist schließ-

---

[40] Diese Verteilung weicht von der von *Bleuler* gefundenen vor allem durch eine etwas breitere Mittelgruppe ab. Der beidseits nicht genau quantifizierten Daten wegen hat indessen ein detaillierter Vergleich keinen Sinn.

Tabelle 26. Statistische Beziehungen zwischen der Intelligenz und 5 Verlaufsaspekten[a]

	Fallzahl	Globalentwicklung Schizophrenie			„Endzustand"			psychoorganisches Syndrom			soziale Anpassung			globaler psychischer Gesundheitszustand		
		günstig	ungünstig	unsicher	günstig	ungünstig	unsicher	günstig	ungünstig	unsicher	günstig	ungünstig	unsicher	günstig	ungünstig	unsicher
1. überdurchschnittlich	10	6	3	1	5	3	2	7	–	3	3	7	–	3	6	1
2. durchschnittlich	183	112	69	2	90	76	17	104	47	32	56	123	4	54	128	1
3. unterdurchschnittlich	26	14	10	2	11	11	4	15	8	3	10	16	–	10	15	1
4. Oligophrenie	27	14	13	–	9	[16]*	2	12	7	8	4	[23]*	–	14	[23]*	–
5. unsicher	43	[35]**	8	–	26	15	2	29	10	4	[20]*	22	1	[19]*	24	–
Σ	289	141	103	5	141	121	27	167	72	50	93	191	5	90	196	3
Colescher Assoziationskoeffizient (1 + 2 gegen 3 + 4)						+0,18						+0,12			+0,08	

[a] Erläuterungen s. S. 147.

lich, daß wir keinerlei signifikante Beziehung zwischen dem Intelligenzgrad und dem Auftreten psychoorganischer Altersstörungen feststellen konnten.

Der Zusammenhang zwischen der Intelligenz und den verschiedenen Verlaufsaspekten ist also gering, wie auch die niedrigen Werte des Coleschen Assoziationskoeffizienten (zwischen 0,08 und 0,18) zeigen. Zusammenfassend läßt sich sagen, daß *die Intelligenz mit dem Verlauf in nur sehr lockerer Beziehung steht, wobei, abgesehen von den „Endzuständen", weder die eigentlichen schizophrenen Störungen noch der psychoorganische Abbau, sondern vor allem die soziale Anpassung und das allgemeine psychischen Gleichgewicht im Alter von ausgeprägten Intelligenzdefekten in negativem Sinn beeinflußt werden.*

Nimmt man als indirektes Indiz für die Intelligenz die *Schulbildung*, so verwischen sich die geschilderten Resultate fast bis zur Unkenntlichkeit, was sicher vor allem dem Umstand zuzuschreiben ist, daß mangels anderer Bildungsmöglichkeiten die vorherrschenden ländlichen Primarschulen (allgemeine Volksschulen) des Kantons Waadt zur Zeit der Erstaufnahmen oft gleichzeitig sowohl von unterdurchschnittlich intelligenten oder gar debilen wie auch von mittel- und überdurchschnittlich intelligenten Schülern besucht wurden. Die genossene Schulbildung, wie sie sich in den folgenden Zahlen spiegelt, sagt deshalb nur wenig über die Intelligenz aus:

Primarschulbildung	223 Probanden = 77,2%
Sekundarschulbildung	21 Probanden = 7,3%
Universitätsbildung	6 Probanden = 2,1%
unsicher	39 Probanden = 13,5%

Bei der Prüfung der Beziehungen dieser Gruppe zu den verschiedenen Entwicklungsaspekten (nicht tabellarisch dokumentiert) finden wir einzig eine gewisse Tendenz (p $\leq$ 0,05) zu günstigeren „Endzuständen" bei ehemaligen Sekundarschülern. Auch die Zusammenfassung von Primarschülern einerseits, Probanden mit höherer Schulbildung andererseits (Sekundar- oder Hochschule) oder die Gegenüberstellung von Extremgruppen gemäß S.148 zeigt keinerlei signifikante Entwicklungsunterschiede zwischen Probanden mit verschiedenem Bildungsniveau.

Auch wenn man korrekterweise die Schulbildung weniger als Intelligenzmaß denn einfach als sozialanamnestische Variable betrachtet, erweist sie sich im Gegensatz zur Intelligenz als *praktisch ohne Beziehung zur langfristigen Entwicklung unserer Probanden.*

7. Langzeitverlauf und berufliche Ausbildung, Tätigkeit und „Anpassung"

Die berufliche Ausbildung, der ausgeübte Beruf und die „berufliche Anpassung" stellen eine Serie von eng zusammenhängenden und deshalb hier gemeinsam besprochenen Variablen dar, die wie die Schulbildung in einer gewissen Beziehung zum Intelligenzgrad stehen, andererseits aber auch sehr stark von sozialen und persönlichkeitsabhängigen Faktoren bestimmt werden. Der Grad ihrer Korrelation mit dem Verlauf wird deshalb gerade im Vergleich zur Intelligenz von besonderem Interesse sein.

Zur Prüfung dieser Frage haben wir folgende Untergruppen mit den verschiedenen Verlaufsaspekten in Beziehung gesetzt:

Berufliche Ausbildung (reguläre Lehre oder andere durch ein Diplom anerkannte Berufsausbildung)

keine	138 Probanden = 47,8%
unvollständig, vorzeitig abgebrochen	25 Probanden = 8,1%
vollständig, abgeschlossen	72 Proganden = 24,9%
unsicher	54 Probanden = 18,7%

Diese natürlich von vielen komplexen Faktoren beeinflußten Untergruppen stehen — was wir aus Raumgründen nicht tabellarisch belegen — nur mit einem einzigen der 5 Verlaufsaspekte, nämlich der „sozialen Anpassung" im Alter in einem lockeren Zusammenhang (C = 0,14). Die späte „soziale Anpassung" ist signifikant (p ≤ 0,05) besser bei Probanden, die seinerzeit eine berufliche Ausbildung abgeschlossen hatten, im Vergleich zu denjenigen mit unvollständiger oder fehlender beruflicher Ausbildung.

Was den *Beruf* zur Zeit der Ersthospitalisation anbetrifft, so galt es zunächst, das schwierige Problem einer adäquaten Einteilung zu lösen. Wir haben uns dabei ganz auf die Arbeit von *P.B. Schneider* et al. (1969) gestützt, in welcher ein für psychiatrische Fragestellungen besonders geeignetes und durch klare Definitionen ausgezeichnetes neues Klassifizierungsschema vorgeschlagen wird. Allerdings ist das Schema für unsere Zwecke zu differenziert. Durch Beschränkung auf die Hauptgruppen und unter Weglassen der bei unseren Patienten nicht vertretenen Berufsklassen haben wir indessen genau nach den *Schneider*schen Kriterien den Beruf unserer 289 Probanden zur Zeit der Erstaufnahme in folgende 7 Gruppen einteilen können:

ohne Beruf (keinerlei frühere berufliche Tätigkeit), Beruf unsicher	23 Probanden = 7,9%
ohne berufliche Tätigkeit z. Z. der Erstaufnahme (bei früherer beruflicher Aktivität)	33 Probanden = 11,4%
Hausfrauen	89 Probanden = 30,8%
Lehrlinge, Studenten	5 Probanden = 1,7%
Lohnempfänger ohne berufliche Ausbildung (Handlanger, Landarbeiter, unqualifiziertes Haus- und Hotelpersonal, unqualifizierte Arbeiter und Angestellte)	83 Probanden = 28,7%
Lohnempfänger mit beruflicher Ausbildung (qualifiziertes Haus- und Hotelpersonal, qualifizierte Arbeiter und Angestellte, qualifizierte landwirtschaftliche Arbeiter)	24 Probanden = 8,3%
Berufe der „unteren Mittelklasse" (untere Kader, kleine Selbständigerwerbende, Händler und Handwerker, selbständige Kleinbauern)[41]	32 Probanden = 11,1%

---

[41] Die Berufe der „oberen Mittelklasse" (mittlere Kader und Selbständigerwerbende) sowie die höchsten leitenden Posten („führende Klasse") sind unter unseren Probanden nicht vertreten. 2 Probanden, die eigentlich in die Sondergruppe „Intellektuelle" gehört hätten, haben wir ihrer unbedeutenden Zahl wegen ebenfalls zur unteren Mittelklasse gezählt.

Die statistischen Beziehungen zu den 5 Verlaufsaspekten wurden einerseits für jede der 7 Berufsgruppen gesondert, andererseits unter Zusammenfassung und Gegenüberstellung der 4 ersten (weniger qualifizierten) und der 3 letzten (höher qualifizierten) Berufsgruppen berechnet. Einige signifikante Unterschiede ergaben sich bald für die eine, bald für die andere Berechnungsart; in Tabelle 27 sind aus Gründen der Übersichtlichkeit nur die jeweils interessantesten Resultate angeführt.

In bezug auf die Globalentwicklung der Schizophrenie finden wir einen schwach signifikant ungünstigeren Verlauf bei den seinerzeit beruflich inaktiven Probanden und einen günstigeren Verlauf bei den Lohnempfängern ohne berufliche Ausbildung. Für die „Endzustände" dagegen lassen sich diese Unterschiede nicht nachweisen; dafür aber sind die „Endzustände" im ganzen bei den weniger qualifizierten Berufsgruppen gravierender als bei den höher qualifizierten ($p \leqslant 0,05$). Keine Unterschiede dagegen finden sich in bezug auf das Auftreten von psychoorganischen Altersstörungen und — überraschenderweise — in der „sozialen Anpassung" im Alter. Der globale psychische Gesundheitszustand in der Seneszenz dagegen ist wiederum schwach signifikant schlechter bei den Probanden ohne berufliche Aktivität zur Zeit der Erstaufnahme und ebenfalls bei denjenigen ohne Beruf oder mit unsicherem Beruf.

Im ganzen sind die Korrelationen zwischen Beruf und Entwicklung gering (Colescher Assoziationskoeffizient zwischen 0,07 und 0,21). Die allgemeine Tendenz geht in Richtung auf *etwas bessere Entwicklungstendenzen bei den höher qualifizierten Berufen und schlechtere bei den weniger qualifizierten, namentlich bei den schon seinerzeit bei der Erstaufnahme beruflich inaktiven Probanden*[42]. Da der Faktor Intelligenz, wie gezeigt, kaum eine Rolle spielt, läßt sich dieses an sich plausible Resultat wohl am ehesten interpretieren als Ausdruck einer gewissen „Ichstärke", welche sowohl die seinerzeitige berufliche Leistungsfähigkeit wie auch die Langzeitentwicklung der Krankheit günstig beeinflußt. Wir treffen somit hier wahrscheinlich auf denselben Grundfaktor, der bereits zu günstigeren Entwicklungstendenzen bei prämorbid „unauffälligen" Persönlichkeitsstrukturen geführt hatte.

Noch deutlicher scheint dies bei der Prüfung der Beziehungen zwischen der seinerzeitigen *„beruflichen Anpassung"* und den verschiedenen Entwicklungsaspekten. Wir haben das mit dem Terminus „berufliche Anpassung" nicht sehr befriedigend umschriebene Vorliegen oder Fehlen beruflicher Schwierigkeiten (zum Beispiel in Form von häufigem Stellenverlust, Inkonstanz, mangelnder Leistungsfähigkeit, Streitereien usw.) zur Zeit der Erstaufnahme gemäß den in der Krankengeschichte vorgefundenen Angaben grob unterteilt in

„Berufliche Anpassung" eindeutig schlecht	53 Probanden = 18,3%
mittelmäßig	35 Probanden = 11,8%
eindeutig gut	145 Probanden = 50,2%
unsicher	57 Probanden = 19,3%

---

[42] Die berufliche Inaktivität zur Zeit der Erstaufnahme hängt sicher bei vielen Probanden mit dem Krankheitsausbruch selber zusammen. Insbesondere dürfte eine enge Beziehung zu dem prognostisch ungünstigen schleichenden Krankheitsausbruch (vgl. Tabelle 33) bestehen.

Tabelle 27. Statistische Beziehungen zwischen dem Beruf bei der Erstaufnahme und 5 Verlaufsaspekten [a]

	Fall-zahl	Globalentwicklung Schizophrenie			„Endzustand"			psychoorganisches Syndrom			soziale Anpassung			globaler psychischer Gesundheitszustand		
		gün-stig	ungün-stig	unsi-cher	gün-stig	ungün-stig	unsi-cher	gün-stig	ungün-stig	unsi-cher	gün-stig	ungün-stig	unsi-cher	gün-stig	ungün-stig	unsi-cher
1. ohne Beruf, Beruf unsicher	23	15	7	1	8	9*	6	14	3	6	3	18	2	3	19*	1
2. ohne berufl. Tätigkeit	33	16	16*	1	13	18	2	17	10	6	6	26	1	6	26*	1
3. Hausfrauen	89	52	34	3	39	41	9	46	27	16	33	56	–	32	56	1
4. Lehrlinge, Studenten	5	4	1	–	2	2	1	4	–	1	2	3	–	2	3	–
5. Lohnempf. ohne berufl. Ausbildg.	83	60*	23	–	48*	30	5	52	18	13	30	53	–	29	54	–
6. Lohnempf. mit berufl. Ausbildg.	24	16	8	–	15	8	1	17	6	1	9	15	–	8	16	–
7. Berufe d. „unteren Mittelkl."	32	18	14	–	16	13	3	17	8	7	10	20	2	10	22	–
Σ	289	181	103	5	141	121	27	167	72	50	93	191	5	90	196	3
Colescher Assoziationskoeffizient (1–4 gegen 5–7)		–0,11			–0,21									–0,07		

[a] Erläuterungen s. S. 147.

Diese Einteilung ist sicher von erheblichen, in der bloß klinisch-subjektiven Beurteilung begründeten Unsicherheitsfaktoren belastet. Nachstehende Resultate scheinen indessen zu zeigen, daß zumindest mit den Extremgruppen doch relevante Verschiedenheiten erfaßt werden konnten.

Aus der Tabelle 28 geht nämlich hervor, daß *eindeutig schlechte prämorbide „berufliche Anpassung" häufig mit ungünstigen, eindeutig gute dagegen mit günstigen Langzeitentwicklungstendenzen einhergeht*, während die Gruppe der seinerzeit mittelmäßig Angepaßten auch in bezug auf den Krankheitsverlauf einer jeweils mittleren Tendenz folgt. Solche Beziehungen finden sich relativ schwach ausgeprägt ($p \leqslant 0,05$, $C^{43} = -0,14$) für die Globalentwicklung der Schizophrenie, deutlicher ($p \leqslant 0,05-0,01$, $C = -0,33$) für den Schweregrad der „Endzustände" und besonders klar ausgeprägt für die „soziale Anpassung" ($p \leqslant 0,01$, $C = -0,58$) und den „globalen psychischen Gesundheitszustand" ($p \leqslant 0,01$, $C = -0,57$) im Alter. Kein signifikanter Zusammenhang besteht dagegen einleuchtenderweise mit dem Auftreten eines psychoorganischen Syndroms.

Diese Resultate führen zu dem Schluß, daß offenbar *schon in der seinerzeitigen „beruflichen Anpassung" ein für den ganzen Krankheitsverlauf, namentlich im Feld der Sozialbeziehungen, bis ins Alter konstant wirksamer und deshalb prognostisch bedeutungsvoller Grundfaktor zum Ausdruck kam*, der wiederum in engem Zusammenhang mit der ganzen Persönlichkeits- und Ichstruktur stehen dürfte.

8. Langzeitverlauf und frühere sozio-familiäre Anpassung, Zivilstand

Ähnlich wie für die spezifisch berufliche Anpassung haben wir versucht, aufgrund der Krankengeschichtsangaben auch die übrigen sozialen und familiären Beziehungen vor Ausbruch der Krankheit in folgende Kategorien einzuteilen:

Sozio-familiäre Anpassung eindeutig schlecht	40 Probanden = 13,8%
mittelmäßig	40 Probanden = 13,8%
eindeutig gut	93 Probanden = 32,2%
unsicher	116 Probanden = 40,1%

Mehr noch als bei der „beruflichen Anpassung", über welche immerhin zureichende Angaben nicht selten zur Verfügung standen (was mit ein Grund für deren gesonderte Analyse war), ist auf diesem seinerzeit oft nicht so intensiv wie heute exploriertem Gebiet mit einer großen Unsicherheitsmarge zu rechnen, was sich in der großen Zahl von Probanden spiegelt, die wir in die Rubrik „unsicher" einordnen mußten.

Die strenge Siebung hat sich indessen auch hier gelohnt, da für die übrigen Probanden, namentlich für die beiden Extremgruppen, sehr klare Beziehungen zum Verlauf sichergestellt werden konnten (Tabelle 29).

Tabelle 29 zeigt, daß sowohl die globale Entwicklung der schizophrenen Störungen wie auch die Schwere der erreichten „Endzustände", die soziale Anpassung und der „globale

---

[43] C = Colescher Assoziationskoeffizient.

Tabelle 28. Statistische Beziehungen zwischen "beruflicher Anpassung" und 5 Verlaufsaspekten [a]

	Fall-zahl	Globalentwicklung Schizophrenie			"Endzustand"			psychoorganisches Syndrom			soziale Anpassung			globaler psychischer Gesundheitszustand		
		gün-stig	ungün-stig	unsi-cher	gün-stig	ungün-stig	unsi-cher	gün-stig	ungün-stig	unsi-cher	gün-stig	ungün-stig	unsi-cher	gün-stig	ungün-stig	unsi-cher
1. schlecht	53	27	24*	2	18	31**	4	30	13	10	7	45**	1	7	45**	1
2. mittelmäßig	34	18	16	–	18	11	5	18	12	4	9	24	–	9	25	–
3. gut	145	96	47	2	81*	53	11	84	32	29	58**	86	1	56**	87	2
4. unsicher	57	40	16	1	24	26	7	35	15	7	19	36	2	18	39	–
Σ	289	181	103	5	141	121	27	167	72	50	93	191	5	90	196	3
Colescher Assoziationskoeffizient (1 gegen 2 + 3)		–0,14			–0,33**						–0,58***			–0,57**		

Tabelle 29. Statistische Beziehungen zwischen prämorbider sozio-familiärer Anpassung und 5 Verlaufsaspekten [a]

	Fall-zahl	Globalentwicklung Schizophrenie			"Endzustand"			psychoorganisches Syndrom			soziale Anpassung			globaler psychischer Gesundheitszustand		
		gün-stig	ungün-stig	unsi-cher	gün-stig	ungün-stig	unsi-cher	gün-stig	ungün-stig	unsi-cher	gün-stig	ungün-stig	unsi-cher	gün-stig	ungün-stig	unsi-cher
1. schlecht	40	17	21**	2	16	22	2	25	9	6	8	30*	2	8	32*	–
2. mittel	40	28	10	2	21	13	6	26	10	4	16	23	1	16	22	2
3. gut	93	69**	24	–	58***	25	10	61	25	7	45***	48	–	42***	51	–
4. unsicher	16	67	48	1	46	61**	9	55	28	33	24	90***	2	24	91***	1
Σ	289	181	103	5	141	121	27	167	72	50	93	191	5	90	196	3
Colescher Assoziationskoeffizient (1 gegen 2 + 3)		–0,34***			–0,31**						–0,48**			–0,48**		

[a] Erläuterungen s. S. 147.

psychische Gesundheitszustand" im Alter, bezeichnenderweise nicht aber die Entwicklung der psychoorganischen Störungen, recht eng (der Assoziationskoeffizient von *Cole* erreicht Werte zwischen 0,31 und 0,48) und *immer im gleichen Sinn mit der seinerzeitigen sozio-familiären „Anpassung" zusammenhängen: war diese schlecht, so finden wir eine meist stark signifikante Tendenz zu ungünstiger, war sie gut, zu günstiger Langzeit- und Altersentwicklung.* Diese Korrelationen werden sogar zumeist hochsignifikant ($p \leqslant 0,001$), wenn wir — was in Tabelle 29 aus Übersichtlichkeitsgründen nicht dargestellt ist — die Probanden mit seinerzeit schwerer gestörten denjenigen mit mittelmäßigen oder guten sozio-familiären Beziehungen gegenüberstellen. Noch deutlicher treten diese Beziehungen bei der Prüfung der bloßen Extremgruppen gemäß S. 148 hervor. Darüber hinaus ist interessant, daß auch die als „unsicher" eingestuften Fälle mehrfach (in bezug auf die „Endzustände", die „soziale Anpassung" und den „globalen psychischen Gesundheitszustand" in der Seneszenz) stark zu ungünstigem Verlauf neigen ($p \leqslant 0,01-0,001$), woraus angesichts der übrigen so eindeutigen Resultate geschlossen werden kann, daß bei unzureichenden Angaben über die sozio-familiäre Anpassung diese häufig schlecht war.

Prüfen wir nun noch, ob sich ähnlich klare Beziehungen etwa auch zwischen dem Verlauf und dem seinerzeitigen *Zivilstand* nachweisen lassen. Man könnte zum Beispiel aufgrund unserer bisherigen Resultate und statistischen Befunden anderer Autoren (z. B. *Rennie,* 1941; *Jansson,* 1967; *Henisz,* 1967; *Stephens,* 1970) vermuten, daß als ein Ausdruck besserer sozio-familiärer Anpassung verheiratete Probanden sich günstiger entwickeln als ledige, verwitwete, getrennte oder geschiedene.

Wie wir sehen werden, ist das indessen in unserem Material nur angedeutet der Fall, was zu zeigen scheint, daß in dem offenbar mehr äußerlichen und von manchen persönlichkeitsfremden, zum Beispiel altersmäßigen Gegebenheiten beeinflußten Merkmal des Zivilstandes zur Zeit der Erstaufnahme tief in der Persönlichkeitsstruktur verankerte, für die ganze Lebensentwicklung bedeutungsvolle Faktoren sich viel weniger widerspiegeln als etwa in der beruflichen und sozio-familiären Anpassung.

Bei der Erstaufnahme verteilte sich der Zivilstand der Probanden folgendermaßen:

ledig	157 Probanden = 52,5%
verheiratet	99 Probanden = 34,3%
verwitwet	14 Probanden = 4,8%
getrennt oder geschieden	24 Probanden = 8,3%

Der auffällig hohe Anteil der Ledigen — er erreicht übrigens mit stark signifikantem ($p \leqslant 0,01$) Geschlechtsunterschied bei den Männern sogar 70,7% gegenüber 44,2% bei den Frauen, während umgekehrt nur 21,8% der Männer gegenüber 40,1% der Frauen verheiratet sind — kann kaum allein durch das manchmal niedere, im Durchschnitt aber doch für Männer 33,2 Jahre und für Frauen 41,4 Jahre erreichende Erstaufnahmealter erklärt werden. Vielmehr wissen wir aus mehreren anderen Untersuchungen (u.a. *Essen-Moeller,* 1935; *Kallmann,* 1938; *Roth,* 1959; *Garrone,* 1962; zusammengefaßt bei *Bleuler,* 1972), daß Schizophrene häufiger ledig bleiben als die Normalbevölkerung. Auf eine genaue Vergleichsanalyse, die uns für unsere Fragestellung wenig relevant schien, haben wir deshalb hier verzichtet.

Die Beziehungen zwischen seinerzeitigem Zivilstand und Verlauf erweisen sich als so locker und inkonstant, daß es sich nicht lohnt, sie tabellarisch zu belegen. Halten wir nur fest, daß signifikante Zusammenhänge weder mit der Globalentwicklung der schizophrenen Störungen, den erreichten „Endzuständen", noch den psychoorganischen Syndromen im Alter gefunden werden konnten.

Die „soziale Anpassung" zur Zeit der Nachuntersuchung dagegen ist signifikant (p ⩽ 0,01, C = + 0,17) besser bei den seinerzeit Verheirateten und ebenso signifikant schlechter bei den Ledigen. Dadurch wird auch der „globale psychische Gesundheitszustand" signifikant (p ⩽ 0,01, C = + 0,18) besser bei den seinerzeit Verheirateten im Vergleich zu allen übrigen Gruppen zusammengenommen. *Verheiratetsein zur Zeit der Erstaufnahme ist also ein Indiz für eine bessere soziale Anpassungsfähigkeit auf lange Sicht*, ohne indessen eine weitere prognostische Bedeutung für den Krankheitsverlauf zu beinhalten.

9. Zusammenfassende Betrachtung der Beziehungen zwischen Langzeitverlauf und anamnestischen Faktoren bis zur Erstaufnahme

Die bisher auf ihre Beziehung zu den verschiedenen Verlaufsaspekten geprüften anamnestischen Faktoren erweisen sich von sehr unterschiedlicher Wichtigkeit. Für gewisse Variablen ergaben sich überhaupt keine, für andere recht enge Zusammenhänge. Diese wollen wir jetzt zusammenfassend besprechen. Als einheitliche Vergleichsbasis stützen wir uns auf die nach Dichotomisierung jeder Variablen in 2 Untergruppen berechneten, Coleschen Assoziationskoeffizienten [44], wie sie auch in den vorstehenden Tabellen 20—29 angeführt sind. Soweit sie überhaupt statistische Signifikanz erreichten, sind sie in der Übersichtstabelle 30 noch einmal zusammengefaßt. Als Ordnungsprinzip für eine hierarchische Gruppierung der Variablen nach ihrer Wichtigkeit wurde die (absolut genommene) Summe der Assoziationskoeffizienten aus den 5 geprüften Verlaufsaspekten verwendet.

Überhaupt keine statistisch signifikanten Beziehungen zur Langzeitentwicklung im Alter fanden wir gemäß Tabelle 30 für folgende Variablen:

Geschlecht
Konstitution
Heredität
Kindheitsverhältnisse
Intelligenz [45]
Schulbildung.

Was die Konstitution und besonders die Kindheitsverhältnisse anbetrifft, so hängt das Fehlen irgendwelcher Beziehungen möglicherweise zum Teil mit unserer nur sehr groben und von vielerlei Unsicherheitsfaktoren belasteten Erfassungsweise zusammen. Das gilt dagegen nur in beschränktem Maße für die Heredität, deren mangelnder Einfluß auf die

---

[44] vgl. unsere Erläuterungen S. 148.

[45] Die in Tabelle 26, S. 160 angeführten schwachen Beziehungen zwischen den einzelnen Intelligenzgruppen und der Sozialanpassung sowie dem globalen psychischen Gesundheitszustand im Alter verlieren ihre Signifikanz bei der Gegenüberstellung der überdurchschnittlich und durchschnittlich Intelligenten einerseits, der unterdurchschnittlich Intelligenten und Oligophrenen andererseits.

Tabelle 30. Zusammenfassende Darstellung der Beziehungen von 13 anamnestischen Variablen zu 5 Verlaufsaspekten (Colesche Assoziationskoeffizienten)

	Globalentwicklung Schizophrenie	„Endzustand"	psychoorganisches Syndrom	soziale Anpassung	globaler psychischer Gesundheitszustand
1. Prämorbide sozio-fam. Anpassung (schlecht/mittelmäßig – gut)	– 0,34***	– 0,31**	–	– 0,48**	– 0,48**
2. prämorbide berufl. Anpassung (schlecht/mittelmäßig – gut)	–	– 0,33**	–	– 0,58***	– 0,57**
3. Prämorbide Persönlichkeit II (unauffällig-synton/übrige)	+ 0,58**	+ 0,35*	–	+ 0,28**	+ 0,20*
4. Prämorbide Persönlichkeit I (unauffällig/übrige)	–	–	–	+ 0,23*	–
5. Zivilstand (verheiratet / übrige)	–	–	–	+ 0,17*	+ 0,18**
6. Berufl. Ausbildung (abgeschl. / nicht abgeschl. – fehlend)	–	–	–	+ 0,13*	+ 0,14*
7. Beruf (niedere / höhere Klasse)	–	– 0,21*	–	–	–
8. Geschlecht	–	–	–	–	–
9. Konstitution	–	–	–	–	–
10. Erbverhältnisse	–	–	–	–	–
11. Kindheitsverhältnisse	–	–	–	–	–
12. Intelligenz	–	–	–	–	–
13. Schulbildung	–	–	–	–	–

* = p ≤ 0,05, ** = p ≤ 0,01, *** = p ≤ 0,001.

verschiedenen Verlaufsaspekte wir für einen frappanten, auch noch durch die Sonderprüfung des Verlaufs bei ausnehmend schwer belasteten Probanden bestätigten Hauptbefund dieser Analyse halten. Obwohl ähnliches auch von anderen Autoren, namentlich von *M. Bleuler* (1972) bei weniger betagten Probanden gefunden wurde, muß man sich doch immer vor Augen halten, daß wir hauptsächlich die *Altersentwicklung* untersucht haben. Daß in unserem Material eine Beziehung zwischen dem Spätverlauf und direkten Erbfaktoren im Sinne der von uns erfaßten „familiären Belastung" nicht nachgewiesen werden kann, schließt deshalb einen subtileren und eventuell nur in früheren Krankheitsstadien zur Auswirkung kommenden Einfluß von Erbfaktoren noch nicht aus.

Solche könnten möglicherweise gerade auch bei jenen Faktoren mitspielen, für welche wir direkte Beziehungen zum Langzeitverlauf feststellen konnten, und die in erster Linie mit der Persönlichkeitsstruktur zusammenzuhängen scheinen, muß diese doch als ein Produkt aus Erbmasse und Umwelt angesehen werden. Andererseits sprechen aber unsere Befunde natürlich auch in keiner Weise gegen, sondern eher für einen bestimmenden Einfluß von Umweltfaktoren, wie die nachfolgende, der Tabelle 30 entnommene Rangfolge derjenigen Variablen zeigt, für welche irgendwelche signifikanten Beziehungen zur Entwicklung gefunden wurden:

prämorbide sozio-familiäre Anpassung

prämorbide berufliche Anpassung

prämorbide Persönlichkeit

Zivilstand

berufliche Ausbildung

Beruf.

Im einzelnen sehen wir, daß die globale Entwicklung der Schizophrenie und die erreichten „Endzustände" in erster Linie mit der prämorbiden Persönlichkeit (nach dem mehr phänomenologischen Erfassungsmodus II klassiert) und in zweiter Linie mit der seinerzeitigen sozio-familiären und beruflichen Anpassung in enger und signifikanter Beziehung steht. Die gleichen Faktoren spielen in umgekehrter Reihenfolge eine bedeutsame Rolle für die soziale Anpassung und den globalen psychischen Gesundheitszustand im Alter. Die übrigen Variablen, d.h. der Zivilstand und der Beruf, sind nur noch locker, aber immerhin für die soziale Anpassung und den globalen psychischen Gesundheitszustand in noch signifikanter Weise mit der Langzeitentwicklung verbunden, während bezeichnenderweise für das wesensverschiedene psychoorganische Syndrom überhaupt keine Beziehungen zu anamnestischen Faktoren nachweisbar sind.

Zusammenfassend kommen wir also zu folgenden Schlüssen: Aufgrund der Tatsache von durchweg günstigeren Entwicklungstendenzen bis ins Alter bei bereits prämorbid besser angepaßten und „normalen" Probanden liegt die Vermutung nahe, daß in allen oder in den meisten der als bedeutsam befundenen anamnestischen Faktoren ein gemeinsamer, tief in der Persönlichkeitsstruktur verankerter, von der Intelligenz weitgehend unabhängiger „Grundfaktor" zur Auswirkung kommt, den man wohl am ehesten mit dem Begriff der „Ich-Stärke" umschreiben könnte. Ob er mehr von Milieu- oder von Erbfaktoren determiniert ist, läßt sich aufgrund unserer Befunde nicht entscheiden; hervorzuheben ist aber, daß er bei unserer Probanden weder durch die – für den Langzeitverlauf inter-

essanterweise irrelevante — erbliche Belastung mit Schizophrenie oder anderen psychischen Erkrankungen, noch durch den Konstitutionstypus erfaßt werden kann.

III. Psychopathologische Faktoren

1. Langzeitverlauf und Alter bei Erkrankungsbeginn

Das Alter bei Beginn der schizophrenen Psychose verteilte sich, soweit es sich aufgrund der Krankengeschichtseintragungen mit genügender Genauigkeit in eine der nachstehenden Zehnjahresperioden einstufen ließ, wie folgt:

bis 24 Jahre	66 Probanden = 22,9%
25—34 Jahre	84 Probanden = 29,1%
35—44 Jahre	71 Probanden = 24,5%
45—54 Jahre	41 Probanden = 14,2%
55—64 Jahre	22 Probanden = 7,6%
unsicher	5 Probanden = 1,7%

Diese Zahlen zeigen, daß über 3/4 unserer Probanden vor dem 45. Lebensjahr erkrankten. Der Anteil der „Spätschizophrenien" — für die wir hier aus rein gruppierungstechnischen Gründen das 45. Lebensjahr als Grenze setzen müssen[46] — beträgt somit etwas weniger als 1/4, was trotz altersmäßig restriktiverer Erfassungsart im obersten Bereich der von *Bleuler* (und anderen Autoren) angeführten Werte liegt. Den in auffallender Weise zunehmend höheren Anteil von Spätschizophrenien in manchen neueren Untersuchungen erklärt *Bleuler* mit den Wandlungen in der Diagnostik und im Altersaufbau der Bevölkerung; da unsere Probanden aber vorwiegend in den ersten Jahrzehnten des Jahrhunderts zur Beobachtung kamen (s. Abb. 2c), kann in unserem Material höchstens eine vom alten „Dementia *praecox*"-Begriff weniger beeinflußte Diagnostik eine Rolle spielen: die hiesigen Kliniker hatten möglicherweise schon früher weniger Hemmungen als anderswo, eine erst in höheren Jahren ausbrechende Psychose als Schizophrenie zu bezeichnen. Dazu ist noch zu bemerken, daß es sich bei diesen Spätererkrankungen hauptsächlich um paranoide Bilder bei Frauen handelt. Demgemäß überwiegt in unserem Material das weibliche Geschlecht vom 45. Lebensjahr an signifikant ($p \leq 0,001$), während wir in der ersten Altersgruppe (bis 24 Jahre) signifikant mehr Männer finden.

Die Beziehungen dieser Altersgruppen zum Langzeitverlauf sind in Tabelle 31 dargestellt. Wir haben sie für jede Altersstufe gesondert, daneben noch für die Altersgruppen vor und nach dem 45. Lebensjahr gesamthaft berechnet. Das überraschende, auch noch durch die Verlaufsprüfung in den Extremgruppen untermauerte Hauptresultat dieser Berechnungen ist, daß in unserem Material weder der globale Altersverlauf der Schizophrenie noch die Schwere der „Endzustände" mit dem Alter bei Erkrankungsbeginn zusammenhängen.

---

[46] *Bleuler* bezeichnet als Spätschizophrenien alle schizophrenen Erkrankungen nach dem 40. Lebensjahr, während manche anderen Autoren, so zum Beispiel *Post, Barontini* und *Fossi*, diese willkürliche Grenze wesentlich später ansetzen.

Tabelle 31. Statistische Beziehungen zwischen dem Alter bei Erkrankungsbeginn und 5 Verlaufsaspekten [a]

	Fall-zahl	Globalentwicklung Schizophrenie			„Endzustand"			psychoorganisches Syndrom			soziale Anpassung			globaler psychischer Gesundheitszustand		
		gün-stig	ungün-stig	unsi-cher	gün-stig	ungün-stig	unsi-cher	gün-stig	ungün-stig	unsi-cher	gün-stig	ungün-stig	unsi-cher	gün-stig	ungün-stig	unsi-cher
1. bis 24 Jahre	66	46	20	–	31	30	5	37	18	11	23*	42	1	23*	42	1
2. 25–34 Jahre	84	55	28	1	43	34	7	40	26*	18	33	51	–	30	53	1
3. 35–44 Jahre	71	43	26	2	35	29	7	48	12	11	22	48	2	22	49	–
4. 45–54 Jahre	41	23	16	2	22	14	5	25	9	7	11	28	2	11	29	1
5. 55–64 Jahre	22	12	10	–	8	11	3	12	7	3	4	18	–	4	18	–
6. unsicher	5	2	3	–	2	3	–	5	–	–	–	4	–	–	5	–
Σ	289	181	103	5	141	121	27	167	72	50	93	191	5	90	196	3
Colescher Assozia-tionskoeffizient (1+2+3/4+5)												+0,26			+0,25	

[a] Erläuterungen s. S. 147.

Dieses Ergebnis widerspricht dem in der Literatur gelegentlich (z.B. von *Rennie,* 1941; *Polonio,* 1957; *Hinterhuber,* 1973) vertretenen und namentlich auch von einem von uns (*Müller,* 1959) in einer früheren Untersuchung erhobenen Befund von ungünstigeren Entwicklungstendenzen bei Spätschizophrenien. Es deckt sich auch nicht mit der Beobachtung *M. Bleulers,* wonach Spätschizophrene seltener schwere Demenzen, häufiger aber leichte Defektzustände entwickeln, während die sozialen Remissionen ungefähr gleich häufig seien wie beim Gros der Schizophrenen. Demgegenüber finden wir bloß, daß bei zusammenfassender Gegenüberstellung der vor und nach dem 45. Lebensjahr Ersterkrankten die soziale Anpassung und (über diese Komponente) auch der globale psychische Gesundheitszustand im Alter bei den Früherkrankten schwach signifikant (p ≤ 0,05) besser ist als im Gesamtmaterial.

Wenn wir den vereinzelten und nicht deutbaren („zufälligen?") Nebenbefund einer schwach signifikant deutlicheren Neigung zu psychoorganischen Abbausymptomen bei den im Alter von 25—34 Jahren Ersterkrankten vernachlässigen, so kommen wir also zu folgenden Schlüssen: *Der Zeitpunkt der Ersterkrankung spielt offenbar für den Altersverlauf der Schizophrenie eine geringe Rolle; einzig neigen vor dem 45. Lebensjahr Erkrankte zu etwas günstigerer Entwicklung in bezug auf die soziale Anpassung und damit den psychischen Globalzustand im Alter als später erkrankte Probanden.*

Ganz ähnlich hat *M. Müller* (1949) in seinem Buch zur Prognostik und Therapie der Geisteskranken geschrieben. „. . . . ob eine Schizophrenie im Leben eines Menschen früher oder später manifest wird, spielt prognostisch keine allzu große Rolle". Seine Feststellungen und unsere Befunde bewegen sich damit auf einer Mittellinie zwischen den recht divergierenden Angaben aus der Literatur: Neben den oben erwähnten Autoren, die vorwiegend schlechtere Verläufe bei Späterkrankungen fanden, gibt es ja auch noch jene, die auf die besonders ungünstige prognostische Bedeutung ausgesprochener Früherkrankungen hinwiesen (z. B. *Mauz,* 1930; *Eversen,* 1937; *Hedenberg,* 1943; *Masterson,* 1956). Möglicherweise lassen sich manche dieser Widersprüche wie folgt erklären: In früheren Untersuchungen wurden die verschiedenen Aspekte der Langzeitentwicklung nicht so differenziert auseinandergehalten wie in der unsrigen. Global finden ja auch wir etwas ungünstigere Entwicklungstendenzen bei Späterkrankten, aber eine nähere Prüfung zeigt, daß dies hauptsächlich auf einer weniger guten sozialen Altersanpassung, nicht aber auf einer ungünstigeren Entwicklung der eigentlichen schizophrenen Störungen zu beruhen scheint. Worauf diese schlechtere soziale Anpassungsfähigkeit ihrerseits beruhen könnte, ist allerdings schwer zu erklären. Möglich wäre aber, daß gerade eine mangelnde soziale Anpassungsfähigkeit — was immer dies auch genau bedeuten mag — den Ausbruch einer Schizophrenie in höheren Lebensjahren, d.h. in einer ohnehin oft sozial prekären Lebenssituation, begünstigt. Zu bedenken ist des weiteren, daß hier schwer kontrollierbare mortalitätsbedingte Selektionseffekte im Spiele sein könnten. Wie wir in Kapitel C zeigten, ist einerseits die Mortalität der Spät- im Vergleich zu den Früherkrankungen erhöht, andererseits aber kann wohl mit einigem Recht vermutet werden, daß in beiden Gruppen schwerer Kranke früher hinwegsterben. Ob dadurch im Laufe von Jahrzehnten in der Gruppe der Spätschizophrenen eine eher günstige oder ungünstige Auslese entsteht, bedürfte einer detaillierten Sonderuntersuchung, die den Rahmen dieser Arbeit sprengen würde.

2. Langzeitverlauf und Alter bei der Erstaufnahme

Angesichts der eben berichteten Befunde ist die Prüfung der Frage besonders interessant, ob sich ähnliche Beziehungen auch zu dem — zwar zuverlässiger erfaßbaren, aber auch mehr von sozialen Umständen sowie von Form und Intensität der Krankheit abhängigen — Alter bei der Ersthospitalisation nachweisen lassen.

Unsere 289 Probanden wurden in folgendem Alter erstmals (in unserer Klinik) hospitalisiert (s. auch Abb. 10, S. 58):

bis 24 Jahre	46 Probanden = 15,9%
25—34 Jahre	69 Probanden = 23,9%
35—44 Jahre	83 Probanden = 28,7%
45—54 Jahre	54 Probanden = 18,7%
55—64 Jahre	37 Probanden = 12,8%

Zwischen Ersterkrankung und Erstaufnahme liegt naturgemäß eine gewisse Zeit, die je nach Art des Falles mehrere Wochen, Monate oder auch Jahre betragen kann. Demgemäß finden wir gegenüber der Altersverteilung bei der Ersterkrankung etwas weniger Fälle in den frühen und etwas mehr in den späten Altersgruppen. Für erstere sind also möglicherweise undeutlichere und für letztere akzentuierte statistische Ergebnisse zu erwarten.

In der Tat finden wir in Tabelle 32 im Vergleich zu Tabelle 31 Verschiebungen im vermuteten Sinne: Günstigere Entwicklungstendenzen bei Erstaufnahme vor dem 45. Lebensjahr (die ja praktisch mit den Früherkrankten zusammenfallen) sind für die soziale Anpassung weniger signifikant, dafür ergeben sich nun aber hier, wie auch beim globalen psychischen Gesundheitszustand, signifikant ungünstigere Entwicklungstendenzen bei nach dem 45. Lebensjahr Ersthospitalisierten (wobei es sich nur überwiegend, nicht aber immer um Spätererkrankte handelt). Neu und besonders wichtig gegenüber Tabelle 31 ist indessen vor allem, daß nun auch die Globalentwicklung der Schizophrenie (nicht aber die Schwere der „Endzustände") Tendenz zeigt, im Vergleich zum Gesamtmaterial ungünstiger zu verlaufen bei späten Erstaufnahmen (45.—64. Lebensjahr; $p \leqslant 0,01$; nur 55.—64. Lebensjahr, $p \leqslant 0,05$). Hervorzuheben ist ferner, daß ganz im Gegensatz zu einigen vorstehend berichteten Befunden anderer Autoren gerade die besonders frühen Erstaufnahmen (bis zum 24. Lebensjahr: $p \leqslant 0,05$) sich durch psychopathologisch eher günstige Verlaufstendenzen auszeichnen. Damit stoßen wir für das Erstaufnahmealter nun doch auf deutliche statistische Hinweise auf die bei der Prüfung des Ersterkrankungsalters weitgehend vermißte Beziehung zwischen ungünstigeren Entwicklungen und „Spätschizophrenien". Dieser neue Befund könnte die Vermutung nahelegen, daß Autoren, die über solche ungünstigen Entwicklungstendenzen bei Spätschizophrenen berichteten, diese durch das einfacher zu erfassende, aber ungenauere Alter bei der Erstaufnahme und nicht bei Erkrankungsbeginn definiert haben. Da aber späte Erstaufnahmen in Wirklichkeit sowohl echte Spätschizophrenien wie auch lange unbehandelte, weil wohl vorwiegend subklinisch chronisch verlaufende und deshalb bekanntlich prognostisch ungünstige Erkrankungen aus früheren Lebensabschnitten umfassen, könnte der Befund einer ungünstigen Prognose bei „Spätschizophrenien" ein Artefakt sein, der erst durch den Vergleich unserer Ergebnisse aus Tabelle 31 und 32 aufgedeckt wurde. Gleichzeitig stellen diese Überlegungen wohl die plau-

Tabelle 32. Statistische Beziehungen zwischen dem Alter bei der Erstaufnahme und 5 Verlaufsaspekten [a]

	Fall-zahl	Globalentwicklung Schizophrenie			"Endzustand"			psychoorganisches Syndrom			soziale Anpassung			globaler psychischer Gesundheitszustand		
		gün-stig	ungün-stig	unsi-cher	gün-stig	ungün-stig	unsi-cher	gün-stig	ungün-stig	unsi-cher	gün-stig	ungün-stig	unsi-cher	gün-stig	ungün-stig	unsi-cher
1. bis 24 Jahre	46	36*	10	–	24	18	4	27	11	8	19	27	–	19*	27	–
2. 25–34 Jahre	69	46	23	–	37	28	4	35	21	13	29*	40	–	26	43	–
3. 35–44 Jahre	83	52	28	3	41	36	6	51	20	12	24	56	3	24	57	2
4. 45–54 Jahre	54	29	24**	1	25	23	6	33	10	11	13	39*	2	13	40*	1
5. 55–64 Jahre	37	18	18*	1	14	16	7	21	10	6	8	29	–	8	29	–
Σ	289	181	103	5	141	121	27	167	72	50	93	191	5	90	196	3
Colescher Assozia-tionskoeffizient (1 + 2 + 3 / 4 + 5)		+0,11			0,26***						+0,28			+0,26		

Tabelle 33. Statistische Beziehungen zwischen der Form des Erkrankungsbeginns und 5 Verlaufsaspekten [a]

Form des Erkran-kungsbeginns	Fall-zahl	Globalentwicklung Schizophrenie			"Endzustand"			psychoorganisches Syndrom			soziale Anpassung			globaler psychischer Gesundheitszustand		
		gün-stig	ungün-stig	unsi-cher	gün-stig	ungün-stig	unsi-cher	gün-stig	ungün-stig	unsi-cher	gün-stig	ungün-stig	unsi-cher	gün-stig	ungün-stig	unsi-cher
akut	124	93***	31	–	72***	38	14	80	33	11	54***	67	3	53***	71	–
chronisch	128	63	62***	3	50	68***	10	63	32	33	28	99***	1	26	100***	2
unsicher	37	25	10	2	19	15	3	24	7	6	11	25	1	11	25	1
Σ	289	181	103	5	141	121	27	167	72	50	93	191	5	90	196	3
Colescher Assozia-tionskoeffizient (1 gegen 2)		+0,33***			+0,26***						+0,33***			+0,35***		

[a] Erläuterungen s. S. 147.

sibelste Deutung der in unserem eigenen Material festgestellten Unterschiede der Verlaufsbeziehungen zu Ersterkrankungs- und Erstaufnahmealter dar.

Die abweichenden Befunde in der bereits erwähnten eigenen früheren Arbeit zum Altersverlauf der Schizophrenien (*Müller*, 1959), in welcher 28 von 30 durch den Erkrankungs*beginn* nach dem 40. Lebensjahr definierte Spätschizophrene gegenüber nur ca. 50% bei den übrigen Fällen sich im Alter entweder verschlimmert hatten oder stationär geblieben waren, lassen sich so indessen nicht erklären. Zu berücksichtigen ist jedoch, daß es sich hier ganz im Gegensatz zur jetzigen Untersuchung ausschließlich um dauerhospitalisierte, d.h. ganz anders und viel negativer ausgewählte Probanden handelte. Stellt man daneben auch noch die im vorangehenden Abschnitt erwähnten möglichen Selektionseffekte der Langzeitmortalität in Rechnung, so wird man allgemeine Schlüsse aus solchen Berechnungen nur noch mit größter Vorsicht ziehen.

Somit kommen wir unter gleichzeitiger Berücksichtigung der Befunde zum Alter bei Erkrankungsbeginn *und* bei der Erstaufnahme im ganzen zu den folgenden Ergebnissen: Es läßt sich in unserem Material *eine gewisse, allerdings nicht sehr ausgeprägte Tendenz zu besserer Langzeitprognose bei Früh- im Vergleich zu ausgesprochenen Spätererkrankungen nachweisen. Sie manifestiert sich vor allem auf dem Gebiet der sozialen Anpassungsfähigkeit im Alter, während sie auf demjenigen der Entwicklung der schizophrenen Störungen im engen Sinne nicht als gesichert gelten kann. Die Interpretation dieser Resultate ist wegen des möglichen Hineinspielens von auslesebedingten Artefakten nicht leicht. Jedenfalls aber spielt nach unseren Ergebnissen der Zeitpunkt des Auftretens der Psychose für die Langzeitentwicklung und -prognose eine minder große Rolle als ihm bisweilen in der Literatur zugeschrieben wurde.*

3. Langzeitverlauf und Form des Erkrankungsbeginns

Wir haben schon in Kapitel D.2 von der Form des Erkrankungsbeginns, den Schwierigkeiten ihrer Erfassung und den von uns gewählten Kriterien gesprochen. Folgende 3 Gruppen wurden unterschieden:

akuter und subakuter Beginn (Entwicklung der Krankheit innerhalb von weniger als 6 Monaten)	124 Probanden = 42,9%
chronischer Beginn (innerhalb von mehr als 6 Monaten)	128 Probanden = 44,3%
Beginn unsicher	37 Probanden = 12,8%

Seit langem ist aus vielen Arbeiten (u. a. *Langfeldt*, 1937, 1939; *Kant*, 1940, 1941; *M. Bleuler*, 1941; *M. Müller*, 1949; *Simon* et al., 1961: *Vaillant*, 1964; *Jansson*, 1967; *Stephens*, 1970) bekannt, daß die Form des Beginns eines der konstantesten prognostischen Kriterien für den weiteren Krankheitsverlauf darstellt: Akut beginnende Schizophrenien verlaufen im allgemeinen viel günstiger als chronisch beginnende. Es ist deshalb von ganz besonderem Interesse zu untersuchen, ob sich solche Beziehungen auch noch für den Langzeitverlauf bis ins höhere Alter nachweisen lassen.

Tabelle 33 zeigt, daß dies in überraschend deutlicher Weise der Fall ist. *Abgesehen vom psychoorganischen Syndrom finden wir sämtliche Entwicklungsaspekte hochsignifikant und immer in gleich typischer Art mit der Art des Erkrankungsbeginns korreliert:* War dieser im Sinne unserer Kriterien akut, so ist sowohl der Globalverlauf der Schizophrenie, der erreichte „Endzustand", die soziale Anpassung und der „globale psychische Gesundheitszustand" im Alter besser, war er chronisch, so ist die Entwicklung in denselben Bereichen durchweg eindeutig schlechter.

Diese statistische Beziehung, obwohl hochsignifikant, ist indessen natürlich keineswegs obligat, wie die immer noch relativ niedrigen Assoziationskoeffizienten (zwischen 0,33 und 0,35) zeigen.

Man kann sich fragen, warum der akute oder chronische Krankheitsbeginn auch auf längere Sicht noch eine derartige prognostische Bedeutung besitzt. Eine mögliche Erklärung wäre die, daß ein akutes Krankheitsgeschehen ein Zeichen von Mobilität und damit eines erhöhten Remissionspotentials, chronische Krankheitsentwicklung dagegen ein Zeichen von besonderer Tenazität und Immobilität ist. Da diese Charakteristika offenbar durch das ganze Leben hindurch von Einfluß bleiben können, liegt wiederum die Vermutung nahe, daß sie tief in der ganzen Persönlichkeitsstruktur und Reaktionsweise des Individuums begründet sind.

Freilich führt eine derartige Erklärung nicht sehr viel weiter; sie scheint uns jedoch vor allem deshalb von Interesse, weil wir meinen, auch hier, wie bei mehreren anderen für den Langzeitverlauf relevanten Variablen, möglicherweise auf den gleichen, eng mit dem Persönlichkeitsgefüge und der „Ich-Struktur" zusammenhängenden Grundfaktor zu stoßen, den wir schon früher mehrfach als determinierend vermuteten. Oder handelt es sich — was ja nicht unbedingt ein Gegensatz sein müßte — um den gleichbleibenden Ausdruck eines lebenslang nicht aufhörenden somatisch-zerebralen Prozesses? Die sichere Beantwortung solcher Fragen ist beim heutigen Stande des Wissens nicht möglich.

4. Langzeitverlauf und „auslösende Begleitursachen"

Wir hatten ursprünglich geplant, die Beziehungen des Langzeitverlaufs zum Vorliegen oder Fehlen einer ganzen Reihe von „auslösenden" Begleitumständen, wie besondere Stress- und Verlustsituationen, Entwurzelungen, Militärdienst, Operationen und auch Schwangerschaft und Geburt zu untersuchen. Es hatte sich aber bald gezeigt, daß für ein derartiges Unternehmen unsere Informationen über die Vorgeschichte häufig nicht ausreichen. Immerhin fanden wir in unserem Material 11 Fälle, bei denen der Ausbruch der Krankheit offensichtlich in einem direkten zeitlichen Zusammenhang mit Schwangerschaft oder Geburt stand. Es handelt sich also um eigentliche Puerperalpsychosen, die jedoch von den seinerzeitigen Untersuchern nicht als solche, sondern ihres besonderen Gepräges wegen wohl zu recht, wie untenstehendes Fallbeispiel zeigt, als Schizophrenien diagnostiziert wurden. Als Randbefund schien es uns von Interesse, den Langzeitverlauf dieser 11 Fälle mit denjenigen aller anderen Schizophrenien zu vergleichen.

Aus Tabelle 34 ist ersichtlich, daß die Entwicklung dieser 11 Fälle in allen untersuchten Aspekten ganz überwiegend gut und jedenfalls statistisch gesehen besser als die der übrigen Probanden war. Der kleinen Fallzahl wegen wird man allerdings diesen Signifikanzen sowie auch den ausnehmend hohen Assoziationskoeffizienten (zwischen + 0,41 und + 0,79) kein allzu großes Gewicht beimessen. Immerhin schien uns erwähnenswert, daß sich *auch im*

Tabelle 34. Statistische Beziehungen zwischen Schwangerschaft oder Geburt als „auslösender Faktor" bei Erkrankungsbeginn und 5 Verlaufsaspekten [a]

	Fall-zahl	Globalentwicklung Schizophrenie			„Endzustand"			psychoorganisches Syndrom			soziale Anpassung			globaler psychischer Gesundheitszustand		
		gün-stig	ungün-stig	unsi-cher	gün-stig	ungün-stig	unsi-cher	gün-stig	ungün-stig	unsi-cher	gün-stig	ungün-stig	unsi-cher	gün-stig	ungün-stig	unsi-cher
1. Schwangerschaft od. Geburt als „Auslösung"	11	11*	—	—	9**	—	2	8	2	1	8**	3	—	8**	3	—
2. Übrige Fälle	278	170	103***	5	132	121***	25	159	70	49	85	188***	5	82	193***	3
Σ	289	181	103	5	141	121	27	167	72	50	93	191	5	90	196	3
Colescher Assozia-tionskoeffizient (1 gegen 2)		+0,78*			+0,79*						+0,59*			+0,41**		

Tabelle 35. Statistische Beziehungen zwischen Dauer des Erstaufenthaltes und 5 Verlaufsaspekten [a]

	Fall-zahl	Globalentwicklung Schizophrenie			„Endzustand"			psychoorganisches Syndrom			soziale Anpassung			globaler psychischer Gesundheitszustand		
		gün-stig	ungün-stig	unsi-cher	gün-stig	ungün-stig	unsi-cher	gün-stig	ungün-stig	unsi-cher	gün-stig	ungün-stig	unsi-cher	gün-stig	ungün-stig	unsi-cher
1. bis 1 Monat	56	39***	16	1	35***	16	1	39**	13	4	25***	30	1	25**	31	—
2. 1–3 Monate	87	57	29	1	45	33	9	53	20	14	34	52	1	33	53	1
3. 3–6 Monate	48	34	14	—	26	15	7	32	9	7	17	29	2	16	32	—
4. 6–12 Monate	27	20	7	—	17	9	1	15	8	4	10	17	—	10	17	—
5. über 12 Monate	71	31	37***	3	18	48***	5	28	22**	21	7	63***	1	6	63***	2
Σ	289	181	103	5	141	121	27	167	72	50	93	191	5	90	196	3
Colescher Assozia-tionskoeffizient (1–4 gegen 5)		+0,28***			+0,49***			+0,23*			+0,69***			+0,72***		

[a] Erläuterungen s. S. 147.

Langzeitverlauf bis ins Alter die bekanntlich überwiegend günstige Prognose von Puerperalpsychosen bestätigt.

Ein Beispiel möge illustrieren, um was für Fälle es sich bei dieser Sondergruppe handelte.

Fallbeispiel Nr. 27

♀, 1888 (Fall 767)

Mit 80 Jahren nachuntersuchte ehemalige Hausfrau, in schwierigen Verhältnissen aufgewachsen (der Vater versuchte, sie in der Pubertät mehrmals sexuell zu mißbrauchen), prämorbid als empfindlich und reizbar geschildert, mit 28 Jahren verheiratet. — Im Alter von 30 Jahren (1918) traten unmittelbar nach der Geburt des ersten Kindes Zeichen einer Psychose auf: u.a. wahnhafte, sexuell gefärbte Beziehungs- und Verfolgungsideen, Beeinflussungsgefühle, Körperhalluzinationen. Eine vorgeschlagene psychiatrische Internierung wurde damals von der Familie umgangen, die Probandin blieb indessen psychisch verändert, vernachlässigte den Haushalt, hörte Stimmen, litt an Denkstörungen und Wahnideen und wurde nach mehreren Erregungszuständen schließlich zum ersten Mal mit 33 Jahren (1921) bei uns aufgenommen. Wahn, Halluzinationen auf mehreren Sinnesgebieten, Beeinflussungs- und Depersonalisationsgefühle (Hypnotismus, Gedankenübertragung und Gedankenentzug), Erregung und Opposition beherrschten das klinische Bild. Von der Familie nach 4 Wochen ungebessert heimgeholt, mußte sie im nächsten Jahr in Zusammenhang mit der eingeleiteten Scheidung noch ein zweites Mal in wenig verändertem Zustand bei uns hospitalisiert werden, wo sie nun lange als äußerst schwierige, aggressive und unruhige Patientin blieb, bis endlich nach fast 2 Jahren eine Wendung zum Besseren eintrat und mit 36 Jahren (1924) nach weitgehender Remission eine definitive Entlassung möglich wurde. — 44 Jahre später (1968) fanden wir die Probandin als recht rüstige und gepflegte Greisin (abwechslungsweise) bei einer ihrer beiden Töchter lebend, denen sie immer noch im Haushalt hilft. Bis zu ihrem 70. Lebensjahr hatte sie sich sehr aktiv und selbständig mit Putzarbeiten durchgebracht; psychiatrische Behandlung habe sie nie mehr nötig gehabt, obwohl nach dem Bericht der Tochter einige Wahnideen und gelegentliches Stimmenhören nie ganz verschwunden wären. Ihre Mutter sei halt immer etwas absonderlich gewesen, auch sehr reizbar, empfindlich und autoritär. Im direkten Gespräch ist allerdings, abgesehen von einigen ausweichenden Antworten, von all dem wenig festzustellen. Der Kontakt ist offen und freundlich; angeregt berichtet die alte Frau über ihre Interessen und Beschäftigungen (Hausarbeiten, Spaziergänge, Besuche, Radio und Fernsehen usw.). Trotz mäßiger Gedächtnislücken, besonders für die jüngere Vergangenheit, erinnert sie sich noch gut an ihre Spitalaufenthalte: Ihr früherer Mann habe sie nur eingesperrt, um sich scheiden zu lassen und eine andere Frau heiraten zu können. Man habe sie aber gut gepflegt und seither sei sie immer gesund geblieben, bis seit etwa 2 Jahren körperliche Kräfte und Gedächtnis langsam nachzulassen begonnen hätten.

5. Langzeitverlauf und Dauer der Ersthospitalisation

Als weitere Variable prüften wir die Dauer der Ersthospitalisation in ihrer Beziehung zum Langzeitverlauf. Für diese Dauer haben wir folgende Untergruppen unterschieden:

unter 1 Monat	56 Probanden = 19,4%
1– 3 Monate	87 Probanden = 30,1%
3– 6 Monate	48 Probanden = 16,6%
6–12 Monate	27 Probanden = 9,3%
über 12 Monate	71 Probanden = 24,6%

In Arbeiten über prognostische Faktoren erwies sich diese Variable, die sicher in Beziehung steht zur Form des Beginns, aber besser objektivierbar ist als diese, verschiedentlich als relevant (z. B. *Henisz,* 1966; *Jansson,* 1967; *Roeder,* 1970).

Dies ist auch in unserem Material der Fall, wie Tabelle 35 zeigt. *Besonders kurze Ersthospitalisation (unter 1 Monat) ist mehrfach (für die „Endzustände", die soziale Anpassung und den globalen psychischen Gesundheitszustand im Alter) mit besonders günstigem, ausgesprochen langer Erstaufenthalt (über 1 Jahr) dagegen durchweg mit besonders ungünstigem Verlauf korreliert.* In den Mittelgruppen (Erstaufenthalt zwischen 1 und 12 Monaten) entspricht die Entwicklung dagegen dem Gesamtmaterial. Differenziert man nun noch, wie dies in Tabelle 35 angedeutet und auch zur Berechnung der Assoziationskoeffizienten getan wurde, zwischen Hospitalisationsdauer über und unter einem Jahr, so werden für alle Verlaufsaspekte außer dem letzten diese Zusammenhänge noch signifikanter (s $\leq$ 0,001).

Interessant und unerwartet ist nur, daß diese Beziehungen (in allerdings geringerem Grade, wie der niedrigere Assoziationskoeffizient zeigt) *auch für das psychoorganische Syndrom gelten:* Bei Probanden mit einer Ersthospitalisationsdauer über 1 Jahr sind im Alter ausgeprägtere psychoorganische Abbausymptome zu erwarten als bei solchen, die seinerzeit weniger als 1 Jahr lang ersthospitalisiert waren[47].

Dieser eigenartige Befund mag damit zusammenhängen, daß über 1 Jahr lang ersthospitalisierte Patienten oft chronische Schizophrene mit ungünstigem Verlauf wurden, welche gemäß den in Kapitel D.III berichteten Resultaten häufiger ein psychoorganisches Syndrom entwickeln. Wir würden also hier auf ein weiteres Indiz stoßen, welches die Hypothese eines Einflusses zerebral-organischer Faktoren auf den Langzeitverlauf der Schizophrenien stützen könnte. Diese Faktoren wären dann ebenso für die lange Ersthospitalisation wie auch für eine verstärkte Neigung zu zerebralen Abbausymptomen im Alter verantwortlich.

Immerhin könnte man auch daran denken, daß unerwünschte Behandlungsfolgen, zum Beispiel nach massiven Elektro- oder Insulinschockbehandlungen bei besonders schweren und therapieresistenten Schizophrenen die relative Häufung psychoorganischer Syndrome bei ungünstigen Krankheitsverläufen zu erklären vermöchten. Ob solche Vermutungen zutreffen, ließ sich indessen im Rahmen dieser Arbeit nicht mit genügender Zuverlässigkeit nachprüfen.

6. Langzeitverlauf und Periode der Ersthospitalisation

Angesichts der Tatsache, daß unser Material aus Schizophrenen besteht, die teilweise in den ersten Jahrzehnten dieses Jahrhunderts, teilweise aber erst in den 40iger oder 50iger Jahren, d.h. unter wesentlich veränderten pflegerischen und therapeutischen Bedingungen ersthospitalisiert wurden, schien es uns von erheblichem Interesse, den Verlauf auf Beziehungen zur Periode der Erstaufnahme zu prüfen. Es wäre zum Beispiel zu hoffen, daß schizophrene Erstaufnahmen seit der Einführung von neuen und aktiven Behandlungsmethoden von den 30iger Jahren an (Insulin, Elektroschock, Ergotherapie) und vor allem seit Einführung der Neuroleptika (1953) sich nicht nur auf kurze Sicht, sondern auch im Langzeitverlauf besser entwickeln würden als zuvor.

---

[47] Diese für das Gesamtmaterial geltende Beziehung ist allerdings ganz im Gegensatz zu den übrigen Korrelationen bei Vergleich nur der extrem guten und extrem schlechten Verläufe (gemäß S. 148) statistisch nicht mehr signifikant.

Hier mußten wir nun eine gewaltige Enttäuschung erleben. Wir haben den Zeitpunkt der Ersthospitalisation zunächst einfach in 6 Zehnjahresperioden (vor 1912, 1913–1922, usw. bis 1962) aufgeteilt und in ihrer statistischen Beziehung zu den gewohnten 5 Verlaufsaspekten geprüft: Abgesehen von einem wohl „zufälligen" Einzelbefund einer schwach signifikant größeren Neigung zu psychoorganischen Abbausymptomen bei den 1913–1922 Ersthospitalisierten ergaben sich auf diese Weise *überhaupt keine Beziehungen zwischen der Zeit der Erstaufnahme und dem Spätverlauf:* Mit anderen Worten, Patienten, die anfangs des Jahrhunderts oder erst in der Ära der modernen Psychiatrie zur Erstaufnahme kamen, entwickelten sich offenbar auf lange Sicht im Mittel genau gleich!

Darauf prüften wir die gleichen Beziehungen noch in folgender, die Einführung neuer Behandlungsmethoden berücksichtigenden Gruppierung der Erstaufnahmeperioden

vor 1933	175 Probanden = 60,6%
1933–1952	102 Probanden = 35,3%
1953–1962	12 Probanden = 4,2%

Wie Tabelle 36 zeigt, ergibt auch diese Gruppierung nicht nur nirgends bessere Verlaufstendenzen bei den erst zu späteren Zeitperioden ersthospitalisierten Probanden, sondern wir finden sogar bei Gegenüberstellung der vor und nach 1933 erfolgten Erstaufnahmen schwach signifikant schlechtere Verlaufstendenzen bei den letzteren, resp. günstigere Verläufe bei den aus den ersten 3 Jahrzehnten des Jahrhunderts stammenden Patienten! Das scheint also zu bedeuten, daß diese „alten" Schizophrenien auf lange Sicht besser verlaufen als die „modernen"! Jedenfalls ist es uns offensichtlich nicht möglich, irgendeinen günstigen Einfluß der modernen Psychiatrie auf den Langzeitverlauf nachzuweisen.

Nach einiger Überlegung sehen wir allerdings, daß solch negative Schlüsse verfrüht und möglicherweise falsch sind. Nicht nur ist die Zahl der seit 1953, d.h. seit Einführung der Neuroleptika erstmals hospitalisierten Probanden in unserem Krankengut (nur 12!) für einen gültigen Vergleich viel zu klein, so daß der mögliche Einfluß dieser wohl wichtigsten therapeutischen Umwälzung gar nicht mehr sichtbar werden kann. Wir müssen ja des weiteren in Betracht ziehen, daß gemäß unseren Selektionskriterien sämtliche unserer Probanden aus den Jahrgängen 1873–1897 stammen. Das heißt, daß unter den „späteren" Erstaufnahmen immer mehr, und von 1937 an praktisch ausschließlich „Spätschizophrenien" zur Erstaufnahme kamen. Da wir in Abschnitt 1 und 2 dieses Kapitels eine gewisse, möglicherweise durch die Mortalität und andere komplexe Faktoren beeinflußte Tendenz zu ungünstigerer Entwicklung bei Spätschizophrenen haben nachweisen können, handelt es sich bei den späteren Erstaufnahmen um eine negative Auslese, durch welche mögliche bessere Langzeitverläufe seit Einführung modernerer Behandlungsmethoden verdeckt werden könnten. Da auch die direkte Prüfung des Einflusses der Behandlung in einem späteren Abschnitt dieses Kapitels die Frage der Stichhaltigkeit einer solchen Hypothese nicht zu klären vermag, müssen wir uns mit der zusammenfassenden Feststellung begnügen, daß *praktisch keine Beziehung zwischen der Zeitperiode der Erstaufnahme (von Anfang bis nach der Mitte des Jahrhunderts) und dem Verlauf nachweisbar ist, abgesehen von einer Tendenz zu etwas günstigerer Gobalentwicklung der Schizophrenien bei vor 1933 erfolgten und damit durchschnittlich jüngeren Erstaufnahmen.*

Tabelle 36. Statistische Beziehungen zwischen der Periode der Ersthospitalisation und 5 Verlaufsaspekten [a]

	Fall-zahl	Globalentwicklung Schizophrenie			„Endzustand"			psychoorganisches Syndrom			soziale Anpassung			globaler psychischer Gesundheitszustand		
		gün-stig	ungün-stig	unsi-cher	gün-stig	ungün-stig	unsi-cher	gün-stig	ungün-stig	unsi-cher	gün-stig	ungün-stig	unsi-cher	gün-stig	ungün-stig	unsi-cher
1. vor 1933	175	118*	55	2	87	74	14	97	49	29	61	112	2	58	115	2
2. 1933–1952	102	56	43*	3	49	43	10	61	20	21	27	72	3	27	74	1
3. 1953–1962	12	7	5	–	5	4	3	9	3	–	5	7	–	5	7	–
Σ	289	181	103	5	141	121	27	167	72	50	93	191	5	90	196	3

Colescher Assozia-
tionskoeffizient
(1 gegen 2 + 3) + 0,12*

[a] Erläuterungen s. S. 147.

7. Langzeitverlauf und diagnostische Untergruppe bei der Ersthospitalisation

Wir wollen nun prüfen, inwiefern Beziehungen bestehen zwischen günstigen resp. ungünstigen Verlaufstendenzen und den diagnostischen Untergruppen der Schizophrenie, so wie sie sich nach unserer 6 Kategorien umfassenden Einteilung zur Zeit der Erstaufnahme präsentieren (über Beurteilungskriterien, Reliabilität und Verteilung s. S. 103 ff.). Interessanterweise ist diese Frage, der zum Beispiel *Kraepelin* noch sehr viel Aufmerksamkeit schenkte, in der neueren Literatur zum Verlauf und Prognose der Schizophrenien kaum mehr vergleichend untersucht worden; auch *M. Bleuler* hat sie sowohl in seinem Lehrbuch wie in seinen neuesten Verlaufsuntersuchungen offenbar nicht mehr für erwähnenswert gehalten. Das erklärt sich natürlich aus der zunehmenden Relativierung und Infragestellung des ganzen Konzeptes der „klassischen" schizophrenen Untergruppen Katatonie, Hebephrenie, paranoide und einfache Schizophrenie, wie sie sich — auch in der vorliegenden Arbeit — gerade aus der vertieften Kenntnis langer Verläufe mit relativ häufigen Übergängen von einer Form in die andere ergab, ganz abgesehen davon, daß auch im Querschnittsbild diese Abgrenzungen oft recht zweifelhaft erschienen. Parallel zu diesem Relativierungsprozeß hat sich zudem in der Prognostik die Erforschung anderer, schärfer erfaßbarer formaler und symptomatischer Variablen wie zum Beispiel die Art des Erkrankungsbeginns oder der speziellen Symptomatik als aufschlußreicher erwiesen (s. z. B. *Vaillant*, 1964; *Stephens*, 1970).

Indessen spielen doch die schizophrenen Untergruppen in der klinischen Diagnostik bei uns und anderswo noch eine so erhebliche, auch das prognostische Denken mitbeeinflussende Rolle, daß es bei allem Wissen von der Wandelbarkeit der schizophrenen Syndrome über längere Zeiträume durchaus sinnvoll bleibt, wenigstens das diagnostische *Anfangsbild* der Psychose auf Zusammenhänge mit dem späteren Verlauf vergleichend zu prüfen. Was sich diesbezüglich aus unseren Beobachtungen ergibt, ist in Tabelle 37 zusammengestellt.

Tabelle 37 zeigt nun, daß solche Beziehungen recht spärlich und wenig ausgeprägt sind: Bei anfänglichen Katatonien verlaufen die schizophrenen Störungen im Vergleich zum Gesamtmaterial schwach signifikant ($p \leqslant 0,05$) günstiger, bei anfänglich paranoiden Schizophrenien dagegen schwach signifikant ungünstiger. Deutlicher läßt sich hier ein Unterschied herausarbeiten, wenn man die paranoiden Schizophrenien allen übrigen Gruppen gegenüberstellt: Erstere zeichnen sich nach dieser Berechnungsart durch eine signifikant ($p \leqslant 0,01$; Assoziationskoeffizient 0,19) schlechtere Langzeit- und Altersentwicklung der schizophrenen Störungen aus.

In bezug auf die beobachteten „Endzustände", die „soziale Anpassung" und die „Globalentwicklung" im Alter treffen wir noch auf fast regelmäßig (aber wegen der kleinen Fallzahl nur schwach signifikant) ungünstigere Ausgänge bei einfachen Schizophrenien, ferner auf schwach signifikant günstigere „Endzustände" bei den seinerzeitigen atypischen Mischbildern.

Die zusätzliche Sonderprüfung der besonders günstigen oder ungünstigen Extremverläufe ergibt hier mehrfach deutlichere und teilweise auch neue Resultate, indem vor allem in bezug auf die „soziale Anpassung" und den „globalen psychischen Gesundheitszustand" im Alter ehemalige Katatone sehr klar besser, ehemalige Hebephrene und Paranoide dagegen schlechter verlaufen (beide Male $p \leqslant 0,01$). Allerdings spielen hier — wie natürlich auch bei den Befunden im Gesamtmaterial — sicher mortalitätsbedingte Ausleseeffekte

Tabelle 37. Statistische Beziehungen zwischen diagnostischen Untergruppen bei der Erstaufnahme und 5 Verlaufsaspekten [a]

	Fall- zahl	Globalentwicklung Schizophrenie			„Endzustand"			psychoorganisches Syndrom			soziale Anpassung			globaler psychischer Gesundheitszustand		
		gün- stig	ungün- stig	unsi- cher	gün- stig	ungün- stig	unsi- cher	gün- stig	ungün- stig	unsi- cher	gün- stig	ungün- stig	unsi- cher	gün- stig	ungün- stig	unsi- cher
1. Katatonie	62	46[**]	16	–	31	27	4	38	14	10	24	36	2	23	39	–
2. Hebephrenie	22	12	10	–	8	12	2	9	7	6	5	17	–	5	17	–
3. paranoide Schizo.	145	81	62[*]	2	67	66	12	78	40	27	41	103	1	40	104	1
4. einfache Schizo.	7	3	4	–	1	6[*]	–	4	2	1	–	7[*]	–	–	7[*]	–
5. schizo-affektive Psychose	25	16	7	2	15	3	7	19	5	1	12	12	1	11	13	1
6. atypische Mischbilder	28	23	4	1	19[*]	7	2	19	4	5	11	16	1	11	16	1
Σ	289	181	103	5	141	121	27	167	72	50	93	191	5	90	196	3
Colescher Assozia- tionskoeffizient (3 gegen 1, 2, 4, 5)		+0,19			–0,07			–0,13			–0,13			–0,12		

[a] Erläuterungen s. S. 147.

mit, indem ja die in Kapitel C.2 festgestellte erhöhte Sterblichkeit bei katatoner Schizophrenie vermutlich bevorzugt die prognostisch ungünstigen Fälle eliminierte.

Wie dies ungefähr den geläufigen klinischen Vorstellungen entspricht, finden wir also zusammenfassend unter den bis ins Alter überlebenden Probanden *deutlich bessere Spätverläufe bei anfänglichen Katatonien, angedeutet auch bei atypischen Mischbildern, während namentlich die mit dem Bilde einer paranoiden Schizophrenie beginnende Psychose und weniger ausgeprägt auch die seinerzeitigen Hebephrenien und „einfachen Schizophrenien" zu ungünstigeren Langzeitverläufen neigen.*

8. Langzeitverlauf und Symptomatik bei der Ersthospitalisation

Möglicherweise wird es aufschlußreicher sein, statt der diagnostischen Anfangs*syndrome* das schärfer erfaßbare Vorliegen oder Fehlen einzelner Krankheits*symptome* bei der Erstaufnahme mit dem späteren Verlauf in Beziehung zu setzen, so wie dies in jüngerer Zeit mehrfach auch von anderen Autoren versucht wurde. Allerdings ergaben sich dabei teilweise recht widersprüchliche Resultate:

Vaillant zum Beispiel fand 1964 ebenso wie *Lindelius* 1970 günstigere Langzeitentwicklungen bei Vorliegen von depressiven Zügen und Verwirrtheitszuständen mit Desorientierung in der Anfangssymptomatik. *Jansson* (1967) nannte als prognostisch günstige Symptome anfängliche depressive, phobische und zwanghafte Züge, während Verwirrtheit, Wahn, Beeinflussungserlebnisse, Halluzinationen, Autismus und Denkstörungen mit ungünstigeren Verläufen korrelierten. Im Gegensatz zu ihm und anderen Autoren konnte *Stephens* (1970) in seinen besonders differenzierten Untersuchungen keine Beziehung zwischen Langzeitverlauf und anfänglichen Denkstörungen, Wahn und Halluzinationen nachweisen, bestätigte dagegen die prognostisch günstigere Bedeutung von Depression und anfänglicher Verwirrtheit („confusion").

Unsere eigenen Ergebnisse, die wir durch systematische Inbeziehungssetzung der 24 in Tabelle 13 (S. 91) erfaßten Anfangssymptome mit den 5 beschriebenen späteren Verlaufsaspekten gewannen, weichen teilweise recht auffällig von den eben berichteten Resultaten anderer Untersucher ab.

Sie sind in Tabelle 38 in stark vereinfachter Form zusammengefaßt[48]. Die erste Kolonne zeigt, daß signifikante Zusammenhänge mit der Langzeitentwicklung der *schizophrenen Störungen* für 8 Anfangssymptome nachweisbar sind: Mit einem *günstigen* Spätverlauf korreliert (in absteigender Reihenfolge gemäß absolutem Wert des Coleschen Assoziationskoeffizienten) das Vorliegen der Anfangssymptome cenestopathische, olfaktive, optische Halluzinationen, Depersonalisations- und Derealisationsphänomene, das Fehlen von Gleichgültigkeit – affektivem Rückzug – Abulie, Irritabilität – Aggressivität und von Denkstörungen, ferner das Vorliegen von Wahn. Mit einer *ungünstigen* Spätentwicklung hängt da-

---

[48] Aus Übersichtlichkeitsgründen verzichten wir auf eine Wiedergabe des gesamten umfangreichen Zahlenmaterials und tabellieren stattdessen nur die errechneten Signifikanzen sowie – in der rechten unteren Ecke jedes Feldes – die dazugehörigen Coleschen Assoziationskoeffizienten. Des weiteren führen wir von den 24 in Betracht gezogenen Symptomen nur jene 14 an, für welche sich überhaupt irgendwelche signifikanten Beziehungen zum Verlauf ergeben.

Tabelle 38. Statistische Beziehungen zwischen der Symptomatik zur Zeit der Erstaufnahme und 5 Verlaufsaspekten [a]

		Globalentwicklung Schizophrenie		"Endzustand"		psychoorganisches Syndrom		soziale Anpassung		globaler psychischer Gesundheitszustand	
		günstig	ungünstig	günstig	ungünstig	günstig	ungünstig	günstig	ungünstig	günstig	ungünstig
Denkstörungen	fehlend	+	–								
	vorhanden	–	– (+0,10)								
Gleichgültigkeit, aff. Rückzug, Abulie	fehlend	+	–	++	–	–	–	++	–	++	–
	vorhanden	–	– (+0,12)	–	++ (+0,25)	–	–	–	++ (+0,30)	–	++ (+0,30)
Depersonalisations- und Derealisationsphänomene	fehlend	–	–	–	–					–	+
	vorhanden	++	– (–0,17)	+++	– (–0,17)					+++	– (–0,33)
akustische Halluzinationen	fehlend	–	–	+	–	+	–	+	–	+	–
	vorhanden	–	–	–	– (+0,20)	–	– (+0,31)	–	– (+0,05)	–	– (+0,05)
optische Halluzinationen	fehlend	–	–	–	–	–	–	–	–	–	–
	vorhanden	+	– (–0,24)	+	– (–0,27)	–	–	+++	– (–0,22)	+++	– (–0,22)
Geruchshalluzinationen	fehlend	–	–	–	–						
	vorhanden	+	– (–0,33)								
cenestopathische Halluzinationen	fehlend	–	–	–	–	–	–	–	–	–	–
	vorhanden	+++	–	+	– (–0,25)	–	–	++	– (–0,14)	+	– (–0,10)
Wahn	fehlend	–	–	–	–	–	–	–	–	–	–
	vorhanden	+	– (–0,08)	+	– (–0,08)	–	–				

Tabelle 38 (Fortsetzung)

Motorische Stereotypien und Manierismen	fehlend			−	−
	vorhanden			−	+ (+0,18)
Bewußtseinstrübung	fehlend				− +
	vorhanden				− −
					(−0,25)
Mutismus, Semimutismus	fehlend				− +
	vorhanden				+ −
					(−0,14)
depressive Züge	fehlend				− +
	vorhanden				+ −
					(−0,14) (−0,12)
Angst, Ängstlichkeit, Furcht	fehlend		−	−	−
	vorhanden		+	++	+
			(−0,16)	(0,17)	(−0,11)
Irritabilität − Aggressivität	fehlend	+	−		
	vorhanden	−	+		
			(0,12)		

[a] + = $p \leq 0{,}05$, ++ = $p \leq 0{,}01$, +++ = $p \leq 0{,}001$.

gegen einzig das seinerzeitige Vorliegen von Irritabilität – Aggressivität signifikant zusammen.

Überraschend ist an diesen Resultaten vor allem die offenbar recht regelmäßige positive Bedeutung der verschiedenen genannten Sonderformen von Halluzinationen (Assoziationskoeffizienten zwischen 0,55 und 0,24), schwach angedeutet (C zwischen 0,17 und 0,08) auch der Depersonalisations- und Derealisationsphänomene und des Wahns. Möglicherweise drückt sich in einer derartig tief eingreifenden Anfangssymptomatik eine besondere Intensität und Lebhaftigkeit des psychotischen Geschehens zu Beginn der Psychose aus, womit wir bei der Analyse der Einzelsymptomatik nur die bekannte positive prognostische Bedeutung eines akuten Beginns wiedergefunden hätten. Für eine solche Interpretation sprächen auch die signifikant besseren Verläufe beim anfänglichen Fehlen von Gleichgültigkeit – affektivem Rückzug – Abulie. Bemerkenswert ist des weiteren das Fehlen signifikanter Beziehungen zu den oft als günstig befundenen depressiven Zügen und zur „Bewußtseinstrübung" (verwandt mit der „confusion" anderer Autoren), sowie die anderswo nicht erwähnte ungünstige Bedeutung des Anfangssymptoms „Irritabilität – Aggressivität".

In bezug auf die beobachteten „*Endzustände"* (zweite Kolonne der Tabelle 38) finden wir ganz ähnliche Zusammenhänge, was bei der engen Verwandtschaft zwischen dem Längsschnittaspekt des Spätverlaufs der schizophrenen Störungen und dem schließlich beobachteten Querschnittsbild nicht verwundert. Ausgeprägter ist hier – recht plausiblerweise – die Korrelation mit den Symptomen Gleichgültigkeit – affektiver Rückzug – Abulie und Irritabilität – Aggressivität, schwächer dagegen diejenige zu den anfänglichen cenestopathischen Halluzinationen. Die Geruchshalluzinationen schließlich spielen nun keine Rolle mehr, ebenso wenig wie übrigens die Denkstörungen. Dafür treten neu in Erscheinung die Anfangssymptome motorische Stereotypien – Manierismen und Angst – Ängstlichkeit – Furcht, erstere mit schwachem Zusammenhang zu schwereren, letztere zu leichteren „Endzuständen".

Sehr bemerkenswert ist (in der dritten Kolonne der Tabelle 38) das praktisch vollständige Fehlen signifikanter Beziehungen zwischen der schizophrenen Anfangssymptomatik und der Schwere der *psychoorganischen Störungen* im Alter. Hätten sich hier Zusammenhänge nachweisen lassen, so würde sich daraus doch wohl ein recht gewichtiges Argument für eine innere, zum Beispiel in der Pathogenese begründete Verwandtschaft zwischen schizophrenen und zerebral-organischen Störungen ergeben. Der Umstand, daß sich derartige Korrelationen praktisch nicht finden (der einzige, schwach signifikante Befund von leichteren psychoorganischen Abbausymptomen beim anfänglichen Fehlen akustischer Halluzinationen ist zwar interessant, aber kaum interpretierbar. Möglicherweise handelt es sich sogar um eine jener „Zufallssignifikanzen", wie sie bei einer großen Zahl von Berechnungen bekanntlich auftreten können), widerlegt nun allerdings die Mitwirkung organischer Faktoren bei der Entwicklung der Schizophrenie zwar nicht, aber er macht sie doch auch in keiner Weise wahrscheinlicher.

Ganz anders ist hingegen die Situation bei der Prüfung der Beziehungen zwischen Anfangssymptomatik und später *„sozialer Anpassung"* (vierte Kolonne der Tabelle 38). 8 Anfangssymptome zeigen signifikante bis hochsignifikante Korrelationen, wobei wiederum die deutlich schlechtere soziale Anpassung beim anfänglichen Vorliegen des Symptoms Gleichgültigkeit – affektiver Rückzug – Abulie, die positive Bedeutung von anfänglichen optischen (im Gegensatz zu akustischen) Halluzinationen und von Wahn, erstmals ferner von anfänglichen Symptomen des katatonen Formenkreises (Bewußtseinstrübung, Mutismus, Semimutismus) und nun auch der depressiven und ängstlichen Zusatzsymptomatik auffallen.

Besonders interessant ist schließlich die letzte Kolonne der Tabelle 38, in welcher die Zusammenhänge zwischen Anfangssymptomatik und *globalem psychischem Gesundheitszustand* im Alter analysiert sind. Da es sich hier gemäß Kapitel D.V um eine kombiniert-zusammenfassende Bewertung der 4 vorher besprochenen Aspekte der psychischen Gesundheit handelt, darf erwartet werden, daß wichtigere und gleichsinnige Zusammenhänge deutlicher, unwichtige und gegensätzliche dagegen schwächer in Erscheinung treten müßten. Eine solche Tendenz zeigt sich tatsächlich in bezug auf die Signifikanzniveaus, weniger dagegen hinsichtlich der Assoziationskoeffizienten. 6 Symptome treten hier noch als signifikant hervor (in absteigender Reihenfolge nach absolutem Wert des Assoziationskoeffizienten):

Mit *gutem* psychischem Globalzustand im Alter ist statistisch gekoppelt das anfängliche Vorliegen von Depersonalisations- und Derealisationsphänomenen, das Fehlen des Symptoms Gleichgültigkeit – affektiver Rückzug – Abulie, das Vorliegen von optischen Halluzinationen, von depressiven Zügen und Wahn sowie ganz schwach das Fehlen akustischer Halluzinationen. Umgekehrt ist der psychische Globalzustand im Alter signifikant *schlechter*, wenn zu Beginn keine Depersonalisations- und Derealisationsphänomene und keine depressiven Züge, dafür aber Gleichgültigkeit – affektiver Rückzug – Abulie beobachtet wurden.

Im ganzen sind die Resultate dieser differenzierten Berechnungen nur teilweise einheitlich und einleuchtend, was natürlich auch mit einer trotz der auffällig hohen Reliabilität (s. S. 88) nicht über alle Zweifel erhabenen Gültigkeit einer retrospektiven Symptomerfassung aufgrund von Krankengeschichten zusammenhängen mag. Immerhin tritt klar und in jedem Entwicklungsaspekt regelmäßig die prognostisch *ungünstige* Bedeutung des Anfangssymptoms Gleichgültigkeit – affektiver Rückzug – Abulie, mehrfach auch von akustischen Halluzinationen hervor. *Günstiger* ist dagegen die Spätprognose fast regelmäßig beim anfänglichen Vorliegen von Depersonalisations- und Derealisationsphänomenen, von optischen Halluzinationen und auch von Wahn, wobei wahrscheinlich die günstige prognostische Bedeutung dieser lebhaften Anfangssymptome mit der Intensität des Krankheitsgeschehens und damit mit den bereits nachgewiesenen besseren Verlaufstendenzen bei akuterem Beginn zusammenhängt. – Der überraschende Zusammenhang zwischen anfänglichen cenestopathischen Halluzinationen und besserem Spätverlauf der schizophrenen Gesamtstörungen (Kolonne 1 der Tabelle 38) dagegen verliert sich bei der Analyse des Sozialverhaltens und des psychischen Gesamtzustandes, während hier nun andererseits auch die von anderen Autoren als prognostisch günstig befundenen katatonen, depressiven und ängstlichen Anfangssymptome etwas deutlicher in Erscheinung treten.

Zu unterstreichen ist ferner, daß auch wir – wie zum Beispiel *Stephens* (1970) – für das umstrittene Symptom „Denkstörungen", mit Ausnahme eines schwachen Zusammenhanges mit schlechterer Entwicklung der schizophrenen Störungen, bisher keine besondere prognostische Bedeutung nachzuweisen vermochten.

Die meisten dieser Befunde lassen sich gut mit denjenigen aus dem vorangehenden Kapitel zu der Diagnostik vereinen. Einzig die (allerdings nur schwach signifikante und sehr niedrig korrelierte) prognostisch günstige Bedeutung von Wahn und anderen als akustischen Halluzinationen steht in scheinbarem Widerspruch zu den früher gefundenen ungünstigeren Entwicklungstendenzen bei der Anfangsdiagnose „paranoide Schizophrenie". Für die Gesamtentwicklung prognostisch ungünstig ist indessen offensichtlich nicht das anfängliche Vorliegen von Wahnsymptomen an sich (zum Beispiel im Rahmen einer Katatonie oder einer Hebephrenie), sondern seine Verfestigung zum Gesamtbild einer paranoiden Schizophrenie.

Im übrigen stimmen unsere Befunde mit den eingangs berichteten Ergebnissen anderer Autoren, wie gesagt, nur teilweise überein, was u.a. auf Unterschieden der Methodik, namentlich der erfaßten Symptome, beruhen mag. Jedoch muß durchaus auch mit der Möglichkeit gerechnet werden, daß zwischen der Anfangssymptomatik und den von uns – im Gegensatz zu anderen Untersuchern – beobachteten ausgesprochenen Spätverläufen eben andere und neue Beziehungen hervortreten als in früheren Stadien des Krankheitsverlaufs.

Um unsere Befunde weiter zu klären, haben wir auch noch systematisch die Beziehungen zwischen dem *späteren Symptomverlauf* (von der Erstaufnahme bis zur Katamnese) und den 5 verschiedenen Entwicklungsaspekten statistisch geprüft. Diese sehr weitläufigen Berechnungen ergaben jedoch zusammengenommen nur banale Resultate: Für praktisch alle prognostisch als bedeutsam befundenen sowie für eine ganze Reihe von weiteren Symptomen fanden wir einfach, daß gesamthaft günstige Entwicklungstendenzen signifikant mit dem ständigen Fehlen oder dem späteren Verschwinden, ungünstige Entwicklungstendenzen dagegen mit ständigem Persistieren oder späterem Auftreten der verschiedenen Krankheitszeichen korrelierten. Immerhin zeigten sich solche Zusammenhänge ausgeprägt bei gewissen Symptomen, schwächer oder gar nicht bei anderen, woraus sich eine gewisse *Hierarchie der Wichtigkeit einzelner „Symptome"* (dieser hier in Anführungsstriche gesetzte Begriff beinhaltet ja ohne Zweifel Ganzheiten sehr verschiedener Wertigkeit) im ganzen Krankheitsgefüge ableiten läßt. Recht überraschend scheint eine derartige Longitudinalanalyse zu einer weitgehenden Bestätigung des alten, mehr an Querschnittsbildern gewonnenen *Bleuler*schen Konzeptes einer bestimmten Rangfolge verschiedener schizophrener Symptome zu führen: Es traten nämlich in erster Linie die von uns erfaßten „Primärsymptome" im *Bleuler*schen Sinne, d.h. Denkstörungen, Gleichgültigkeit – affektiver Rückzug – Abulie sowie Depersonalisations- und Derealisationsphänomene als wichtig für den ganzen Krankheitsverlauf hervor (wie erinnerlich, haben wir auf die Erfassung anderer „Primärsymptome" wie Autismus, Ambivalenz und Zerfahrenheit wegen mangelnder Reliabilität verzichten müssen), gefolgt von bedeutsamen „Sekundärsymptomen" wie Halluzinationen und Wahn. Erst in dritter Linie sind dagegen gewisse katatone (Negativismus, motorische Stereotypien und Manierismen, Mutismus – Semimutismus) und erst ganz am Rande auch die (wohl besonders schlecht definierbaren) hebephrenen Symptome zu nennen. Und unter der von uns von vornherein als „zuäztlich und nicht spezifisch schizophren" bezeichneten depressiven und manischen, hypochondrischen, ängstlichen, reizbar-aggressiven weiteren Symptomatik kommt in dieser Hierarchie interessanterweise bloß den aggressiven Zügen eine gewisse allgemeine Wertigkeit für das ganze Krankheitsgeschehen zu.

Wir fassen zum Abschluß unsere Befunde nochmals knapp zusammen:

14 von 24 geprüften Einzelsymptomen zeigten regelmäßige oder vereinzelte Beziehungen zu den 5 geprüften Aspekten des späteren Krankheitsverlaufes. Zu günstigeren Altersentwicklungen kam es bei unseren Probanden vor allem dann, wenn zu Anfang der Psychose (resp. zur Zeit der Erstaufnahme) nicht Gleichgültigkeit – affektiver Rückzug – Abulie, akustische Halluzinationen oder aggressiv-reizbare Züge beobachtet wurden. In absteigen-

dem Maße als günstig erwies sich dagegen das anfängliche Vorliegen von Depersonalisations- und Derealisationsphänomenen, Wahn, anderen als akustischen Halluzinationen, ferner von depressiven Zügen, gewissen katatonen Symptomen, Denkstörungen und Angst.

Im Gegensatz zu allen anderen Entwicklungsaspekten hat die offenbar wesensverschiedene psychoorganische Alterssymptomatik praktisch keine Beziehungen zur schizophrenen Anfangssymptomatik.

Aus der Regelmäßigkeit, mit welcher das Auftreten oder Verschwinden bestimmter Symptome im Laufe der Entwicklung mit entsprechenden Veränderungen im ganzen Krankheitsbild einhergeht, ergeben sich Anhaltspunkte für eine Hierarchie der Symptome nach ihrer Wertigkeit im ganzen Krankheitsgefüge. Zentral wichtig scheinen demnach die von uns erfaßten „Primärsymptome" zu sein, gefolgt von „Sekundärsymptomen" wie Halluzinationen und Wahn. Katatone, hebephrene und nicht spezifisch schizophrene „Zusatzsymptome" dagegen haben (mit Ausnahme von aggressiven Zügen) in dieser Sicht nur eine sehr periphere Bedeutung. Diese aus fast lebenslangen Verläufen gewonnenen Ergebnisse sprechen stark für die Validität des seinerzeit von *E. Bleuler* eingeführten Konzeptes der „Primär"- und „Sekundärsymptome".

9. Langzeitverlauf und Verlaufstypus der Psychose

In einem früheren Kapitel (D.II.2) haben wir 3 verschiedene Verlaufstypen (einfach, wellenförmig und atypisch) unterschieden und in ihrer Häufigkeit beschrieben. Hier soll nun geprüft werden, was für statistische Beziehungen zwischen diesen Verlaufstypen und den verschiedenen Aspekten des Langzeitverlaufs bestehen. Von vornherein muß gemäß der Literatur (z. B. *Rennie,* 1941; *M. Müller,* 1949; *Bleuler,* 1969) erwartet werden, daß wellenförmige Verläufe günstiger ausgehen als einfache. Zu den atypischen Fällen wird sich statistisch nichts aussagen lassen, da sie in unserem Material mit 0,3% verschwindend selten sind. (Wir haben sie der Einfachheit halber den 7,3% unsicheren Fällen zugerechnet.)

Tabelle 39 bestätigt unsere Erwartungen in hohem Maße. *Für jeden der 5 Verlaufsaspekte finden wir regelmäßig und hochsignifikant enge Beziehungen* (der Colesche Assoziationskoeffizient variiert zwischen einem Minimalwert von 0,34 bei den psychoorganischen Störungen und einem Maximalwert von 0,63 beim globalen psychischen Gesundheitszustand) *zwischen wellenförmigem Verlaufstypus und günstiger Entwicklung einerseits, einfachem Verlauf und ungünstiger Entwicklung andererseits.* Die unsicheren (und atypischen) Verläufe schließlich zeigen nur für die „soziale Anpassung" und den globalen psychischen Gesundheitszustand im Alter schwach ungünstige Verlaufstendenzen.

Unerwartet ist an diesen Zusammenhängen einzig, daß ihnen auch die psychoorganische Symptomatik sehr deutlich unterliegt. Wie schon bei der Dauer der Ersthospitalisation, im Gegensatz aber zu allen übrigen Variablen und insbesondere zur eben besprochenen Anfangssymptomatik, ergibt sich hier nochmals ein gewisser Anhaltspunkt für Zusammenhänge zwischen organischen Faktoren und Schizophrenie. Wenn die einfachen Verlaufsformen so signifikant häufiger zu dementiellen Zuständen führen als die wellenförmigen, so ist der Schluß möglich, daß *zumindest bei den einfach verlaufenden Schizophrenien organische Faktoren das ganze Krankheitsgeschehen mitbeeinflussen könnten.* Immerhin muß unterstrichen werden, daß selbst hier keine Rede von einem regelmäßigen Ausgang in Demenz

Tabelle 39. Statistische Beziehungen zwischen Verlaufstypus und 5 Verlaufsaspekten [a]

Verlaufstypus	Fall-zahl	Globalentwicklung Schizophrenie			„Endzustand"			psychoorganisches Syndrom			soziale Anpassung			globaler psychischer Gesundheitszustand		
		gün-stig	ungün-stig	unsi-cher	gün-stig	ungün-stig	unsi-cher	gün-stig	ungün-stig	unsi-cher	gün-stig	ungün-stig	unsi-cher	gün-stig	ungün-stig	unsi-cher
1. einfach	123	52	68***	3	37	81***	5	49	43***	31	16	105***	2	14	107***	2
2. wellenförmig	144	117***	26	1	96***	29	19	106***	25	13	74***	68	2	73***	70	1
3. unsicher oder atypisch	22	12	9	1	8	11	3	12	4	6	2	18*	1	3	19*	–
Σ	289	181	103	5	141	121	27	167	72	50	93	191	5	90	196	3
Colescher Assoziationskoeffizient (1 gegen 2 + 3)		−0,41***			−0,41***			−0,34**			−0,59***			−0,63***		

[a] Erläuterungen s. S. 147.

ist: Unter 144 Fällen mit einfachem Verlaufstypus stellten wir bei der Katamnese gemäß Tabelle 39 keine oder nur leichte psychoorganische Ausfälle bei 49, mittlere bis schwere Ausfälle dagegen nur bei 43 Probanden fest (31 Fälle sind unsicher, was aber – wie auf S. 147 erklärt – die gefundenen Zusammenhänge gemäß dem angewandten Berechnungsmodus nicht in Frage stellt).

10. Langzeitverlauf und relative Gesamtdauer der Hospitalisationen im Verhältnis zur Beobachtungszeit

Wir haben in einem früheren Kapitel (D.II.1) ausführlich über die Hospitalisationen unserer Probanden im Laufe der Beobachtungszeit berichtet. Als „relative Gesamtdauer der Hospitalisationen im Verhältnis zur Beobachtungszeit" haben wir den prozentualen Anteil der gesamthaft im Spital verbrachten Zeit an der ganzen Beobachtungszeit zwischen Erstaufnahme und katamnestischer Nachuntersuchung bezeichnet (über Häufigkeitsverteilung s. Abb. 11). Setzt man diese Zahlen mit dem Krankheitsverlauf in Beziehung, so ist von vornherein banalerweise zu erwarten, daß wenig hospitalisierte Probanden meist günstige, viel oder dauernd Hospitalisierte dagegen meist ungünstige Krankheitsentwicklungen durchgemacht haben. Immerhin gilt diese Regel nicht in allen Fällen, da relativ günstige Verläufe selbst bei Dauerhospitalisationen und ungünstige auch außerhalb der Spitäler vorkommen können.

Daß indessen solche Besonderheiten statistisch überhaupt nicht ins Gewicht fallen, zeigt Tabelle 40 mit aller Deutlichkeit. *In allen 5 Entwicklungsaspekten ist in der Tat das Bild um so günstiger, je geringer anteilsmäßig die Hospitalisationszeiten und um so ungünstiger, je größer sie sind.* Signifikant zu besseren Verläufen neigen überall nur die (sehr zahlreichen) Probanden, die weniger als 10% der Beobachtungszeit in Spitälern verbrachten. Signifikant mit schlechteren Verläufen verbunden sind dagegen, je nach Entwicklungsaspekt, Hospitalisationsanteile zwischen 30% und 100%. Gerade diese Unterschiede nun, die sich sehr klar auch in den Assoziationskoeffizienten widerspiegeln, sind vielleicht das Interessanteste an diesen sonst so völlig erwartungsgemäßen Befunden: Die Beziehungen der Hospitalisationsdauer zum Verlauf der Schizophrenien und der psychoorganischen Symptomatik sind weit lockerer (C = 0,21 und 0,22) als diejenigen zur „sozialen Anpassung" (C = 0,91!) und zum „globalen psychischen Gesundheitszustand" (C = 0,89), während die „Endzustände" eine Mittelstellung einnehmen (C = 0,57). Das belegt sehr schön die klinische Erfahrung, wonach eine Hospitalisation viel stärker durch das Sozial- und Gesamtverhalten als durch die eigentliche Psychopathologie bestimmt wird. Ob darüber hinaus zu den vorliegenden engen Korrelationen auch eine umgekehrte Kausalität beiträgt (Verschlechterung namentlich der „Sozialanpassung" als *Folge* von langen Klinikaufenthalten im Sinne des „Hospitalismus"), kann zwar in gewissen Fällen angenommen, im Gesamtmaterial aufgrund unserer Berechnungen jedoch nicht weiter differenziert werden.

11. Langzeitverlauf und Behandlung

Es mag verwundern, daß von der Behandlung, welche sicher unter allen Faktoren, die den Krankheitsverlauf beeinflussen mögen, den Arzt und Kliniker am direktesten interessiert,

Tabelle 40. Statistische Beziehungen zwischen relativer Hospitalisationsdauer und 5 Verlaufsaspekten [a]

Gesamte Hospitalisationsdauer in % der Beobachtungszeit	Fallzahl	Globalentwicklung Schizophrenie			„Endzustand"			psychoorganisches Syndrom			soziale Anpassung			globaler psychischer Gesundheitszustand		
		günstig	ungünstig	unsicher	günstig	ungünstig	unsicher	günstig	ungünstig	unsicher	günstig	ungünstig	unsicher	günstig	ungünstig	unsicher
1. < 10%	162	116***	44**	2	109***	39	14	110*	35	17	83***	74***	5	80***	81***	1
2. 11–30%	35	20	14	1	11	15	9	20	11	4	7	28	–	7	27	1
3. 31–50%	17	10	7**	–	10	6***	1	6	6*	5	2	15*	–	2	15*	–
4. 51–70%	13	9	4	–	6	6	1	7	3	3	1	12*	–	1	12*	–
5. 71–90%	17	8	8	1	2	15***	–	7	3	7	–	17**	–	–	16**	1
6. 91–100%	45	18	26***	1	3	40***	2	17	14	14	–	45***	–	–	45***	–
Σ	289	181	103	5	141	121	27	167	72	50	93	191	5	90	196	3
Colescher Assoziationskoeffizient (1 + 2 vgl. mit 3 + 4 + 5 + 6)		+0,21**			+0,57***			+0,22*			+0,91***			+0,89***		

Tabelle 41. Statistische Beziehungen zwischen Behandlung und 5 Verlaufsaspekten [a]

	Fallzahl	Globalentwicklung Schizophrenie			„Endzustand"			psychoorganisches Syndrom			soziale Anpassung			globaler psychischer Gesundheitszustand		
		günstig	ungünstig	unsicher	günstig	ungünstig	unsicher	günstig	ungünstig	unsicher	günstig	ungünstig	unsicher	günstig	ungünstig	unsicher
Elektroschock	19	10	8	1	6	8	5	10	4	5	5	14	–	5	14	–
Insulin	36	20	14	2	17	13	6	28	5	3	13	21	2	13	22	1
Medikamente	90	60	29	1	43	39	8	49	28	13	30	59	1	28	61	1
keine Behandlung; unsicher	144	91	52	1	75	61	8	80	35	29	45	97	2	44	99	1
Σ	289	181	103	5	141	121	27	167	72	50	93	191	5	90	196	3

[a] Erläuterungen s. S. 147.

bisher noch kaum die Rede gewesen ist. Das liegt vor allem daran, daß von der Grundkonzeption her diese Untersuchung *nicht* auf eine Prüfung von Behandlungsergebnissen, sondern einer Vielzahl von Langzeit- und besonders Alterseinflüssen zugeschnitten war. Um Gültiges über Therapieresultate auszusagen, wären viel präzisere Informationen über Art und Dauer der Behandlung vonnöten, als wir sie in unseren alten Krankengeschichten gewöhnlich vorfinden. Auch hätten die Probanden ganz anders ausgewählt werden müssen; zum Beispiel müßten wir zu Vergleichszwecken über eine genügende Zahl von Probanden gleicher Altersgruppen nicht nur aus der Zeit der Schocktherapien vor Einführung der Neuroleptika, sondern auch aus der Ära der modernen Psychopharmaka selber verfügen. All dies ist nicht der Fall, wie wir bereits bei der Besprechung der enttäuschenden Resultate hinsichtlich Verlaufsunterschieden zwischen Patienten, die vor oder nach der Einführung der modernen Behandlungsmethoden zur Aufnahme kamen, angedeutet haben. So stammen zum Beispiel über 60% unserer 289 Erstaufnahmen aus der Zeit vor der Einführung der Insulin- und Elektroschocktherapie, und nur 4,2% (12 Fälle) wurden erst nach Einführung der Neuroleptika 1953 erstmals hospitalisiert (s. S. 181). Zu einem überwiegenden Teil erhielten unsere Probanden wenigstens in der Anfangsphase der Psychose also keine „spezifische", d.h. über die seit langem in psychiatrischen Spitälern üblichen Beruhigungs- und Beschäftigungsmaßnahmen hinausgehende Therapie, wie dies auch aus der untenstehenden Aufstellung hervorgeht. In diesem etwas erweiterten Sinne haben wir es deshalb ganz vorwiegend mit sogenannten „Spontanverläufen" zu tun. Den Krankengeschichten können wir nämlich entnehmen, daß folgende Behandlungsverfahren *während irgendeiner Phase der Erkrankung* zur Anwendung kamen (zunächst vorgenommene genauere Unterscheidungen waren schon der kleinen Fallzahl wegen nicht ergiebiger als diese summarische Einteilung):

Elektroschockbehandlung (allein oder kombiniert mit Insulin [49] und/oder Medikamenten)	19 Fälle = 6,5%
Insulinkuren (allein oder kombiniert mit anderen Medikamenten)	36 Fälle = 12,5%
Medikamentöse (mit wenigen Ausnahmen *nicht* neuroleptische) Behandlung allein	90 Fälle = 31,5%
keine (101 Fälle) oder unsichere (43 Fälle) Behandlung außer den üblichen Spitalmaßnahmen	144 Fälle = 49,7%

Rund 4/5 unserer Probanden sind also weder mit moderner Schocktherapie noch — zum allergrößten Teil — mit modernen Neuroleptika behandelt worden. Wie nun Tabelle 41 zeigt, fanden wir *statistisch überhaupt keine Unterschiede im Langzeitverlauf zwischen diesen verschiedenen Behandlungsgruppen.*

Aus den besprochenen Gründen wäre es sicher hier ebenso unkorrekt wie bei der Variable „Periode der Ersthospitalisation", aus diesen negativen Befunden voreilig auf eine Unwirksamkeit der modernen Behandlungsverfahren auf lange Sicht zu schließen. Ob günstige Therapieeffekte auf kürzere Frist, wie sie von unserer Untersuchung ja überhaupt nicht erfaßt worden sind, auch noch viele Jahre später günstige Wirkungen entfalten können,

---

[49] Die Kombination Insulin — Elektroschock betrifft nur 6 Fälle.

bleibt also aus methodischen Gründen in dieser Studie eine offene Frage. Höchstens kann gesagt werden, daß die Langzeiteffekte moderner Behandlungsmethoden jedenfalls nicht so überwältigend positiv sind, daß sie über alle erwähnten methodischen Beschränkungen hinweg sichtbar bleiben würden.

12. Zusammenfassende Betrachtung der Beziehungen zwischen Verlauf und psychopathologischen Faktoren von der Erstaufnahme bis zur Nachuntersuchung

Unter den 11 in diesem Kapitel besprochenen i.w.S. „psychopathologischen", d.h. direkt mit Form und Art der Psychose zusammenhängenden Variablen stehen gemäß Tabelle 42, in welcher alle vorstehend gefundenen signifikanten Korrelationen zusammengefaßt sind, 6 in enger und (fast) regelmäßiger Beziehung zu den 5 geprüften Aspekten des Langzeitverlaufs. Für 3 weitere Variablen finden wir noch vereinzelte und für 2 überhaupt keine solchen Zusammenhänge mehr. Daß unter ihnen an erster Stelle die (relative) *Gesamtdauer der Hospitalisationen* figuriert, ist ein banales Resultat, das einfach die höheren Hospitalisationszeiten bei ungünstig verlaufenden Fällen widerspiegelt. Bemerkenswert ist hier allerdings, daß diese Hospitalisationen viel stärker mit dem Sozial- und Gesamtverhalten als mit der Psychopathologie im eigentlichen Sinne zusammenhängen.

Auch die sehr hohen, aber wegen der kleinen Zahl von 11 Fällen statistisch nur schwach signifikanten Korrelationen zwischen günstigem resp. ungünstigem Langzeitverlauf und Vorliegen resp. Fehlen einer *Puerperalpsychose* stellen einen Randbefund dar, den wir, nachdem wir auf die Prüfung anderer „auslösender Faktoren" haben verzichten müssen, nur wegen der für derartige Psychosen wohl fast einzigartig langen Beobachtungszeit bis ins Alter in unsere Untersuchung mit aufgenommen haben.

Um so interessanter sind die Befunde für die nachstehenden Variablen. Wir konnten zeigen, daß (mit abnehmendem Gewicht) bis in die Seneszenz hinein der allgemeine *Verlaufstypus* (einfach oder wellenförmig), *die Dauer der Ersthospitalisation* (kürzer oder länger als 1 Jahr) *und die Form des Erkrankungsbeginns* (akut oder chronisch), ihre bekannte, bei jüngeren Probanden bereits von anderen Autoren nachgewiesene prognostische Bedeutung behalten. U.W. neu sind ferner mehrere unserer Resultate in bezug auf die *Symptomatik*. In Tabelle 42 haben wir nur die besonders wichtige ungünstige prognostische Langzeitbedeutung des Anfangssymptoms „Gleichgültigkeit – affektiver Rückzug – Abulie" aufgeführt; wie erinnerlich, fanden wir in geringerem Maße aber auch noch für eine Reihe anderer Anfangssymptome wie Depersonalisations- und Derealisationsphänomene, Halluzinationen verschiedener Sinnesgebiete und Wahn, kaum dagegen wie andere Autoren für depressive Züge und Bewußtseinstrübungen signifikante Beziehungen zum Krankheitsverlauf bis ins höhere Alter. Erstaunlich und abweichend von früheren Befunden ist ferner, daß zwischen dem Spätverlauf und dem *Alter bei der Erstaufnahme* nur sehr schwache, dem *Alter bei der Ersterkrankung* gar überhaupt keine statistische Beziehungen nachzuweisen waren: Nur in bezug auf die „soziale Anpassung" und den „globalen psychischen Gesundheitszustand" im Alter, nicht aber auf spezifisch psychopathologischem Gebiet zeigen sogenannte „Spätschizophrenien" etwas schlechtere Entwicklungstendenzen als Früherkrankungen, wobei erst noch mögliche Ausleseeffekte zu diesem Befund beitragen könnten. Ebensowenig erweist sich die *diagnostische Untergruppe* zur Zeit der Erstaufnahme auf lange Sicht als prognostisch bedeutsam, abgesehen von etwas schlechteren Verläufen bei paranoiden im Vergleich

Tabelle 42. Zusammenfassende Darstellung der Beziehungen von 11 psychopathologischen Variablen zu 5 Verlaufsaspekten (Colesche Assoziationskoeffizienten)

	Globalentwicklung Schizophrenie	„Endzustand"	psychoorganisches Syndrom	soziale Anpassung	globaler psychischer Gesundheitszustand
1. Relative Gesamtdauer der Hospitalisationen (unter/über 30% der Beobachtungszeit)	0,21**	0,57***	0,22*	0,91***	0,89***
2. Auslösende Faktoren (Puerperalpsychosen / übrige Fälle)	0,78*	0,79*	–	0,59*	0,41**
3. Verlaufstypus (einfach / wellenförmig)	– 0,41***	– 0,41***	– 0,34***	– 0,59**	– 0,63***
4. Dauer der Ersthospitalisation (unter / über 1 Jahr)	0,28***	0,49***	0,23*	0,69***	0,72***
5. Form des Erkrankungsbeginns (akut / chronisch)	0,33***	0,26***	–	0,33***	0,35***
6. Anfangssymptom Gleichgültigkeit – affektiver Rückzug – Abulie (fehlend / vorhanden)	0,12*	0,25**	–	0,30**	0,30**
7. Alter bei Erstaufnahme (unter / über 45 Jahre)	–	–	–	0,28*	0,26*
8. Diagnostische Untergruppe (paranoide Schizophrenie / übrige)	– 0,19*	–	–	–	–
9. Periode der Erstaufnahme (vor / nach 1933)	0,12*	–	–	–	–
10. Alter bei Erkrankungsbeginn (unter / über 45 Jahre)	–	–	–	–	–
11. Behandlung (Schockverfahren / übrige)	–	–	–	–	–

* = p ⩽ ,05, ** = p ⩽ 0,01, *** = p ⩽ 0,001.

zu allen übrigen Erkrankungsformen. Und ganz negativ waren die Resultate schließlich hinsichtlich der *Periode der Erstaufnahmen* und der *Behandlung:* Nach 1933 erstmals aufgenommene Schizophrenien entwickelten sich gesamthaft nicht besser, in bezug auf die spezifisch schizophrene Symptomatik sogar im Gegenteil leicht schlechter als Erstaufnahmen vor diesem mit wichtigen therapeutischen Neuerungen zusammenfallenden Zeitpunkt. Auch ließen sich keine Unterschiede im Langzeitverlauf je nach Behandlungsart, namentlich auch nicht zwischen Schocktherapie und anderen älteren Behandlungsmethoden (aus der neuroleptischen Ära haben wir für einen Vergleich zu wenig Fälle zur Verfügung), feststellen. Wir haben allerdings gesehen, daß es aus verschiedenen methodischen Gründen, die u.a. mit der unterschiedlichen Altersgruppierung zusammenhängen, falsch wäre, aus diesen Befunden auf eine mangelnde Wirksamkeit der modernen Behandlungsverfahren zu schliessen; aus unseren Beobachtungen läßt sich die umstrittene Frage ihrer Langzeiteffekte nicht beantworten.

Hervorzuheben ist ferner noch, daß wiederum die Beziehungen zwischen den untersuchten Variablen und der Entwicklung von psychoorganischen Abbausymptomen im Alter viel spärlicher und schwächer sind als zu den übrigen Verlaufsaspekten. Dies scheint die Hypothese einer weitgehenden Wesensverschiedenheit zwischen schizophrenen und zerebroorganischem Krankheitsgeschehen zu stützen. Bemerkenswert ist allerdings, daß über 1 Jahr lang ersthospitalisierte und auch einfach-progressiv und damit häufiger ungünstig verlaufende Schizophrenien gleichzeitig zu schwererem psychoorganischem Abbau neigen, was für ein Mitwirken zerebraler Faktoren bei solchen Fällen sprechen könnte.

Lassen sich auch die prognostisch bedeutungsvollen Krankheitsvariablen ähnlich wie die anamnestischen Faktoren des vorangehenden Kapitels zumindest als Hypothese auf einen gemeinsamen Nenner bringen? Wir glauben, daß in der Tat die wichtigsten dieser Faktoren – Verlaufstypus, Form des Beginns, Symptomatik und wohl auch Hospitalisationsdauer zu Beginn und im weiteren Verlauf – einen *gemeinsamen, gestalthaften Grundzug aufweisen: Sie hängen alle in erster Linie mit der Lebhaftigkeit und Mobilität des Krankheitsgeschehens zusammen. In Bestätigung einer alten klinischen Einsicht zeigt es sich, daß auch auf längere Sicht die Prognose um so günstiger ist, je intensiver, akuter und produktiver die Krankheit in Erscheinung tritt: Von schlechtem Omen ist dagegen von Anfang an alles, was auf ein torpides, unproduktives und schleichendes Krankheitsgeschehen hinweist.*

IV. Der Einfluß aktuell-situativer Faktoren im Alter

Als letzte Gruppe von Variablen, deren Beziehung zu den verschiedenen Aspekten des Krankheitsverlaufs uns interessiert, untersuchen wir nun noch eine Reihe von allgemeinen und sozialen Gegebenheiten, wie wir sie zur Zeit der Nachuntersuchung im Alter antrafen. Es soll damit der Frage nachgegangen werden, ob vielleicht der Altersverlauf vielmehr von den aktuellen Umständen in der zweiten Lebenshälfte als von anamnestischen und psychopathologischen Faktoren abhängt.

1. Langzeitverlauf und Alter zur Zeit der Nachuntersuchung

Zur Zeit der Nachuntersuchung hatten bekanntlich, gemäß unseren Auswahlkriterien, sämtliche unserer Probanden das 65. Lebensjahr überschritten. Der jüngste nachuntersuchte

Tabelle 43. Statistische Beziehungen zwischem dem Alter zur Zeit der Nachuntersuchung und 5 Verlaufsaspekten [a]

	Fall-zahl	Globalentwicklung Schizophrenie			„Endzustand"			psychoorganisches Syndrom			soziale Anpassung			globaler psychischer Gesundheitszustand		
		gün-stig	ungün-stig	unsi-cher	gün-stig	ungün-stig	unsi-cher	gün-stig	ungün-stig	unsi-cher	gün-stig	ungün-stig	unsi-cher	gün-stig	ungün-stig	unsi-cher
1. 65–69 Jahre	29	20*	7	2	13	14	2	19	4	6	10	18	1	10	18	1
2. 70–74 Jahre	113	76	36	1	60	45	8	77***	14	22	45*	66	2	43*	69	1
3. 75–79 Jahre	76	45	29*	2	35	29	12	41	21	14	21	53**	2	21	54*	1
4. 80–84 Jahre	49	28	21	–	24	22	3	22	22**	5	12	37	–	12	37	–
5. > 85 Jahre	22	12	10	–	9	11	2	8	11**	3	5	17	–	4	18	–
Σ	289	181	103	5	141	121	27	167	72	50	93	191	5	90	196	3
Colescher Assozia-tionskoeffiziënt (1+2 gegen 3+4+5)		+0,15						+0,48			+0,19**			+0,22		

[a] Erläuterungen s. S. 147.

Patient zählte 66, der älteste 91 Jahre. Die Aufteilung in Fünfjahresgruppen, welche bereits in Abb. 10 graphisch dargestellt und auch in der ersten Kolonne der Tabelle 43 nochmals angeführt wurde, erlaubt nun die Prüfung der im Rahmen unserer Arbeit besonders interessanten Frage, ob und wie die vergleichsweise jüngeren sich von den älteren ehemaligen Patienten in ihrer psychischen Gesundheit unterscheiden. Aufgrund der festgestellten eher günstigen allgemeinen Entwicklungstendenzen in der zweiten Lebenshälfte müßte man eigentlich — natürlich nur im nicht-psychoorganischen Bereich — eine zunehmende Besserung mit zunehmendem Alter erwarten.

Diese Vermutung trifft nun, wie Tabelle 43 zeigt, offenbar nicht zu; im Gegenteil: Wir finden in mehrfacher Hinsicht deutlich ungünstigere Verlaufstendenzen in den höheren Altersgruppen, nicht nur naturgemäß für das psychoorganische Syndrom (Kolonne 3), sondern in schwacher Ausprägung (allerdings nur bei zusammenfassender Gegenüberstellung der unter und über 75jährigen) auch für die Entwicklung der schizophrenen Störungen selbst und vor allem (wie aus den letzten 2 Kolonnen der Tabelle 43 ersichtlich) für die „soziale Anpassung" und — schwächer — auch für den „globalen psychischen Gesundheitszustand".

Zu verzeichnen ist allerdings, daß bei der Prüfung der „Extremgruppen" (Gegenüberstellung nur der besonders guten und besonders schlechten Verläufe) solche Beziehungen einzig noch für das psychoorganische Syndrom nachweisbar sind. Auch zeigt der Einzelvergleich der 5 Alterskategorien im Gesamtmaterial, daß nicht etwa die relativ jüngste, sondern die zweitjüngste Gruppe (zwischen 70 und 74 Jahren) am besten angepaßt erscheint, was sich doch als ein Indiz für eine Besserungstendenz wenigstens bis gegen das 75. Lebensjahr hin interpretieren läßt. Des weiteren müssen unsere Kriterien für die Bewertung der „sozialen Anpassung" (s. Kap. D.IV), in denen ja der natürlicherweise im Alter zunehmende Abhängigkeitsgrad eine wichtige Rolle spielt, mitberücksichtigt werden. Dieser Umstand, zusammen mit den stärkeren psychoorganischen Abbauerscheinungen, bestimmt durch kumulative Verrechnung weitgehend den relativ ungünstigen „globalen psychischen Gesundheitszustand" bei den älteren Probanden. Und schließlich ist darauf hinzuweisen, daß bezeichnenderweise die Schwere der beobachteten „Endzustände" (Kolonne 2) in keiner Beziehung zum niederen oder höheren Alter steht.

Im ganzen sind die Entwicklungstendenzen mit zunehmendem Alter also doch nicht so eindeutig schlecht, wie es auf den ersten Blick den Anschein hat. Vielmehr müssen wir — insofern als ein bloßer, von einer Longitudinalbeobachtung einzelner Fälle scharf zu unterscheidender Querschnittsvergleich zwischen verschiedenen Altersgruppen überhaupt solche Deduktionen zuläßt — *zusammenfassend aus diesen und unseren früheren Befunden auf gewisse gegenläufige Altersentwicklungen schließen: Einerseits muß, wie berichtet, sicher dem Alterprozeß in vieler Hinsicht eine mildernde und ausgleichende Wirkung zugeschrieben werden, welche aber wahrscheinlich — wie dies sowohl unsere Anhaltspunkte für eine gewisse Besserungstendenz bis gegen das 75. Lebensjahr hin wie auch unsere veröffentlichten Verlaufsuntersuchungen (Müller, 1970) an nun hochbetagten, schon 1959 zum ersten Mal katamnestisch erfaßten alten Schizophrenen zeigen — vor allem in die Übergangsperiode von der „Involutionszeit" zur eigentlichen Seneszenz, d.h. in die späten 60iger und frühen 70iger Jahre fällt. Andererseits aber treten im späten Alter namentlich durch ausgeprägtere psychoorganische Abbauerscheinungen und erhöhte soziale Abhängigkeit gesamthaft ungünstige Entwicklungstendenzen statistisch wieder stärker hervor, was dann zum Befund von vergleichsweise schlechteren globalen psychischen Gesundheitszuständen im vorgerückten Greisenalter führt.*

2. Langzeitverlauf und Zivilstand zur Zeit der Nachuntersuchung

Zur Zeit der Nachuntersuchung trafen wir bezüglich des Zivilstandes folgende Verteilung an:

ledig	131 Probanden = 45,3%
verheiratet	50 Probanden = 17,3%
verwitwet	57 Probanden = 19,7%
geschieden / getrennt	32 Probanden = 11,1%
keine Auskünfte	19 Probanden = 6,6%

Naturgemäß hat gegenüber der Situation bei der Erstaufnahme (s. S. 167) vor allem der Anteil der Verheirateten stark zugunsten der Verwitweten und Geschiedenen abgenommen. Noch immer ist, obzwar im Vergleich zu früher leicht zurückgegangen, der Prozentsatz der Ledigen und wohl auch der Geschiedenen und Getrennten ganz abnorm hoch, was sicher direkt mit der schizophrenen Psychose zusammenhängt. In Tabelle 44 sind die Beziehungen zwischen dem Zivilstand im Alter und dem späten Krankheitsverlauf aufgeführt.

Der Altersverlauf der schizophrenen Störungen ist statistisch in allen 5 Zivilstandskategorien gleich[50]. Dasselbe gilt für das Ausmaß der psychoorganischen Störungen, mit Ausnahme von etwas günstigeren Entwicklungstendenzen bei Verheirateten. In bezug auf den Schweregrad der „Endzustände", die „soziale Anpassung" und den „globalen psychischen Gesundheitszustand" finden wir dagegen sehr regelmäßig schlechtere Verläufe bei Ledigen und bessere bei Verheirateten und teilweise auch bei Verwitweten. Auch beim zusammenfassenden Vergleich der Verheirateten mit allen übrigen Gruppen kommt die allgemein günstigere Situation bei ersteren klar zum Ausdruck.

Diese auch von anderen Autoren (z. B. *Rennie*, 1941; *Henisz*, 1966; *Saenger*, 1970; *Roeder*, 1970) mehrfach gefundenen Beziehungen entsprechen weitgehend denen, die wir — weniger deutlich — bereits zum Zivilstand zur Zeit der Erstaufnahme gefunden hatten. Daraus läßt sich schließen, daß offenbar *die sozial wesentlich besseren Verläufe bei Verheirateten im Alter viel weniger im Sinne einer eine Besserung oder Heilung begünstigenden aktuellen Familiensituation zu interpretieren sind, denn als ein Indiz einer vorbestehenden und bis in die Seneszenz hinein in vieler Hinsicht günstig wirkenden ausgeglicheneren, bindungsfähigeren und damit sozial besser angepaßten Persönlichkeitsstruktur.* Anders wäre es nicht zu erklären, daß ja auch Witwer und Witwen, bei denen man aus der aktuellen Alterssituation doch eher auf eine besondere Gefährdung schließen müßte, immer noch verhältnismäßig bessere Langzeitentwicklungstendenzen zeigen als Ledige oder Geschiedene.

---

[50] Einzig bei der Prüfung der „Extremgruppen (s. S. 148) ergeben sich auch hier mit schwacher Signifikanz günstigere Entwicklungstendenzen bei den Verheirateten. Sonst verdeutlichen diese zusätzlichen Berechnungen nur die im Gesamtmaterial gefundenen Beziehungen.

Tabelle 44. Statistische Beziehungen zwischen dem Zivilstand im Alter und 5 Verlaufsaspekten [a]

	Fall-zahl	Globalentwicklung Schizophrenie			"Endzustand"			psychoorganisches Syndrom			soziale Anpassung			globaler psychischer Gesundheitszustand		
		gün-stig	ungün-stig	unsi-cher	gün-stig	ungün-stig	unsi-cher	gün-stig	ungün-stig	unsi-cher	gün-stig	ungün-stig	unsi-cher	gün-stig	ungün-stig	unsi-cher
1. ledig	131	80	50	1	55	66**	10	77	30	24	26	105***	—	25	106***	—
2. verheiratet	50	36	13	1	33**	10	7	37*	9	4	31***	18	1	31	19	—
3. verwitwet	57	36	20	1	35*	17	5	32	18	7	27**	28	2	26	30	1
4. getrennt, geschieden	32	19	12	1	12	16	4	16	10	6	7	23	2	6	25	1
5. unsicher	19	10	8	1	6	12	1	5	5	9	2	17	—	2	16	1
Σ	289	181	103	5	141	121	27	167	72	50	93	191	5	90	196	3
Colescher Assozia-tionskoeffizient (2 gegen 1 + 3 + 4)					+0,48***			+0,35			+0,44***			+0,45***		

[a] Erläuterungen s. S. 147.

3. Langzeitverlauf und Wohnmilieu im Alter

Gerade wegen der vorstehend berichteten Ergebnisse zum Zivilstand interessiert uns im weiteren die Frage, ob sich etwa aktuell-situative Einflüsse besser aus den Beziehungen zwischen Krankheitsverlauf und Wohn- bzw. Lebensmilieu im Alter erschließen lassen. Nun war es uns freilich nicht möglich, diese Variable in allen wünschenswerten Feinheiten (insbesondere etwa, was das „psychologische Klima" anbetrifft) zu erfassen, sondern wir konnten bloß nach äußeren Gegebenheiten grob folgende Kategorien unterscheiden: Zur Zeit der Nachuntersuchung lebten

in Familienmilieu (eigene oder fremde Familie)	76 Probanden = 26,3%
allein (selbständig)	36 Probanden = 12,5%
in Heimmilieu (Alters- und Rekonvaleszentenheime, Pensionen usw.)	49 Probanden = 17,0%
in Spitalmilieu (fast immer psychiatrische, vereinzelt andere Spitäler)	128 Probanden = 44,3%

An dieser Verteilung ist, in Übereinstimmung mit früher berichteten Ergebnissen (Hospitalisationsperioden und Lebensalter, Kap. D.II.1) vor allem bemerkenswert, daß über die Hälfte (55,4%) unserer ehemaligen Schizophrenen ihr Leben in der Seneszenz außerhalb von Spitälern zu führen imstande sind. Allerdings sind 17% davon in Alters- und Pflegeheimen, Pensionen u.ä. untergebracht; ganz außerhalb jeglicher Institutionen weilten aber immerhin noch 38,8% unserer Probanden.

Tabelle 45 zeigt nun, daß zwischen dem Wohnmilieu und der Krankheitsentwicklung in der Tat außerordentlich enge Beziehungen bestehen, indem *ganz durchgehend die Verläufe viel besser sind bei Probanden, die in einer Familie oder allein leben im Vergleich zu denjenigen, die in Heimen oder Spitälern untergebracht sind.* Aber natürlich wäre es völlig verfehlt, diese Beziehungen einseitig kausal als günstige bzw. ungünstige Einflüsse des nichtinstitutionellen bzw. institutionellen Milieus zu interpretieren. Vielmehr *spiegeln sie sicher ganz vorwiegend die banale Tatsache wider, daß Kranke mit schwereren Verläufen eben viel häufiger institutionell pflegebedürftig sind.* Zusätzliche zirkuläre Wechselbeziehungen zwischen Milieu und Krankheitsverlauf sind zwar sehr wahrscheinlich, lassen sich aber aus unseren Berechnungen leider nicht isoliert erschließen. Nur eine feinere Differenzierung der Milieufaktoren, die im Rahmen unserer Untersuchung nicht durchführbar war, vermöchte wohl zu dieser wichtigen Frage befriedigende Aufschlüsse zu liefern.

Wir haben in diesem Zusammenhang übrigens auch noch die *statistischen Beziehungen zwischen Langzeitverlauf und Wohnort im Alter* geprüft, wobei sich ergab, daß durchgehend die Verläufe besser sind bei Probanden, die zur Zeit der Nachuntersuchung in der Stadt Lausanne lebten im Vergleich zu denjenigen, die im restlichen Kanton Waadt oder in anderen Teilen der Schweiz zumeist in betont ländlichen oder kleinstädtischen Verhältnissen weilten. Aber dieses auf den ersten Blick überraschende und interessante Ergebnis, das auf günstige Einflüsse eines städtischen Milieus zu schließen verleitet, erklärt sich sicher wiederum ganz vorwiegend aus dem Umstand, daß im allgemeinen nur relativ gesündere Probanden sich innerhalb der Stadt Lausanne zu halten vermochten, während die schlechteren Verläufe vermehrt anderswohin, namentlich auch in die fast ausschließlich außerhalb

Tabelle 45. Statistische Beziehungen zwischen Wohnmilieu im Alter und 5 Verlaufsaspekten [a]

	Fallzahl	Globalentwicklung Schizophrenie			"Endzustand"			psychoorganisches Syndrom			soziale Anpassung			globaler psychischer Gesundheitszustand		
		günstig	ungünstig	unsicher	günstig	ungünstig	unsicher	günstig	ungünstig	unsicher	günstig	ungünstig	unsicher	günstig	ungünstig	unsicher
1. Familienmilieu	76	58***16	2		58***10	8		56	14	6	52***21	3		51***24	1	
2. allein	36	31** 5	—		33*** 3	—		31* 3	2		27*** 9	—		25***11	—	
3. Heimmilieu	49	32 17	—		26 14	9***		31 18***	—		9 39* 1***			9 40* —		
4. Spitalmilieu	128	60 65***	3		24 94***	10		49 37	42		5 122*** 1			5 141*** 2		
Σ	289	181 103	5		141 121	27		167 72	50		93 191 5			90 196 3		
Colescher Assoziationskoeffizient (1+2 gegen 3+4)		+0,47***			+0,73***			+0,46***			+0,76***			+0,75***		

Tabelle 46. Statistische Beziehungen zwischen Beschäftigungsniveau im Alter und 5 Verlaufsaspekten [a]

	Fallzahl	Globalentwicklung Schizophrenie			"Endzustand"			psychoorganisches Syndrom			soziale Anpassung			globaler psychischer Gesundheitszustand		
		günstig	ungünstig	unsicher	günstig	ungünstig	unsicher	günstig	ungünstig	unsicher	günstig	ungünstig	unsicher	günstig	ungünstig	unsicher
1. normal tätig	42	37*** 5	—		35*** 7	—		38*** 1	3		30*** 12	—		30*** 12	—	
2. vermindert tätig	107	79 26	2		63** 34	10		76** 16	15		44* 61	2		42** 64	1	
3. untätig	140	65 72***	3		43 80***	17		53 53***	32		19 118***	3		18 120***	2	
Σ	289	181 103	5		141 121	27		167 72	50		93 191	5		90 196	3	
Colescher Assoziationskoeffizient (1+2 gegen 3)		+0,41***			+0,36***			+0,57***			+0,59***			+0,59***		

[a] Erläuterungen s. S. 147.

des Stadtgebietes situierten Pflegeplätze, Heime und psychiatrischen Spitäler abgeschoben wurden.

4. Langzeitverlauf und Beschäftigung im Alter

Ebensowenig gelang es uns, den Einfluß aktuell-situativer Faktoren durch Prüfung der Beziehungen zwischen Beschäftigungsniveau im Alter und Krankheitsverlauf überzeugend zu erfassen. Zur Zeit der Nachuntersuchung waren im Sinne einer beruflichen oder anderweitigen Arbeit

normal tätig (praktisch Ganztagsarbeit)	42 Probanden = 14,5%
vermindert tätig (Teilzeitarbeit)	107 Probanden = 37,0%
untätig (praktisch keine berufliche oder anderweitige Tätigkeit)	140 Probanden = 48,4%

Wie nicht anders zu erwarten, *laufen statistisch Beschäftigungsniveau und psychischer Zustand in jeder Hinsicht parallel:* Unter denjenigen Probanden, die im Alter noch irgendwie tätig sind (total 51,6%) finden sich ganz vorwiegend günstige, bei den völlig Untätigen dagegen hochsignifikant häufiger ungünstige Verläufe (Tabelle 46) [51].

Selbst wenn man annehmen darf, daß die Arbeit im Sinne einer „Ergotherapie" den Krankheitsverlauf auch auf lange Sicht günstig beeinflussen kann, müssen diese Korrelationen doch wohl in erster Linie einfach als Ausdruck der Tatsache gedeutet werden, daß psychisch gesündere ehemalige Patienten viel eher noch zu arbeiten vermögen als kränkere. Auch hier haben wir es ohne Zweifel wieder mit zirkulären Wechselbeziehungen zu tun, deren einzelne Komponenten durch diese statistischen Berechnungen nicht scharf auseinander gehalten werden können.

5. Langzeitverlauf und körperlicher Gesundheitszustand im Alter

Auch zwischen dem Verlauf der psychischen und der körperlichen Gesundheit sind von vornherein gegenseitige Wechselwirkungen anzunehmen. Sollten sie sich als eng und regelmäßig erweisen, so würde es sich indessen um ein weniger selbstverständliches Ergebnis handeln als etwa die Tatsache, daß psychisch gesündere im Vergleich zu kränkeren Patienten viel häufiger außerhalb von Institutionen leben oder noch arbeitstätig sind. – Wir haben bei der Nachuntersuchung den allgemeinen körperlichen Gesundheitszustand aufgrund der erhaltenen Informationen inklusive derjenigen von Ärzten, Pflegepersonal usw., aber ohne eigene Untersuchung, grob in folgende Kategorien eingeteilt:

körperliche Gesundheit gut	144 Probanden = 49,8%
körperliche Gesundheit mittelmäßig	103 Probanden = 35,6%
körperliche Gesundheit schlecht	23 Probanden = 8,0%
körperliche Gesundheit nicht sicher beurteilbar	19 Probanden = 6,6%

---

[51] Genau die gleichen Zusammenhänge lassen sich übrigens auch nachweisen, wenn man statt der Fremdeinschätzung durch den Untersucher die subjektiven Angaben des Probanden selbst über seine Art, den Tag zu verbringen, nach dem Beschäftigungsniveau geordnet mit den verschiedenen Verlaufsaspekten in Beziehung setzt.

Aus Tabelle 47 geht nun hervor, daß vor allem in bezug auf die psychoorganische Symptomatik, die „soziale Anpassung" und den „globalen psychischen Gesundheitszustand" bessere körperliche Gesundheit mit einem günstigeren psychischen Zustand einhergeht und umgekehrt. Für den Verlauf der schizophrenen Störungen im Alter gelten diese Zusammenhänge dagegen nur noch angedeutet, und der Schweregrad der erreichten „Endzustände" ist statistisch vom körperlichen Gesundheitszustand ganz unabhängig.

Die von anderen Autoren (u.a. *Roth* u. *Kay,* 1956; *Kay* et al., 1964; *Loewenthal* et al., 1967) und bei Depressionen und Alkoholismus auch von uns selbst (*Ciompi* u. *Lai,* 1969; *Ciompi* u. *Eisert,* 1969) mehrfach aufgezeigten regelmäßigen Beziehungen zwischen guter körperlicher und guter psychischer Gesundheit im Alter bestätigen sich also interessanterweise bei Schizophrenen nur zum Teil: insofern als hier plausiblerweise trotz aller anzunehmenden Wechselbeziehungen der körperliche Zustand mehr als Ursache denn als Wirkung angesehen werden darf, *beeinflußt er den Verlauf der Schizophrenie selbst nicht oder kaum in dieser gesetzmäßigen Weise* (klinische Einzelbeobachtungen lehren uns sogar, daß bei Eintreten einer schweren körperlichen Erkrankung schizophrene Störungen manchmal deutlich milder werden können!), *während das Ausmaß von psychoorganischen Störungen und namentlich die „soziale Anpassung" und über diese Komponente auch der „globale psychische Gesundheitszustand" stark vom körperlichen Allgemeinzustand abhängen.* Als bisher erster modifizierbarer Teilfaktor spielt die körperliche Verfassung also offenbar doch eine so erhebliche Rolle, daß aus diesen Befunden auf praktische Möglichkeiten zu einer wenigstens sozial günstigen prophylaktisch-therapeutischen Beeinflussung schizophrener Spätverläufe durch bestmögliche körperliche Sanierung geschlossen werden darf.

6. Zusammenfassende Betrachtung der Beziehungen zwischen Verlauf und aktuell-situativen Faktoren zur Zeit der Nachuntersuchung

Im ganzen gesehen ist es uns nur in beschränktem Maße gelungen, die an sich sehr wahrscheinlichen Beziehungen zwischen aktuell-situativen Faktoren im Alter selbst und Spätverlauf der Krankheit statistisch nachzuweisen. Die 5 geprüften Variablen weisen zwar sämtlich — wie untenstehende Übersichtstabelle 48 noch einmal zeigt — bemerkenswert enge Korrelationen zu fast allen Verlaufsaspekten auf. Aber die Beziehungen zu den beiden wichtigsten von uns erfaßten Variablen, nämlich zum Wohnmilieu und zum Beschäftigungsniveau, sind sicher, wie wir gezeigt haben, mehr Folge als Ursache des Krankheitsverlaufes, und die Tatsache von besseren Spätverläufen bei Verheirateten im Vergleich zu allen übrigen spiegelt wahrscheinlich ebenfalls weniger aktuelle Milieu- und Familieneinflüsse als die schon anderweitig mehrfach nachgewiesenen günstigeren Verlaufstendenzen bei bereits prämorbid normaleren und bindungsfähigeren Persönlichkeitsanlagen wider. So bleiben nur noch der körperliche Gesundheitszustand und das Alter selbst, denen nach unseren Befunden eine wichtige aktuelle Bedeutung für den Spätverlauf zugemessen werden muß. Eine schlechte körperliche Gesundheit beeinflußt zwar interessanterweise die Schizophrenie selbst kaum, begünstigt aber — wie das auch anderweitig vielfach gefunden wurde — psychoorganische Abbauprozesse und verschlechtert damit sowohl die „soziale Anpassung" wie auch den „globalen psychischen Gesundheitszustand". In gleicher Weise wirkt sich auch besonders hohes Alter deutlich ungünstig aus. *Damit gelangen wir, als wichtiges Resultat im Rahmen der allgemeinen Fragestellung unserer Untersuchung, zur Vor-*

Tabelle 47. Statistische Beziehungen zwischen körperlicher Gesundheit im Alter und 5 Verlaufsaspekten [a]

	Fall-zahl	Globalentwicklung Schizophrenie			"Endzustand"			psychoorganisches Syndrom			soziale Anpassung			globaler psychischer Gesundheitszustand		
		gün-stig	ungün-stig	unsi-cher	gün-stig	ungün-stig	unsi-cher	gün-stig	ungün-stig	unsi-cher	gün-stig	ungün-stig	unsi-cher	gün-stig	ungün-stig	unsi-cher
1. gut	144	96*	46	2	80	54	10	100***	23	21	62***	79	3	59***	84**	1
2. mittelmäßig	103	64	37	2	48	42	13	55	34	14	26	76*	1	26	75	2
3. schlecht	23	12	10	1	8	11	4	7	12*	4	3	19*	1	3	20*	–
4. unsicher	19	9	10	–	5	14*	–	5	3	11	2	17*	–	2	17*	–
Σ	289	181	103	5	141	121	27	167	72	50	93	191	5	90	196	3
Colescher Assoziationskoeffizient (1 + 2 gegen 3)		+0,16						+0,47***			+0,61*			+0,60*		

[a] Erläuterungen s. S. 147.

Tabelle 48. Zusammenfassende Darstellung der Beziehungen von 5 aktuellen Variablen zur Zeit der Nachuntersuchung zu 5 Verlaufsaspekten (Colesche Assoziationskoeffizienten)

	Globalentwicklung Schizophrenie	"Endzustand"	psychoorganisches Syndrom	soziale Anpassung	globaler psychischer Gesundheitszustand
Wohnmilieu (außerhalb / innerhalb) von Institutionen	+0,47***	+0,73***	+0,46***	+0,76***	+0,75***
Beschäftigungsniveau (beschäftigt / untätig)	+0,41***	+0,36***	+0,57***	+0,59***	+0,59***
Körperliche Gesundheit (gut / mittel / schlecht)	+0,16	–	+0,47***	+0,61*	+0,60*
Zivilstand (verheiratet / übrige)	–	+0,48***	+0,35	+0,44***	+0,45***
Alter (unter / über 75)	+0,15	–	+0,48	+0,19**	+o,22*

* = p ≦ 0,05, ** = p ≦ 0,01, *** = p ≦ 0,001.

stellung von mehr oder weniger gegenläufigen Wirkungen des Altersprozesses: In der früheren Seneszenz, statistisch bis etwa Mitte der 70iger Jahre, beeinflußt das Altern offenbar durch lindernde und ausgleichende Wirkungen auf die schizophrene Symptomatik den Gesamtzustand vorwiegend günstig, während später zwar nicht durch eine Verschlechterung der Psychose selbst, wohl aber durch vermehrten psychoorganischen Abbau und erhöhte soziale Abhängigkeit der psychische Gesamtzustand durchschnittlich wieder eher verschlechtert wird.

V. Zusammenfassung: Überblick über die Beziehungen der geprüften Variablen zum Langzeitverlauf

Halten wir nach diesem langwierigen Gang durch eine Unzahl von statistischen Berechnungen noch einmal kurz inne, um die wichtigsten Ergebnisse zusammenfassend und unter Vernachlässigung aller Einzelheiten zu überblicken.

Als ein Hauptergebnis unserer katamnestischen Untersuchung an 289 ehemals schizophrenen Probanden hatte es sich gezeigt, daß in mancher Hinsicht bei einer Mehrheit von ihnen in der zweiten Lebenshälfte eine Wendung zum Besseren eingetreten war, während nur bei einer Minderzahl die Krankheit unverändert blieb oder sich verschlimmert hatte. Zur Beantwortung der praktisch und theoretisch so wichtigen Frage, von was für Faktoren diese unterschiedlichen Verlaufstendenzen abhängen, haben wir 13 anamnestische, 11 psychopathologische und 5 aktuell-situative Variablen systematisch auf ihre statistische Beziehung zu jeweils 5 verschiedenen Aspekten der Langzeitentwicklung geprüft. Wohl erstmals auf der Basis einer großen Zahl fast lebenslanger Verläufe leistet unsere Untersuchung damit auch einen Beitrag zur aktuellen Frage der prognostisch relevanten Einflußfaktoren.

Für 21 der total 29 Variablen konnten wir signifikante Beziehungen zum Spätverlauf nachweisen. Zwar faktorenanalytisch wegen zu großer Inhomogenität der Meßverfahren nicht zu belegen, aber klinisch aufgrund wesensmäßiger Verwandtschaften zwischen bestimmten Variablen dorch recht klar erkennbar, schälten sich uns drei wichtige „Grundfaktoren" heraus, die den Langzeitverlauf bis in die Seneszenz wesentlich zu beeinflussen scheinen. Es handelt sich um

einen „Persönlichkeitsfaktor"

einen formalen „Krankheitsfaktor"

einen „Altersfaktor".

Der *„Persönlichkeitsfaktor"* manifestiert sich vor allem durch die engen Zusammenhänge, die offensichtlich zwischen Variablen wie der prämorbiden Persönlichkeit, ihrer beruflichen, sozialen und familiären Anpassungs- und Bindungsfähigkeit einerseits und dem gesamten Krankheitsverlauf andererseits bestehen. Je harmonischer die durch verschiedene Indizes erfaßte prämorbide Persönlichkeitsstruktur ist, um so besser verläuft die Krankheit auch auf längste Sicht. Daß im Gegensatz dazu neben dem Geschlecht und der Intelligenz auch die Erblichkeitsverhältnisse und die Konstitution keinerlei faßbare Rollen für die Langzeitentwicklung spielen, scheint — trotz des ebenfalls nicht nachweisbaren Einflusses der Kindheitsverhältnisse, für die wir indessen nur über ganz summarische Informationen verfügten — ein Hinweis darauf zu sein, daß hier mehr die gewordenen als die rein hereditär festgelegten Persönlichkeits- und Charakteranlagen von entscheidender Bedeutung sind.

Der *zweite wichtige „Grundfaktor" ist formaler Art* und hat mit dem Erscheinungsbild und der Verlaufsform der Krankheit selbst zu tun. Ob er mehr biologisch-hereditär oder psychologisch bedingt ist und damit vielleicht mit dem Faktor 1 zusammenfällt, muß offenbleiben. Er erweist sich in der Tatsache, daß offenbar der späte Krankheitsverlauf stark von einer Art von grundlegender und „gestalthafter" innerer Mobilität des Krankheitsgeschehens abhängt, wie sie sich vor allem in der Art des Beginns (akut oder chronisch), in der Verlaufsform (wellenförmig oder einfach) und teilweise in der Symptomatik (Vorwiegen lebhaft-produktiver Symptome oder autistischer Rückzug in abulische Gleichgültigkeit) widerspiegelt.

Je bewegter und veränderlicher das Krankheitsgeschehen schon in den frühen Stadien ist, um so besser sind die Aussichten für einen günstigen Spätverlauf auch auf längste Sicht. — Interessanterweise treten solchen formalen Charakteristika gegenüber andere in der Literatur oft als wichtig befundene, ebenfalls krankheitsbezogene Variablen wie zum Beispiel das Alter bei der Ersterkrankung oder die diagnostische Unterform der Psychose weitgehend in den Hintergrund. Daß wir daneben auch den Einfluß der Behandlung weder durch Vergleich des Schizophrenieverlaufs in verschiedenen Zeitepochen noch durch direkte Gegenüberstellung verschiedener Behandlungsverfahren aufzuzeigen vermochten, ist zwar sehr enttäuschend, beruht aber vielmehr auf einer zur Beantwortung solcher Fragen wenig geeigneten Untersuchungsanlage als auf einer tatsächlich nachgewiesenen Unwirksamkeit moderner Behandlungsmethoden.

Als *dritten „Grundfaktor"* haben wir *das Alter* (bzw. das Altern) genannt. Seine Wichtigkeit kommt in den Zusammenhängen zum Ausdruck, die sowohl zwischen dem chronologischen Alter selbst wie auch zwischen dem körperlichen Gesundheitszustand und dem Spätverlauf der Psychose bestehen. Wir haben gesehen, daß sie offenbar zwiefacher und gegensätzlicher Natur sind: Auf die schizophrene Psychose hat das Altern zumal in der früheren Seneszenz oft einen lindernden Einfluß. Später aber wirkt es durch Verstärkung von psychoorganischen Abbauvorgängen und sozialer Abhängigkeit gesamthaft, statistisch betrachtet, eher wieder ungünstig. Es ist wahrscheinlich, daß auch andere stark altersbedingte Gegebenheiten namentlich sozialer Art wie zum Beispiel Familien-, Wohn- und Arbeitsmilieu zu dieser Entwicklung beitragen. Aus Gründen, die wir dargelegt haben, ist es uns indessen nicht gelungen, sie mit genügender Eindeutigkeit zu erfassen. Ebensowenig lassen unsere statistischen Berechnungen erkennen, daß darüber hinaus ja sicher auch die ganze „psychologische Situation" des Altwerdens und Altseins, so wie sie etwa *Schultz* (1939), *Vischer* (1949) oder *Minkowski* (1951) beschrieben haben — das tiefgreifend veränderte Zeiterleben, das „Endgültigkeitsbewußtsein", das sich nahende Lebensende — die psychische Altersentwicklung von manchen unserer Probanden ebenso zu beeinflussen vermag wie dies bei Gesunden der Fall ist. Was wir hierzu über das subjektive Erleben unserer Probanden haben erfahren können, zeigt ja, daß die allgemein-menschliche Altersproblematik dem betagten Schizophrenen keineswegs fremd ist, daß er in vielem denkt und fühlt wie ganz „gewöhnliche" alte Menschen und also auch in dieser Hinsicht im Senium „normaler" wird.

Jedenfalls scheint es kaum möglich, alle die von uns nachgewiesenen und die weiter noch zu vermutenden verlaufsbestimmenden Faktoren unter einen Hut zu bringen. Vielmehr gelangen wir durch unsere statistischen Berechnungen — in Übereinstimmung mit den meisten modernen Anschauungen zum Wesen der Schizophrenie — nicht nur für die Genese der Krankheit, sondern auch für ihre weitere Entwicklung bis ins Alter hinein zum Bild eines *typisch multikonditionalen Geschehens,* in welchem der effektiv beobachtete Verlauf die sehr variable Resultante einer Vielzahl von Einflüssen darstellt, welche wahrscheinlich vom Bereich des Biologischen und Somatischen über wichtige individuell-psychologische und persönlichkeitsmäßige Determinanten bis weit ins soziale Feld hineinreichen. Einmal mehr, wie jüngst noch bei den Langzeituntersuchungen *M. Bleuler*s, erscheint jede Vorstellung der Schizophrenie als eines unikausal zum Beispiel organisch verursachten unausweichlichen Prozeßgeschehens als unhaltbar. Damit eröffnen sich prinzipielle Möglichkeiten vielfältiger Einflußnahme nicht nur zu Beginn, sondern auch noch im späteren Verlauf der Psychose. Auf genügend lange Sicht besteht zweifellos ein Besserungspotential, das — zum Nachteil der Patienten — lange Zeit grob unterschätzt wurde. Unter Bedingungen, zu deren teilweiser Klärung die hier berichteten Resultate einen Beitrag liefern, wird bei einer überraschend großen Zahl von ehemaligen Psychotikern diese bloße Möglichkeit einer Wendung zum Besseren nach Jahr und Tag zur Realität.

Dritter Teil

Diskussion und Ausblick

Wir haben den Leser in unserem Vorwort gewarnt. Er wurde darauf vorbereitet, in unserem Buch nicht neue revolutionäre Forschungsmethoden und Resultate zu finden. Wir haben durch die verschiedenen Kapitel hindurch versucht, ihm nicht nur die Unzulänglichkeiten bisheriger Verlaufsforschungen im Gebiet der Schizophrenie zu zeigen, sondern ihn gleich von vornherein auch mit den unserer eigenen Studie anhaftenden Mängeln vertraut zu machen. Hat er es unternommen, uns trotz der ansehnlichen Anhäufung von „wenn" und „aber", trotz der Vertracktheit der statistischen Probleme bis hierher zu folgen, so mag er nun auch zu diesem letzten Abschnitt der Bilanzziehung Gefolgschaft leisten.

Dabei soll gleich vorweggenommen werden, daß es sich in diesem dritten Teil unseres Buches nicht um eine nochmalige systematische Zusammenfassung unserer Resultate handeln kann. Wir haben mit Absicht jedes Kapitel des zweiten Teiles mit einer solchen Zusammenfassung versehen, so daß es uns überflüssig erscheint, hier nochmals auf sämtliche Befunde einzugehen. Es sei mit allem Nachdruck gesagt, daß der eilige Leser die nachfolgenden Seiten nicht als Rekapitulation, sondern als Kommentar und Diskussionsbeitrag verstehen soll. Würde er nur diesen Abschnitt lesen, ohne die vorangegangenen zu kennen, so müßte er unweigerlich zu der Auffassung kommen, daß wir in unverzeihlicher Weise einer oberflächlichen Spekulation gehuldigt hätten.

In unserer Einleitung hatten wir eine Liste von Fragen und Arbeitshypothesen aufgestellt, die uns einer Untersuchung zugänglich schienen.

Nicht alle konnten indessen bearbeitet werden, ja einige mußten geradezu fallengelassen werden, und es ist hier der Platz zu berichten weshalb.

So erinnert sich der Leser zum Beispiel, daß wir die Bedeutung der ambulanten Nachbehandlung nach der Ersthospitalisierung für den späteren Verlauf studieren wollten. Dies gelang uns indessen nicht, da bis gegen das Jahr 1950 von einer systematischen Nachbetreuung entlassener Schizophrener keine Rede sein konnte. Wie die meisten anderen Spitäler begnügte sich unsere Klinik damit, einen symptomfreien oder „gebesserten" Schizophrenen in sein Familien- und Arbeitsmilieu zu entlassen, gelegentlich freilich unter Mitarbeit eines Vormundes, einer Fürsorgerin und sehr selten unter Mitarbeit eines niedergelassenen Psychiaters oder einer psychiatrischen Ambulanz. Wir erachteten es infolgedessen als sinnlos, hier Daten zu sammeln. Dieses Manko ist bedauerlich, hätte es doch in höchstem Grade aufschlußreich sein können, den Verlauf nicht nur im Sinne einer „Spontanentwicklung", sondern eben auch unter dem Blickwinkel fortlaufender soziotherapeutischer, psychotherapeutischer und pharmakotherapeutischer Behandlung zu studieren.

Ein anderes Thema, dessen Bearbeitung uns versagt blieb, ist dasjenige des Einflusses der sozialen Mobilität auf den Verlauf. Wir hatten die Absicht zu prüfen, ob die vermehrte Landflucht beispielsweise mit dem schizophrenen Verlauf in Beziehung stehe und allenfalls wie. Hier stießen wir aber ebenfalls an eine Grenze, konnten wir doch nicht genügend sichere Daten aus unserem Material schöpfen, die uns konkrete Schlußfolgerungen erlaubt hätten.

Ebenso mußte die Frage nach der Rolle ökologischer Faktoren für die Inzidenz der Schizophrenie sowie die Verifikation der Hypothese von *Hirschmann* (1958) bezüglich der prämorbiden Persönlichkeit der Spätschizophrenen beiseite gelassen werden. Wir hoffen, zu einem späteren Zeitpunkt darauf zurückkommen zu können. Auf andere Einschränkungen bzw. „wenn" und „aber" wollen wir hier nicht nochmals eingehen. Sie wurden in den entsprechenden Kapiteln bereits erwähnt. Der Leser wird uns ohnehin vorhalten, daß wir eher zu vorsichtig und skrupulös als zu spekulativ unser Material ausgewertet haben.

Wenden wir uns also den positiven Ergebnissen zu und versuchen wir, sie in einem größeren Zusammenhang zu sehen.

Da ist einmal das Kapitel zur *Mortalität.* Wie wir gesehen haben, ist die *Mortalität* unserer Schizophrenenpopulation trotz weitgehend ähnlicher Todesursachen *im Vergleich zur Durchschnittsbevölkerung 1,7mal höher.* Wir sahen auch, daß die Sterblichkeitszunahme etwas größer bei Frauen als bei Männern ist, daß die Erstaufnahmen nach dem 40. Lebensjahr eine erhöhte Sterblichkeit gegenüber früheren Jahrgängen haben und daß schließlich katatone Schizophrene eine ganz besonders erhöhte Mortalität aufweisen. Diese Daten, so interessant sie an sich sind, erlauben indessen keine Rückschlüsse, weder auf das Wesen der Schizophrenie im Sinne eines „Morbus" noch auf deren Verlauf. Überlegen wir uns die tatsächliche Gefährdung, welcher der Schizophrene ausgesetzt ist, so glauben wir, die erhöhte Sterblichkeit als etwas Unspezifisches betrachten zu dürfen. Im Spital ist die biologische Therapie (Insulin, Elektroschock, Hypnotika, Neuroleptika) als Risikofaktor sicher in Betracht zu ziehen. In früheren Jahrzehnten waren Unterernährung infolge Nahrungsverweigerung nicht selten. Außerhalb des Spitals lebt der remittierte Schizophrene nicht immer in den besten hygienischen Verhältnissen. Das oft gestörte Verhältnis zu seinem Körper bringt es mit sich, daß er Infektionskrankheiten häufiger als der Durchschnittsmensch vernachlässigt, sich seltener zum Arzt begibt und manchmal auch aus autistischen Gründen eine konsequente Behandlung unterläßt.

So glauben wir also, daß für die Mortalitätsquote des Schizophrenen einerseits die auf ihn eintreffenden außergewöhnlichen äußeren Einflüsse, andererseits sein Verhalten verantwortlich gemacht werden müssen. Für die Annahme einer engeren ursächlichen Verknüpfung Schizophrenie − erhöhte Mortalität fehlen sichere Anhaltspunkte. Daß die Katatonie an sich als exzessive Streßsituation ein erhöhtes Mortalitätsrisiko in sich birgt, ist jedem Kliniker, der solche vital bedrohlichen Erregungszustände beobachten konnte und sie mit massiven Mitteln bekämpfen mußte, klar.

Interessant ist in diesem Zusammenhang die Tatsache, daß wir keine wesentlichen Unterschiede in der Sterblichkeit der Schizophrenen im Vergleich zu anderen psychischen Störungen (mit Ausnahme der rein „organisch" bedingten Psychosen wie progressive Paralyse, Epilepsie usw.) gefunden haben. Auch dies ist ein gewichtiges Argument, das gegen eine spezifische Verknüpfung Schizophrenie − erhöhte Mortalität spricht.

Wie kann man indessen die *erhöhte Tuberkulosesterblichkeit* erklären? Hier könnte man am ehesten versucht sein, an einen spezifischen Faktor zu denken. Früheren Autoren war es selbstverständlich anzunehmen, daß die körperbaulichen Eigenheiten zum Beispiel im Sinne der Leptosomie sowohl zur Schizophrenie als auch zur Tuberkulose prädisponieren. Nun ergab sich jedoch, daß die körperbaulich als leptosom zu bezeichnenden Schizophrenen unserer Population zahlenmäßig nicht in bedeutendem Maße vertreten sind, aber auch, daß dieser Körperbautyp ohne jede Beziehung zum schizophrenen Verlauf steht. Auch hier sind wir daher eher geneigt anzunehmen, daß die erhöhte Tbc-Sterblichkeit mit dem Sozialverhalten der Kranken zusammenhängt resp. deren relativ „körperfeindlichen" Einstellung.

Hinsichtlich der Todesursachen erwähnten wir die geringere Anfälligkeit für maligne Tumoren im Vergleich zur Durchschnittsbevölkerung. Dieser schon von anderen Autoren erhobene Befund läßt eine Reihe von Deutungen zu, die hier nur gestreift werden können, da sie mit Problemen der Kanzerogenese zu tun haben, für die wir nicht zuständig sind. Es kann aber immerhin daran gedacht werden, daß der sicher seltenere Sexualverkehr von Schizophrenen mit einer verringerten Anfälligkeit für Krebs des weiblichen Genitalapparates zusammenhängen könnte. Es ist aber nicht ausgeschlossen, daß hier noch andere, zum Beispiel immunologische Faktoren in Betracht gezogen werden müßten.

Abgesehen von solchen Spekulationen kann zu unserem Mortalitätskapitel bemerkt werden, daß unsere Zahlen, vor allem auch was die Vergleiche mit der Durchschnittsbevölkerung betrifft, zu den zuverlässigsten gehören dürften, die in der Literatur vorliegen. Die meisten Autoren, die sich mit diesem Thema befaßten, verfügten entweder über ein kleineres Material, über kürzere Beobachtungsdauer oder über mangelhafte Vergleichsmöglichkeiten mit der Durchschnittsbevölkerung.

Wenden wir uns nun den *Ergebnissen der eigentlichen Katamnesen* zu. Der Leser erinnert sich, daß wir unsere ehemaligen Schizophrenen nach durchschnittlich 36,8 Jahren nachuntersuchen konnten. Dies ist, abgesehen von der Studie *Lawtons* (1972), die längste heute in der Literatur bekannte Katamnesedauer. Es ist dabei auch zu beachten, daß es sich vorwiegend um seit langer Zeit aus dem Spital entlassene Schizophrene handelt. Dies hervorzuheben ist wichtig, haben sich doch viele andere Untersucher vorwiegend auf Langzeitbeobachtungen an hospitalisierten Kranken gestützt.

Wir glauben, daß es theoretisch und praktisch ausgeschlossen ist, für eine statistisch verwertbare Population von Schizophrenen eine wesentlich längere durchschnittliche Beobachtungsdauer zu erzielen. Angesichts der durch die allgemeine Lebenserwartung gesetzten Grenze sind wir wohl zu der nahezu maximalen Beobachtungsdauer gelangt. Es ist daher auch der Schluß erlaubt, daß unsere Befunde in bezug auf die Beobachtungsdauer stichhaltig sind. Während bei Untersuchungen anderer Autoren immer der Einwand gemacht werden kann, daß eine längere Beobachtungsdauer vielleicht doch noch zu Veränderungen der Verlaufstypen geführt hätte, fällt dieses Bedenken für unsere Studie weg.

In bezug auf die *Gesamtdauer der Hospitalisation*, die sich durch die Addition aller sukzessiven Hospitalisationszeiten ergab, fanden wir eine deutliche Verlängerung bei den Männern. Wir fanden auch, daß sich die Hospitalisierungen im Sinne einer U-förmigen Kurve verhalten, d.h. daß sich zwei Gruppen herauskristallisieren, die eine mit extrem kurzen, die andere mit extrem langen Hospitalisationszeiten. Schließlich ergab sich, daß sich die hauptsächlichen Hospitalisationsperioden im höheren Alter fanden. Diese Befunde können wir nicht anders als durch das Überwiegen sozialer Faktoren erklären. Männer haben mehr Mühe als Frauen, das Spital zu verlassen und sich wieder in einen geschlossenen Sozialverband einzugliedern, und dasselbe gilt für alte Leute.

Es ist auch daran zu denken, daß in den Krisenjahren 1930–1940 die allgemeine Wirtschaftslage einen bedeutenden Einfluß auf die Entlassungspolitik unserer Klinik ausgeübt haben muß. Man kann vermuten, daß damals männliche Schizophrene aus vorwiegend sozio-ökonomischen Gründen längere Zeit im Spital blieben, weil sie keinen Arbeitsplatz fanden, und weil das Spital ihnen Nahrung und Sicherheit bot. Frauen — insbesondere verheiratete — hatten dagegen wohl weniger Mühe, wieder in ihre Familien zurückzukehren, wo sie als Hausfrauen tätig sein konnten.

Unsere Zahlen zeigen aber auch, daß bei der Beurteilung des Schweregrades der Schizophrenie, jedenfalls im Einzelfall, die Hospitalisationshäufigkeit und -dauer ein untaugliches Indiz ist. Aufgrund unserer Erhebungen müssen wir schwere Bedenken dagegen anmelden, die Hospitalisation als Beurteilungskriterium zu verwenden, auch wenn rein statistisch betrachtet für die Gesamtpopulation signifikante Zusammenhänge zwischen Hospitalisationsdauer, Schwere der Krankheit und Verlauf bestehen. Nicht nur die Motivation zur Hospitalisierung, sondern auch deren Dauer hängt viel zu sehr von äußerlichen, sozialen, krankheitsunabhängigen Faktoren ab, als daß sie bedeutsame Aussagekraft hätte. Immerhin werden wir später die Frage erörtern müssen, ob unter Umständen die langdauernde Hospitalisation einen krankheitsfördernden Einfluß habe.

Im übrigen können wir in Übereinstimmung mit anderen Autoren nachdrücklich bestätigen, daß eine irgendwann im Laufe des Lebens diagnostizierte Schizophrenie durchaus nicht immer zu langdauernder Hospitalisierung führen muß, ja daß in der Mehrzahl der Fälle die Hospitalisationen nur kurzdauernde Episoden im Hinblick auf den ganzen Lebenslauf darstellen. Die meisten unserer 289 Probanden verbrachten den Großteil ihres Lebens bis und inklusive Seneszenz außerhalb von psychiatrischen Spitälern. *Wir sind also weit entfernt von jener pessimistischen Auffassung, wonach die Schizophrenie gesetzmäßig früher oder später zu einer dauernden Invalidität führe und eine Dauerversorgung notwendig mache.*

Aber auch abgesehen von diesen Tatsachen fanden wir bei der Nachuntersuchung unserer Probanden eine sichere *Bestätigung der vermuteten und von uns schon früher postulierten günstigen Entwicklungstendenz mit zunehmendem Alter.* Wir fanden in der Hälfte aller Fälle im Alter entweder „Heilung" oder „leichten Endzustand". Bezieht man sich ausschließlich auf den Vergleich der schizophrenen Initialsymptomatik mit dem Befund bei der Nachuntersuchung im Alter, so ergeben die Zahlen ein noch günstigeres Bild: 72,2% aller Einzelsymptome waren entweder verschwunden oder aber stark gemildert. Nur 12,9% waren unverändert, 7,1% deutlich verstärkt und 8,4% nicht sicher zu beurteilen.

Wir hatten in unserem Fragenkatalog auch das Problem aufgeworfen, ob es im Laufe einer sehr langen Beobachtungszeit zu einem echten Übergang von einer Schizophrenie zu einer anderen Psychose komme. Interessanterweise kommen wir zu dem Schluß, daß dies bei unseren Probanden nicht der Fall war. In keinem einzigen Fall fanden wir, daß an die Stelle einer schizophrenen Symptomatik ein ganz anderes neues Krankheitsbild getreten war. Dies spricht übrigens indirekt auch für die Zuverlässigkeit der initial gestellten Diagnose im Sinne eines „engen" Begriffs der Schizophrenie. Wie weit dieser Befund für oder gegen die Theorie einer „Einheitspsychose" verwertet werden kann, müssen wir hier offen lassen. Jedenfalls hat uns dieser Befund überrascht. Aber auch innerhalb der schizophrenen Symptomatik kam es nur selten zu einer echten „Neubildung" von Symptomen im Alter. Wir befinden uns hier also im Widerspruch zu *Janzarik* (1957), der postuliert hatte, daß es regelmäßig im Alter zu einer Verschiebung vom Wahn zur Halluzination komme. Im übrigen konnten wir die Hypothese verifizieren, wonach es unter dem Einfluß des Alters zu einer regelmäßigen, typischen Verflachung der schizophrenen Symptomatik kommt. Die in der Initialphase deutlich sichtbaren Unterschiede der schizophrenen Untergruppen verwischen sich, und sie sind zuletzt nur noch in 15,2% aller Fälle deutlich ausgeprägt. Betrachten wir schließlich den „Globalzustand" unserer alten Probanden, so zeigt sich, daß in rund 2/3 aller Fälle von einer „günstigen" Entwicklung gesprochen werden kann, gegenüber nur einem Drittel mit „ungünstigem" Verlauf.

In bezug auf die Verteilung der Verlaufstypen fanden wir in Anwendung der *Bleuler*schen Kriterien bei 42,6% der Probanden einen einfachen Verlauf, bei 49,8% einen wellenförmigen, bei 0,3% einen atypischen, und bei 7,3% der Probanden war der Verlaufstyp nicht sicher einzureihen.

Insgesamt kann also festgehalten werden, *daß unsere Ergebnisse im großen und ganzen mit denjenigen M. Bleulers übereinstimmen.* Dies scheint uns von Bedeutung zu sein. Bereits haben sich ja kritische Stimmen gemeldet, die *Bleuler*s Zahlen bezweifeln beziehungsweise die seine Auswahl der Patienten und die Schlußfolgerungen, die er zieht, als diskutabel betrachten. Vergessen wir nicht, daß unsere Beobachtungen und Berechnungen auf ganz anderen Voraussetzungen beruhen als die seinen, daß unsere Kranken zu ganz anderen Zeitepochen hospitalisiert waren, und daß die Selektion unserer Population infolge der Sterblichkeit eine ganz andere war. Wenn wir also trotzdem zu denselben Resultaten gelangen, so bedeutet dies, daß seine und unsere Ergebnisse in erhöhtem Maße glaubwürdig sind.

Immerhin seien doch auch die nicht ganz zu vernachlässigenden Unterschiede unserer Befunde zu *Bleuler*s neuester Verlaufsuntersuchung herausgestellt: U.a. fanden wir häufiger als er einen chronischen Beginn der Psychose. Dies hängt sicher nicht damit zusammen, daß wir es mit anderen Kranken zu tun hatten. Vielmehr weiß jeder Kliniker, wie ungeheuer schwer es ist, nicht nur den Beginn einer Psychose zu bestimmen, sondern auch deren Schweregrad abzuschätzen resp. den Grad ihrer Akuität. Wir haben hier ganz einfach etwas andere Beurteilungskriterien verwendet als *Bleuler,* wobei man mit Recht darüber streiten kann, welches nun die bessere Methode sei. Eine Rolle kann auch die andere Selektion der *Bleuler*schen Fälle spielen (alle Fälle bestimmter Jahre, nicht nur Neuaufnahmen). Insgesamt sollte der Leser diesem Unterschied kein allzu großes Gewicht beimessen, und wir glauben auch nicht, daß sich daraus grundsätzlich verschiedene Interpretationen ergeben.

Gewichtiger ist der Unterschied unserer Befunde zu denjenigen *Bleuler*s hinsichtlich der Zahl der schweren „Endzustände". Sie waren bei uns häufiger. Wir hegen die Vermutung, daß dies damit zusammenhängt, daß *Bleuler*s Kranke alle erst ab 1942 beobachtet und gezählt wurden. Sollte hier die veränderte Behandlungssituation eine Rolle spielen? Es wäre ja logisch anzunehmen, daß der 1925 erstmals hospitalisierte Kranke anders behandelt worden ist als derjenige von 1942. Es wäre dabei nicht an einen hypothetischen Langzeiteffekt von biologischen Kuren zu denken, sondern an die gewandelte Spitalatmosphäre, die veränderte Einstellung der Umgebung usw. Dem steht indessen entgegen, daß wir in unserer Population keinen faßbaren Einfluß der Ersthospitalisationsperiode auf den späteren Verlauf fanden. Darauf wird zurückzukommen sein. Es bleibt somit also nicht klar, weshalb wir häufiger schwere „Endzustände" als *Bleuler* finden, es sei denn, man nähme wiederum an, daß wir andere, strengere Beurteilungskriterien verwendet hätten.

Da *M. Bleuler* in seinem Werk zu der Auffassung gelangt ist, daß die „Katastrophenschizophrenie", d.h. das Auftreten eines schwersten chronischen „Endzustandes" nach kurzem akutem Beginn in den letzten 20 Jahren nicht mehr beobachtet werden konnte (woraus er auf eine bessere Therapie schloß), haben wir diese Frage wie erinnerlich einer besonderen Prüfung unterzogen. Wir finden unter unseren Probanden diesen Verlaufstypus immerhin noch in 5,7% aller Fälle, d.h. häufiger als *Bleuler.* Als Erklärung bietet sich wiederum die unterschiedliche Periode der Ersthospitalisation unserer Probanden an, wobei jedoch dieselben Einwände wie zur Frage der Häufigkeit der schweren „Endzustände" gemacht werden müssen. Immerhin ist daran zu erinnern, daß *Bleuler* in einer anderen Untersuchungsserie von 1941 noch eine ähnliche Prozentzahl von „Katastrophenschizophrenien" gefunden hat wie wir. Im übrigen ändert diese unterschiedliche Häufigkeit der schweren „Endzustände" in unserem resp. im *Bleuler*schen Material nichts an der Tatsache, daß wir insgesamt im Alter nur recht wenige ungünstige Entwicklungen beobachtet haben. Nehmen wir hinzu, daß wir im Alter bei den schwersten „Endzuständen" von mehr als 5 Jahren Dauer immerhin noch 5 gefunden haben mit einer deutlichen Spätbesserung, so sprechen diese Befunde zusammengefaßt eindeutig *gegen das Vorhandensein eines gesetzmäßig ungünstig ablaufenden organischen Krankheitsprozesses.*

Manche Autoren, wie z.B. *Lawton* (1972), wollen diese Spätbesserungen nur im Sinne einer besseren Adaptationsfähigkeit infolge abnehmender Vitalität und Sthenizität verstehen. Für *Lawton* steht es fest, daß die alten Schizophrenen „ausgebrannt" seien. Dieser Hypothese können wir uns nicht anschließen. Wohl finden wir bei unseren alten Schizophrenen nicht selten ein Persistieren der ursprünglichen Züge, die die beginnende Schizophrenie schon früh charakterisiert hatten. Wir finden aber auch erstaunliche Modifikationen und Wandlungsfähigkeiten.

Aber nicht nur zu diesen, sondern auch zu anderen früheren Untersuchungen, ja Lehrmeinungen stehen gewisse unserer Befunde im Gegensatz. So waren wir recht erstaunt festzustellen, daß bei unseren Probanden die seit jeher geäußerte Meinung, *wonach im Initialstadium beobachtete olfaktive oder coenästhetische Halluzinationen eher eine ungünstige Bedeutung hätten und meistens eine schlechte Prognose anzeigten, nicht zutraf.* Wir fanden im Gegenteil unter den günstig verlaufenden Entwicklungen eine Reihe von Kranken, die gerade diese Symptomatik im Initialstadium aufgewiesen hatte.

Eine andere Abweichung von den in der Literatur bekannten Befunden war die Feststellung, daß *Spätschizophrene eine etwas weniger ungünstige Entwicklung verzeichneten, als dies bisher vermutet worden war*, obschon sie sich nach wie vor deutlich von den übrigen Schizophrenien unterschieden. Hinsichtlich der Geschlechtsverteilung unter den Spätschizophrenen konnten wir die in der Einleitung gestellte Frage beantworten: Unsere Befunde *bestätigen die Auffassung von Kay und Roth, wonach unter den Spätschizophrenen Frauen häufiger vertreten sind als Männer.* Allerdings muß hier nochmals darauf hingewiesen werden, daß unsere Spätschizophrenen aus einer Population stammen, die im Laufe der Beobachtung einer starken Selektion unterworfen war.

Kehren wir zurück zur allgemeinen *Frage: Wodurch wird der Verlauf der schizophrenen Störungen bei unseren Kranken bestimmt?* Es will uns scheinen, als ob unsere Befunde vor allem geeignet seien zu zeigen, wodurch sie sicher *nicht* in maßgeblicher Weise bestimmt werden.

Auch hier können wir meistenteils *Bleuler* folgen, der beispielsweise feststellte, daß die „broken home"-Situation den lebenslänglichen Verlauf nicht nachweisbar beeinflußte.

Tatsächlich haben auch wir eine recht hohe Zahl von Probanden gefunden, die aus nachgewiesenermaßen schwer gestörten Kindheitsverhältnissen stammt (24,2%). Da wir vorsichtigerweise bei 37,4% aller Probanden mangels zuverlässiger Angaben kein Urteil fällen wollten, kamen wir nur auf 38,4% aller Probanden, bei denen mit Sicherheit keine schwer gestörte Kindheit festzustellen war, jedenfalls nach groben Kriterien. *Die Analyse der Verläufe dieser drei Gruppen ergab jedoch keine signifikanten Unterschiede.* Dies will nun freilich hinsichtlich eines *ursächlichen* Einflusses des Kindheitsmilieus nichts besagen, da unsere Erhebungen nur die Verlaufsmodalitäten betreffen. Ebenso fanden wir *keine Beziehungen zwischen Erblichkeit und Verlauf.* Gerade wenn man berücksichtigt, daß wir mit sehr groben Kriterien arbeiten, d.h. im Sinne von Extremgruppen jene Probanden mit mehreren schizophrenen Familienmitgliedern jenen ohne jede erbliche Belastung gegenüberstellten, ist man erstaunt festzustellen, daß sich auch da keine faßbaren Beziehungen zum Verlauf ergaben. So konnten wir auch die eingangs gestellte Frage beantworten: Wenn sich in der Familie eines Schizophrenen mehrere kranke Familienmitglieder finden, ist der Verlauf weder günstiger noch ungünstiger als bei den erblich nicht belasteten Kranken.

Auch die Untersuchung der *Intelligenz* förderte keine Anhaltspunkte für eine Einflußnahme auf den Verlauf zu Tage. Schließlich standen wir vor negativen Befunden hinsichtlich des möglichen Einflusses einer stattgehabten *Therapie*. Wir sind uns bewußt, mit diesen Feststellungen in Gegensatz zu erfahrenen Autoren zu stehen.

Unter den weiteren negativen Feststellungen hat uns insbesondere das Fehlen signifikanter Beziehungen zwischen der *Periode der Ersthospitalisation* und dem späteren Verlauf überrascht. Es schien also unerheblich, ob ein Proband in den Jahren zwischen 1910 und 1933, zwischen 1933 und 1952 oder nach 1952 erstmals aufgenommen worden war. Im entsprechenden Kapitel wurde bereits auf die methodischen Einwände eingegangen, die vor allem darin bestehen, daß in den späteren Aufnahmeperioden mehr und mehr Spätschizophrene in unser Material gelangten, die eine ungünstigere Prognose haben. Trotzdem läßt sich die Tatsache nicht ganz aus der Welt schaffen, daß wir keineswegs einen sicheren Einfluß des ungünstigen Spitalmilieus auf den Verlauf der Schizophrenie finden können. Vergegenwärtigen wir uns die Situation des Schizophrenen, der 1930 erstmals aufgenommen wurde. Auch in unserer Klinik herrschten damals — nach heutigen Kriterien — sehr primitive Zustände, woran allerdings nicht die damals verantwortlichen Leiter „schuld" waren. Die Klinik hatte vor allem Kustodialfunktionen, war ein Asyl mit Ghettocharakter. Einige wenige Ärzte, unterstützt von schlecht ausgebildeten „Wärterinnen" und „Wärtern", behandelten die Schizophrenen mit völlig unzulänglichen Methoden. Deckelbad, Gitterbett und Zwangsjacke wurden immer noch verwendet. Ein junger Schizophrener, damals in akutem Zustand aufgenommen, wurde mit Sicherheit vorerst in einer Zelle im Gitterbett isoliert. Die Aufenthaltsdauer war dadurch durchschnittlich lang, nicht zuletzt deshalb, weil oft erst nach Wochen eine eigentliche Untersuchung und auch ein Arbeitstherapieversuch eingeleitet wurde. Alle diese traurigen Umstände sollten also den Verlauf nicht beeinflußt haben? Angesichts der neuesten Literatur zum „Hospitalismus" und zum „Anstaltssyndrom" (*Hartmann*, 1972) ist dies kaum glaublich. Vor allem müßte ja dann auch das meiste, was bisher zur Bedeutung der sozialen und Milieufaktoren für den Verlauf gesagt wurde, bezweifelt werden. Trotzdem meinen wir, daß es kurzschlüssig wäre, aus dem Fehlen einer statistisch verifizierbaren Interferenz zwischen Spitalaufenthalt und Verlauf abzuleiten, daß eine „innere" Gesetzmäßigkeit so ausgeprägt sei, daß sie alle, auch die ungünstigsten Realitätseinflüsse als nebensächlich erscheinen lasse. Wir glauben nämlich, daß sich folgende Erklärung anbietet: Ob ein „Anstaltssyndrom" sich entwickelt oder nicht, hängt weniger von der Qualität des jeweiligen Spitals als von der Dauer der Hospitalisation ab. So kann man annehmen, daß Schizophrene, die um 1930 unter sehr prekären Verhältnissen, jedoch kurzdauernd hospitalisiert wurden, durch dieses Anstaltsmilieu nicht geschädigt wurden, wohl aber jene, die sich über viele Monate oder Jahre darin aufhielten.

Man muß dann eine gewisse „Verstärkerwirkung" annehmen in dem Sinne, daß es zu einem Teufelskreis kommt: Die schizophrenen Symptome klingen nicht ab, sind so ausgeprägt, daß der Aufenthalt verlängert werden muß, zugleich fördert jeder zusätzliche Monat im Anstaltsmilieu die Ausbildung des „Anstaltssyndroms", d.h. die Potenzierung der Abkapselungstendenz, der Gleichgültigkeit, der Isolierung und der Affektentleerung. Die bewußt intendierte und gesteuerte Verkürzung der Aufenthaltsdauer hat demnach positive Einflüsse.

Unsere Auffassung von der unterschiedlichen Wichtigkeit der „kurzen" resp. „langen" Ersthospitalisation läßt sich folgendermaßen untermauern: Einmal erklärt sie zwanglos die erwähnte unterschiedliche Häufigkeit der schweren „Endzustände" unter unseren Probanden und denjenigen *M. Bleulers* von 1971. Zweitens – und dies scheint noch beweiskräftiger – finden wir tatsächlich bei der statistischen Analyse, daß eine kurze Dauer der Ersthospitalisation insgesamt mit günstigen Verläufen, lange Dauer der Ersthospitalisation jedoch mit ungünstigen Verläufen korreliert. Dies wäre also ein positiver Befund. Nun kann sogleich eingewendet werden, daß dem so sei, weil eben die initial bereits vorhandene ungünstige Verlaufsdisposition automatisch auch zu einer verlängerten Hospitalisierung geführt habe. Diesem Argument kann indessen entgegengehalten werden, daß wir in diesem Fall unbedingt auch noch auf psychopathologischer Ebene bestimmte Indizien hätten finden müssen, welche sowohl die initial langdauernde Hospitalisation als auch den ganzen späteren Verlauf mitbestimmt hätten. Dies war insofern der Fall, als wir eine Korrelation nachweisen konnten zwischen *chronischem Beginn, dem Vorhandensein einer initialen Tendenz zur Gleichgültigkeit, Abulie, d.h. Passivität, aber auch zur Aggressivität und einem ungünstigen Verlauf bis ins Alter.* Diese Befunde lassen sich ohne weiteres in Zusammenhang mit der möglichen „Verstärkerwirkung" des institutionellen Zwanges bringen. Während den passiv-apathischen, abgekapselten Kranken das Spitalmilieu nicht nur keine Stimulationsmöglichkeit bot, sondern sie als „ruhige" Kranke in ihrer Abhängigkeitsrolle noch verstärkte, mußten die aggressiven Züge während der Ersthospitalisation zu milieubedingten Gegenaggressionen, d.h. zu einem langdauernden „Kampf" führen, in dem der Kranke schließlich nur unterliegen konnte und keine andere Lösung als das passive Resignieren in seiner Rolle als „Kranker" fand. Diese Sätze mögen anklägerisch wirken und sind es auch. Es hat gar keinen Sinn, leugnen zu wollen, daß bei gewissen Kranken – nicht bei allen – gewisse starre institutionelle Regeln früher zu der ungünstigen Entwicklung beigetragen haben. Nicht umsonst sind wir bei unseren Untersuchungen auf alte Schizophrene gestoßen, deren Schicksale, sofern sie sich *in* der Institution abspielten, schaudern machten. Bei manchen sagten wir uns, daß solche langdauernden Entwicklungen heute nicht mehr möglich wären, daß kurzfristige intensive Behandlungsperioden dem Kranken bessere Chancen zu einer Wiedergewinnung seines Gleichgewichts geboten hätten.

So halten wir an unserer Vermutung fest, daß für den Verlauf der kurzdauernde initiale Spital- resp. „Asylaufenthalt" mit seinen kustodialen negativen Aspekten wenig Bedeutung hat, dagegen der längerdauernde Aufenthalt zusätzliche gefährdende Elemente mit sich bringt. Dies führt dann über zur folgenden allgemeinen Überlegung: *Nicht kurzdauernde soziale und Milieueinflüsse im Erwachsenenalter sind es wahrscheinlich, die das Lebensschicksal unserer Schizophrenen gestalten, sei es nun inner- oder außerhalb des Spitals, sondern die nachhaltigen, dauerhaften äußeren Realitätsveränderungen, die im psychotraumatischen Sinne verschlimmernd, oder in strukturierend-ichstützender Weise bessernd wirken können.*

Den übereifrigen Kritikern des psychiatrischen Spitals von heute muß aber doch auch aufgrund unserer Ergebnisse deutlich gesagt werden, daß es auf lange Frist gesehen nicht von so überragender Bedeutung ist, was ein Schizophrener während eines kurzdauernden Aufenthaltes im Spital erlebt, vor allem nicht, was den Grad des Komfortes betrifft, aber auch die Art der Therapie.

Die pathogene Rolle des Spitalmilieus darf trotz des vorgängig Gesagten nicht überbewertet werden. Sofern das psychiatrische Spital seine Aufgabe im Sinne eines „crisis intervention center" und nicht im Sinne einer „Dauerversorgung" sieht, wird es den Kranken nicht schädigen. Unnötig zu erwähnen, daß diese Überlegungen nichts zu tun haben mit der ganz selbstverständlichen Pflicht des Spitals, seinen Insassen als vollwertigen Gliedern der Gesellschaft zu begegnen, ihnen menschenwürdige Behandlung angedeihen zu lassen und ihnen neben einem angemessenen Komfort auch die fortwährende Möglichkeit zu neuen, aufbauenden, zwischenmenschlichen Beziehungen anzubieten.

Wir müssen uns im übrigen daran gewöhnen, mehr und mehr in sehr langen Zeitspannen zu denken, wenn es um die Lebensgestaltung des Schizophrenen geht. Nicht so sehr jene Frustrationen, die der Schizophrene anläßlich eines kurzdauernden Spitalaufenthaltes erleidet, gehören ins Zentrum unserer Betrachtungen. Vielmehr müssen wir in erster Linie an das große Maß von Versagungen denken, welche der Schizophrene außerhalb des Spitals erdulden muß. Es geht um die jahrelang dauernden Konfliktsituationen, in denen er lebt, um die Unsumme von Leid, das aus dem quälenden Nichtverstanden werden, Nicht-ernst-genommen-werden, aus den verzerrten Kontaktmöglichkeiten, den gescheiterten Selbstverwirklichungen entsteht. All dies spielt sich fast ausschließlich in seiner *natürlichen Umgebung,* d.h. in Familie, Haus und Arbeitsort ab.

Wir haben bisher vor allem von *negativen Ergebnissen* gesprochen, d.h. vom Fehlen faßbarer Beziehungen zwischen statistisch prüfbaren Variablen und der lebenslänglichen Entwicklung der Schizophrenie. Stellen wir diese negativen Befunde jedoch der faszinierenden Wandelbarkeit des Verlaufs, der überraschenden Vielfalt der Einzelentwicklungen, der Plastizität der Symptomatik, der bis ins Alter reichenden großen Variationsbreite mit stets wechselnden Aspekten der Exazerbation resp. Besserung gegenüber, so kommen wir zu einem für uns ganz besonders bedeutsamen Schluß. Es drängt sich dann die Überzeugung auf, daß *der Verlauf des schizophrenen Krankheitsgeschehens, viel mehr als bisher vermutet wurde, abhängig ist von lebensgeschichtlich bedingten, langdauernden Milieueinflüssen, von Gruppen- und Familienkonstellationen, aber auch von einschneidenden irreversiblen „psychobiologischen" Umstellungen, wie sie eben das Altern darstellt.*

Hier befinden wir uns somit an einem wesentlichen Punkt unserer Fragestellung. Unsere Befunde scheinen uns das zu bestätigen, was wir schon früher vermuteten, nämlich daß das komplexe Geschehen des „Alterns" zu den wesentlichen Faktoren gehört, welche eine schizophrene Entwicklung günstig beeinflussen *können.* Mit dem Terminus „komplex" soll jedoch von vornherein angedeutet werden, daß es sich nicht um einfache kausale Beziehungen handeln kann. So konnten wir beispielsweise eindeutig widerlegen, daß die Altersbesserung einfach der Ausdruck einer einsetzenden Dementifizierung sei, daß also die schizophrene Symptomatik durch das Überhandnehmen psychoorganischer Zeichen „überdeckt" werde. Gegen diese Auffassung spricht beispielsweise der Befund, daß eher die ungünstigen schizophrenen Verläufe im Alter zu einer ausgesprochenen Altersdemenz neigen, wogegen die günstigen Verläufe etwas seltener Demenzsymptome aufweisen. (Natürlich könnte aus diesem Befund auch eine „organische" Komponente zur Schizophreniegenese an sich abgeleitet werden, doch sind die Zahlen zu wenig sicher, um etwas Eindeutiges auszusagen.) Im übrigen verhalten sich die alten Probanden in bezug auf die *Häufigkeit der Altersdemenz* recht ähnlich wie die Durchschnittsbevölkerung. Wir finden eine nur leicht erhöhte Häufigkeit, die jedoch infolge zahlreicher Unsicherheitsfaktoren schwer zu interpretieren ist.

Wir müssen auch hinzufügen, daß 22,8% unserer Probanden bei der Nachuntersuchung keinerlei altersbedingte psychoorganische Zeichen aufwiesen, während diese bei 34,9% nur geringfügig waren.

Daß die Ausprägung und die Häufigkeit seniler Abbauphänomene linear mit zunehmendem Alter steigt, bestätigte sich auch bei unseren Probanden. Wenn man ausschließlich die Interferenz zwischen schizophrener Symptomatik und Altersdemenz ins Auge faßt, so zeigt sich, daß eine Vielzahl von Kombinationen möglich ist. Am häufigsten sind die einfachen „Mischbilder" sowie die Beziehung zwischen Abschwächung der schizophrenen Symptomatik und graduell zunehmender Demenz. Trotz der Korrelation zwischen ungünstiger Langzeitentwicklung der Psychose und Grad der allfällig vorhandenen organischen Demenz scheint also die letztere in einem vorgerückten Stadium wiederum eine mildernde Wirkung auf die schizophrene Symptomatik auszuüben.

Unter den nicht dementiellen altersbedingten Faktoren, die den schizophrenen Verlauf beeinflussen können, verstehen wir ein Geflecht von Wechselwirkungen, das nur schwer in seine einzelnen Bestandteile aufzulösen ist. Wie in der Pubertät und der Menopause ergibt sich auch mit dem Eintreten in die Seneszenz für das Individuum eine Fülle von physischen und psychischen Wandlungen und Neueinstellungen. Der eigene Körper wird anders, neu erlebt. Die Beziehung zur Gruppe, zur Familie wandelt sich. Alte Konflikte werden nebensächlich, das Triebleben erfährt eine tiefgreifende Umstellung. Der alte Mensch ist genötigt, ob er will oder nicht, eine neue „Rollenanpassung" vorzunehmen.

Da wir als Psychoanalytiker gewohnt sind, die schizophrene Symptomatik nicht einfach unter dem Aspekt des Defektes, d.h. der Minusvalenz zu betrachten, da wir im Gegenteil von der finalen Sinnhaftigkeit resp. vom Abwehrcharakter der meisten schizophrenen Symptome überzeugt sind, können wir nicht anders, als die Interferenzerscheinungen zwischen Alter und Schizophrenie auch unter diesem Gesichtspunkt zu sehen. Unsere alten Probanden haben ganz einfach ihre Symptome weniger „nötig", um überleben zu können. Das Altern gibt ihnen eine Chance zu einer neuen, sozial tragbaren Homöostase zu kommen. Das Altern reiht sich also zwanglos in die große Zahl der lebensgeschichtlich bedeutsamen Dauereinflüsse ein, die den Lebensweg des Schizophrenen bestimmen.

Unter den verschiedenen Variablen, die wir hinsichtlich der möglichen Beziehung zwischen Altern und Schizophrenie prüften, verdient folgendes hervorgehoben zu werden: Wir haben im Rahmen der „Lausanner Enquete" immer wieder die außerordentlich enge Verknüpfung zwischen körperlichem Gesundheitszustand und psychischem Befinden im Alter gefunden. Dies wurde insbesondere deutlich für den Grad der senilen Demenz. Bei unseren schizophrenen Probanden fanden wir, daß der gute körperliche Gesundheitszustand mit der guten sozialen Anpassung, mit dem guten globalen Zustand und mit einer geringen psychoorganischen Symptomatik korreliert war. Dagegen fanden wir keine Korrelationen zwischen der schizophrenen Symptomatik und einem guten oder schlechten körperlichen Zustand.

Natürlich hat das Altern unserer Probanden nicht nur positive Aspekte. Wir haben im entsprechenden Kapitel von einem „gegenläufigen Einfluß" gesprochen. Die Seneszenz kann zwar einen günstigen Einfluß auf die schizophrene Symptomatik ausüben, kann beruhigen und lindern, es kann aber auch — besonders im hohen Alter — zu erhöhter Abhängigkeit und zu verstärkter Isolierung führen, was sich letzten Endes im Globalzustand negativ auswirkt. Dies ist jedoch ein allgemeiner Befund, der nicht nur für die Schizophrenie, sondern gleicherweise auch für andere Kranke gilt.

Überhaupt überraschte uns die Feststellung, daß der alte Schizophrene sich mehr und mehr dem durchschnittlichen, nicht-psychotischen alten Menschen annähert. Dies spiegelt sich nicht nur in der vorhandenen oder nicht vorhandenen Adaptation an ein gegebenes Milieu wider, in der Qualität der Sozialkontakte, sondern auch in der subjektiven Einstellung zum Alter und zum Leben an sich. Am Ende ihres Lebens gleichen unsere Probanden weitgehend den „gewöhnlichen" alten Leuten. Die „Rolle" des alten Menschen mit seinen zahllosen Nebenerscheinungen hat weitgehend die „Rolle" des Schizophrenen verdrängt. Die allgemein menschliche Altersproblematik tritt in den Vordergrund.

Vergleichen wir unsere heutigen Befunde mit denjenigen, die einer von uns (*C. Müller*) 1959 an 101 alten Schizophrenen erhoben hatte, so kommen wir zu recht guten Übereinstimmungen. Es ist dabei wichtig zu betonen, daß die damalige Untersuchung sich nur auf hospitalisierte Schizophrene bezog, während wir heute alle, auch die nichthospitalisierten Überlebenden einer Alterspopulation untersuchen konnten. Die Prozentzahlen der psychoorganischen Störungen bis zur eigentlichen Demenz stimmen weitgehend überein, so daß wir nochmals unterstreichen können — im Gegensatz zu Autoren wie *Riemer* (1950) —, daß die Hospitalisation keinen Einfluß auf die Häufigkeit und den Grad der Demenz bei Schizophrenen im Alter hat. Auch das, was wir 1959 über Wandlung der Wahnbildung und der Wahnformen sagten, über die Syntonisierung der Persönlichkeit ganz allgemein, hat sich in unseren jetzigen Untersuchungen bestätigt.

Zusammenfassend können wir also — pointiert — nochmals hervorheben, was aufgrund unserer Ergebnisse als positiv gewichtige Faktoren für die Verlaufsgestalt der Schizophrenie betrachtet werden muß und was nicht.

Nicht die Erblichkeit, nicht der Intelligenzgrad, nicht das Erkrankungsalter, kaum die Initialsymptomatik sind es, welche für den Verlauf bestimmend sind, sondern die prämorbide Persönlichkeit, die ursprünglich vorhandene, erreichte oder nicht erreichte soziale Integrationsstufe, die sozio-familiäre Anpassung, die lebenslänglich sich wandelnden und ablösenden Konstellationen und Einflüsse und schließlich eben das Altern.

Was diese Feststellung für eine Bedeutung für die heute gültige Theorie der schizophrenen Ätiologie hat, wollen wir später nochmals berühren.

Wenden wir uns jedoch vorläufig einmal dem Problem der *prognostischen Kriterien* zu.

Der Leser wird nicht überrascht sein, wenn wir aufgrund der in dieser Studie vorgelegten Zahlen und Berechnungen unsere großen Bedenken jenen Versuchen gegenüber anmelden müssen, die daraufhin zielen, aus einer Initialsymptomatik Gesetzmäßigkeiten für den späteren Verlauf abzulesen. Zwar konnten wir teilweise die Ansichten von *Langfeldt* (1956) und *Vaillant* (1964) bestätigen, als wir fanden, daß ein akuter Beginn und kurze Dauer der Ersthospitalisation bis ins hohe Alter mit einem eher günstigen Gesamtverlauf korrelierten. Dies ist indessen als Resultat bescheiden. Es entspricht im übrigen einer altbekannten klinischen Erfahrung. Über diese Feststellung hinaus eine differenziertere Prognostik betreiben zu wollen, erscheint uns nach unseren Erfahrungen einfach eine Utopie. *Wir glauben, daß der einzig mögliche und logische Schluß, der in dieser Frage gezogen werden kann, der ist, daß es nicht möglich ist, genauere Angaben über den wahrscheinlichen Verlauf einer schizophrenen Psychose zu machen, solange es sich um ein jüngeres Individuum im Beginn der Erkrankung handelt, dessen lebensgeschichtlich bedingten Lösungsversuche nicht prophezeit werden können, sowenig dies für irgendeinen nichtschizophrenen Menschen möglich ist.* Eine sichere Prognostik für die Schizophrenie gibt es nicht und wird es wohl auch nie geben. Dies ist indessen keineswegs ein Grund zu pessimistischem Nihilismus, ganz im Gegenteil. Als Therapeuten können wir nur glücklich über diese negative Feststellung sein. Sie erlaubt uns ja anzunehmen, daß eben in jedem Lebensabschnitt und ungeachtet der Dauer einer schizophrenen Psychose Beeinflussungsmöglichkeiten vorhanden sind. Allerdings werden wir die Akzente etwas anders setzen müssen. Wir werden weniger radikale Modifikationen durch einmalige pharmako-therapeutische Kuren und Schockbehandlungen erhoffen, welcher Art sie auch seien. Wir werden das Heil nicht von während einigen Monaten durchgeführter Psychotherapie, nicht von dramatischen Eingriffen in das Familiengefüge erwarten. Vielmehr werden wir mit Geduld und über sehr lange Zeitstrecken den Schizophrenen in seiner gesamten Notsituation verstehen, begleiten und schützen müssen.

Wie wir eingangs ausführten, haben die Pioniere der Verlaufs- und Prognoseforschung im Rahmen der Schizophrenie fast immer das Postulat einer Unterscheidung zwischen „echten" und „unechten" Schizophrenien, zwischen „Kern-" und „Randschizophrenien" aufgestellt. Wie der Leser bemerkt haben wird, können wir auch hier in unserem Material keine faßbaren Anhaltspunkte für eine solche Unterteilung finden. Gewiß gibt es schizophrene Lebensläufe, die sich voneinander in zahlreichen Belangen unterscheiden. Man kann sicher mit Recht im einen Fall von „schwerem", im anderen von „leichtem" Verlauf reden. Ja, wir können sogar *Vaillant* (1964) teilweise recht geben, haben wir doch auch unter unseren Probanden zwei Gruppen unterscheiden können: die einen mit extrem günstigem, die anderen mit extrem ungünstigem Verlauf.

Indessen fanden wir außer der erwähnten Präponderanz der prämorbiden Persönlichkeit, der sozio-familiären Anpassung, der beruflichen Situation im Moment des Ausbruchs der Psychose keine Faktoren, die uns erlaubt hätten, von *vornherein* zwischen leichten und schweren Verläufen zu unterscheiden. Die Unterscheidung zwischen sogenannter „Kernschizophrenie" und „Randschizophrenie" steht und fällt also mit dem *nachträglichen* Verlauf. Der wissenschaftliche Wert dieser Unterscheidung muß deshalb sehr ernsthaft bezweifelt werden, wie dies schon in der Einführung betont wurde.

Natürlich sind wir uns bewußt, daß viele unserer Daten in ganz entgegengesetzter Weise interpretiert werden können. Greifen wir als Beispiel die Tatsache heraus, daß wir die günstigen „Endzustände" eher häufiger in der Stadt als auf dem Lande finden. Die ganze komplexe Frage der „Drift"-Theorie, die im Rahmen der epidemiologischen Forschung zur Schizophrenie auftauchte, müßte hier diskutiert werden. Dafür ist an dieser Stelle jedoch nicht Platz. Halten wir lediglich fest, daß diese Beziehung Stadt — Land sowohl in dem Sinne erklärt werden kann, daß eben die günstiger verlaufenden Schizophrenien einen höheren sozioprofessionellen Standard bewahren können und sich deshalb in städtischen Verhältnissen besser behaupten wie auch, daß die affektive Neutralität der Stadt dazu beiträgt, als günstiges Schonklima dem Schizophrenen zu einer adäquateren Selbstverwirklichung zu helfen, was sich günstig auf die Symptomatik auswirken würde. Aber nicht nur solche marginalen Beobachtungen können je nach dem Standort des Lesers verschieden gedeutet werden. Denken wir beispielsweise an die statistisch verifizierten Beziehungen zwischen günstigem Verlauf im Alter und hohem sozioprofessionellen Niveau. Auch hier muß ohne weiteres zugegeben werden, daß das post hoc schwer vom propter hoc zu unterscheiden ist.

So mag auch das Fehlen einer sichtbaren Korrelation zwischen Therapie und langfristigem Verlauf doppeldeutig erscheinen. Der eine mag in diesem Befund die Bestätigung seiner Hypothese finden, wonach der Schizophrenie eben doch ein bis heute noch unbekanntes, letztlich organisches Prozeßgeschehen zugrundeliege, weshalb denn auch eine „unspezifische" Therapie nichts am Verlauf zu ändern vermöge. Der andere wird umgekehrt argumentieren, daß die Unbeeinflußbarkeit des langdauernden Verlaufs durch die seinerzeit erfolgten — vorwiegend somatischen — Therapien zeige, daß es eben um ganz andere Ursachen gehe, daß der Verlauf vorwiegend durch lebensgeschichtliche Faktoren determiniert sei, die natürlich nicht durch somatische Kuren beeinflußt würden, wohl aber sozio- und psychotherapeutischen Maßnahmen zugänglich seien.

Damit sind wir bereits bei der besonders wichtigen, aber auch heiklen Frage angelangt, *was denn unsere Untersuchung zur allgemeinen Theorie der Schizophrenie resp. deren Entstehung beigetragen habe.* Wir haben bereits aufgrund unserer Befunde die hervorragende Bedeutung der sozialen und lebensgeschichtlichen Faktoren hervorgehoben. Nun kann allerdings mit Recht gesagt werden, daß es streng zwischen dem *Verlauf* und der *Ursache* einer Störung zu unterscheiden gelte. Tatsächlich ist es nicht unlogisch anzunehmen, daß zwar eine „Grundstörung" vorhanden wäre, die sich aber als sehr labil und wandlungsfähig erweisen würde und die deshalb auch durch lebensgeschichtliche Einflüsse im Sinne der alten „pathoplastischen" Umformung verändert würde. Wir wir schon eingangs betont haben und wie auch die von *Bleuler* durchgeführten fortlaufenden Beobachtungen seiner Schizophrenen über viele Jahre gezeigt haben, ist es außerordentlich schwierig, diese lebensgeschichtlichen Einflüsse in ihrer Wertigkeit und Bedeutung so zu erfassen, daß daraus statistisch signifikante Schlüsse gezogen werden können. Wer will im Einzelfall entscheiden, welchen Stellenwert eine Verheiratung oder Scheidung, ein erschütternder emotionaler Dauerstress, eine neu sich eröffnende Identifikationsmöglichkeit mit einer Vaterfigur usw. für den Schizophrenen haben? Wollte man alle diese „Einflüsse" einbeziehen, so müßten noch ganz andere subtile Erfassungsmodalitäten geschaffen werden und die Zahl der einzubeziehenden Variablen würde ins Ungeheure steigen.

Der Leser erinnert sich, daß wir im letzten Abschnitt des zweiten Teils von *drei „Grundfaktoren"* gesprochen haben, welche für den Langzeitverlauf von maßgeblicher Bedeutung sein könnten. Diese Grundfaktoren schälten sich heraus, nachdem wir insgesamt 29 anamnestische, psychopathologische und aktuell-situative Variablen mit 5 verschiedenen Aspekten der Langzeitentwicklung in Beziehung gebracht hatten. Wir unterschieden zwischen einem „Persönlichkeitsfaktor", einem „formalen Krankheitsfaktor" und einem „Altersfaktor". Wir müssen verzichten, hier auf die an sich hochwichtige Diskussion einzugehen, was ein „Faktor" überhaupt sei und wie er wissenschaftlich definiert werden könne. Wir begnügen uns mit dem Hinweis auf den allgemeinen statistischen Sprachgebrauch, wobei wohlbemerkt diese „Faktoren" nicht das Resultat einer eigentlichen Faktorenanalyse sind, wohl aber aus der klinisch faßbaren inneren Wesensverwandtschaft heraus für uns eine gewisse Evidenz besitzen. Der so benannte „Persönlichkeitsfaktor" ist praktisch identisch mit dem, was wir bisher als lebensgeschichtliche und im weitesten Sinne „soziale" Elemente bezeichneten. Je harmonischer die Persönlichkeit, je besser die berufliche, soziale und familiäre Anpassung ist, desto günstiger verläuft die Schizophrenie auch auf lange Sicht.

Der „formale Krankheitsfaktor" hat mit dem Erscheinungsbild der Krankheit im Laufe des Lebens selbst zu tun. Wir haben von gestalthafter innerer Mobilität gesprochen. In der Tat scheint aus unseren Befunden hervorzugehen, daß der Verlauf um so günstiger ist, je bewegter, labiler und unbeständiger die Situation in den Anfangsperioden ist.

Dieser Zusammenhang zwischen initialer Wechselhaftigkeit und relativ guter Prognose wurde schon von anderen Autoren erkannt. Unsere Befunde bringen infolgedessen hier nichts Neues. Es muß auch offengelassen werden, ob nicht letzten Endes der Persönlichkeitsfaktor und der formale Krankheitsfaktor ein und desselben Ursprungs sei. Eine solche Auffassung könnte wohl ohne große Schwierigkeit im Sinne beispielsweise des daseinsanalytischen Konzeptes *Binswanger*s verstanden werden. Aber auch eine rein psychoanalytische Deutung könnte hier einsetzen. Es wäre beispielsweise an den „repetitiven" Charakter gewisser Verhaltensmodalitäten zu denken, aber auch an die Labilität resp. Rigidität im Muster der Abwehrmechanismen. Auf diese Zusammenhänge vertieft einzugehen, ist hier weder der Platz noch der Ort. Wichtig war uns vor allem, auf die klar ersichtlichen und statistisch belegbaren Zusammenhänge zwischen der Art des Beginns, der Lebhaftigkeit der Symptomatik und dem Verlaufstypus hinzuweisen.

Unter den drei herausgehobenen Grundfaktoren scheinen die beiden ersten, d.h. der Persönlichkeitsfaktor und der formale Krankheitsfaktor relativ wenig homogen in ihrer Zusammensetzung zu sein. Dagegen erscheint uns der Faktor „Altern" als ein relativ homogenes, stabilisierend vergleichbares Element, das seine lebensgeschichtliche Bedeutung hat. Wir erinnern den Leser hier an die in der Einleitung formulierten Fragen. Verhält sich die Schizophrenie in der Seneszenz ähnlich wie eine vorwiegend organisch bedingte Psychose oder aber wie eine Neurose? Man nehme uns diese etwas vereinfachte, ja naive Formulierung nicht übel. In früheren Arbeiten konnten wir zeigen, daß sich die klinisch-psychiatrisch untersuchten Psychosen vom organischen Typ im Alter durchschnittlich eher ungünstig entwickeln. Es kommt zu einer Verstärkung der gleichsinnigen Symptomatik, die Zahl der Dementen steigt, die Mortalität ist erheblich.

Umgekehrt finden wir bei den vorwiegend psychogen resp. lebensgeschichtlich determinierten Syndromen, zum Beispiel bei Neurosen, eine besonders häufige Besserungstendenz. Charakterliche Grundeigenheiten bleiben zwar bestehen, aber das eigentliche Symptombild ist stark oszillierend, labil, ein Symptom wird durch ein anderes ersetzt, Hypochondrie und Depression tritt an die Stelle von Zwang, Suchtverhalten wird durch Querulanz abgelöst, neurotische Hemmungen glätten sich aus. Die Demenzzeichen sind nicht häufiger anzutreffen als in der Durchschnittsbevölkerung, und auch die Mortalität unterscheidet sich kaum.

Die Schizophrenie unserer Probanden scheint nun zwischen diesen beiden „Polen" eine Mittelstellung einzunehmen. Für das Vorhandensein eines letztlich im biologischen Substrat verankerten Faktors scheint allenfalls zu sprechen: die wahrscheinlich etwas erhöhte

Häufigkeit organischer Demenzen und die relative Koinzidenz von ungünstigen schizophrenen Entwicklungen und ausgesprochenem senilem Abbau, die gegenüber der Durchschnittsbevölkerung erhöhte Mortalität, das gelegentliche Persistieren von schizophrenen Grundstörungen durch alle Lebensalter hinweg. Für die Bedeutung der lebensgeschichtlichen Faktoren dagegen sprechen: die deutliche Besserungstendenz im Alter, die große Spielbreite der Verlaufsmöglichkeiten, die hohe Zahl der Vollremissionen, kurz eigentlich fast alle von uns gefundenen positiv korrelierenden Faktoren.

Die Konsequenzen, die aus diesen Überlegungen gezogen werden können, nähern sich weitgehend denjenigen, die sich aus der bisherigen Zwillings- und Adoptivkinderforschung ergeben haben: Auch wir kommen letztlich zu dem *Schluß, daß ein biologischer Risikofaktor da sein muß, der mit sich bringt, daß in gewissen Familien einzelne oder mehrere Personen schizophren werden können, aber nicht müssen. Ob sie es werden und wie sich dann ihr weiteres Lebensschicksal gestaltet, ob es sich um eine kurzdauernde isolierte Episode oder aber um ein jahrzehntelanges schweres abnormes Verhalten handelt, scheint von den lebensgeschichtlichen Einflüssen abzuhängen.*

Wir kommen zum Schluß. Die methodologischen Schwierigkeiten, mit denen wir uns im Laufe dieser Arbeit herumschlagen mußten, sollten vor allem eines deutlich gemacht haben: Soll eine weitere Erforschung des schizophrenen Krankheitsverlaufes und damit der Schizophrenie überhaupt sinnvoll sein, dann muß danach getrachtet werden, feinere Kriterien zur Erfassung der Wandlungen und deren Beziehungen zum „Milieu" im weitesten Sinne zu schaffen. Vor allem müßte es gelingen, genauere Kenntnis über die persönlichkeitsformenden Elemente in der Kindheit zu gewinnen. Nicht umsonst haben wir gesehen, daß die Struktur der prämorbiden Persönlichkeit zu den bedeutendsten Elementen für den Krankheitsverlauf gehören. Diese „prämorbide Persönlichkeit" kann nicht aus dem Kontext der Wechselbeziehungen zwischen Individuum und Familie herausgelöst werden.

Wollen wir zu klaren Erkenntnissen kommen, so müssen wir die ganze Problematik der psychischen Wachstumsvorgänge von der Geburt bis zur Pubertät einbeziehen. Nicht umsonst ist heute das Studium der Familie des Schizophrenen zu einem der faszinierendsten Forschungsobjekte geworden. Auch sind wir der festen Überzeugung, daß wir dort die Grundlagen einer so und nicht anders gearteten späteren „prämorbiden Persönlichkeit" finden.

Es wird indessen auch klar, daß diese psychodynamischen Faktoren nur sehr schwer in eine katamnestische Forschungsmethode eingebaut werden können. Wie wir einleitend vermutet haben, wird diese Forschungsweise deshalb an eine Grenze stoßen. Wird es je möglich sein, eine genügend große Zahl von „zukünftigen Schizophrenen" von früher Kindheit an in ihrem Familienverband zu beobachten und zu beschreiben, um sie dann bis ins hohe Alter, d.h. 70 Jahre später, weiter zu verfolgen und zu untersuchen? Dies scheint weitgehend utopisch. Überlassen wir also der kommenden Generation die Sorge, wie sie solche titanischen Unternehmungen durchführen will. Es ist vielleicht ein Zeichen von Gesundheit und Dynamismus, wenn sich die heute anlaufende *prospektive* Forschung zur Schizophrenie solche Fragen gar nicht — oder jedenfalls selten — stellt. Was von unseren hier vorgelegten Befunden und Schlußfolgerungen Bestand haben wird, ist schwer zu sagen. Möglich, daß sich manche unserer statistisch untermauerten Schlüsse als Trugschlüsse erweisen werden. Möglicherweise werden sie aber auch durch diese zukünftigen Forschungen erhärtet werden. Wir haben uns bemüht, aus den vorhandenen Daten möglichst sorgfältig das Wesentliche und Stichhaltige herauszuschälen. Sicher ist uns dies nicht überall gelungen. Wenn also der aufmerksame Leser unsere Ansichten einer strengen Kritik unterzieht, so werden wir ihm dafür dankbar sein.

Jedenfalls versuchten wir, im Geiste jener wissenschaftlichen Arbeitsweise vorzugehen, die sich in einer Äußerung *Adolf Meyer*s, des Vaters der amerikanischen Psychiatrie spiegelt:

„We need less discussions of generalities and more records of well observed cases — especially records of life-times — not merely snatches of picturesque symptoms or transcriptions of the meaning in traditional terms".

Literatur

Achte, K.A.: Der Verlauf der Schizophrenien und der schizophreniformen Psychosen. Acta psychiat. scand. 36, Suppl. 155 (1961).
Achte, K.A.: On prognosis and rehabilitation in schizophrenic and paranoid psychoses. Acta psychiat. scand., Suppl. 196 (1967).
Alanen, Y.O.: The family in the pathogenesis of schizophrenic and neurotic disorder. Acta psychiat. scand. 42, Suppl. 189 (1966).
Albee, G.W.: Delusions in schizophrenia as a function of chronological age. J. Consult. Psychol. 14, 340–342 (1950).
Alström, H.C.: Mortality in mental hospitals with especial regard to tuberculosis. Acta psychiat. scand., Suppl. 24 (1942).
Astrup, Ch.: Schizophrenia: Conditional Reflex Studies. Springfield/Ill.: Thomas 1962.
Astrup, C., Fossum, A., Holmboe, R.: A follow-up study of 270 patients with acute affective psychoses. Acta psychiat. scand., Suppl. 135 (1959).
Astrup, C., Fossum, A., Holmboe, R.: Prognosis in functional psychoses. Springfield/Ill.: Thomas 1962.
Aubry, H.: Le suicide tardif chez les anciens malades mentaux. Lausanne: Thèse 1974.
Barontini, F., Fossi, G.: Sulle psicosi paranoidee dell' età involutiva (Clin. Mal. Nerv. e Ment., Univ. Firenze). Riv. Pat. nerv. ment. 83, 733–760 (1962).
Barucci, M.: a) La vecchiaia degli schizofrenici. Riv. Pat. nerv. ment. 76, 257, psichiat. 64, 1 (1955).
Barucci, M.: La vecchiaia degli schizofrenici. III. Studio istologico del sistema nervoso centrale di schizofrenici morti in tarda età. Riv. Neurobiol. 3, 11–21 (1957).
Beck, M.: Twenty-five and thirty-five year follow-up first admissions to mental hospital. Canad. psychiat. Ass. J. 13, 219–229 (1968).
Bellak, L.: Manic depressive psychosis and allied conditions. New York: Grune & Stratton 1952.
Bender, L., Hitchman, J.L.: A longitudinal study ninety schizophrenic women. J. nerv. ment. Dis. 124, 337–343 (1956).
Benedetti, G.: Schizophrenie. In: Lexikon der Psychiatrie (*C. Müller,* Hrsg.), S. 440–458. Berlin–Heidelberg–New York: Springer 1973.
Benedetti, G., Kind, H., Johansson, A.S. (unter Mitarbeit von *P.F. Galli*): Forschungen zur Schizophrenielehre 1956 bis 1961. Fortschr. Neurol. Psychiat. 30, 341–505 (1962).
Benedetti, G., Kind, H., Mielke, F.: Forschungen zur Schizophrenielehre 1951–1955. Fortschr. Neurol. Psychiat. 25, 101–179 (1957).
Benedetti, G., Kind, H., Wenger, Verena: Forschungen zur Schizophrenielehre 1961–1965. Übersicht. Teil I und II. Fortschr. Neurol. Psychiat. 35, 1–34 u. 41–121 (1967).
Berner, P.: Der Lebensabend der Paranoiker. Wien. Z. Nervenheilk. 27, 115–161 (1969).
Berner, P., Gabriel, E.: Beziehungen zwischen Psychopathologie und Genetik sogenannter „Spätschizophrenien". Wien. Z. Nervenheilk. 31, 1–11 (1973).

Berner, P., Gabriel, E.: Sogenannte „Spätschizophrenie" im hohen Alter. Acta geront. 3, 351–357 (1973).
Berner, P., Gabriel, E., Naske, R.: Verlaufstypologie und Prognose bei sogenannten Spätschizophrenien. In: Verlauf und Ausgang schizophrener Erkrankungen (*G. Huber*, Hrsg.). 2. Weissenauer Schizophrenie-Symposion. Stuttgart: Schattauer 1973.
Beske, F.: Das Gemeinschaftsleben in Altersheimen. (Schriftenreihe aus dem Gebiete des öffentlichen Gesundheitswesens, H. 12). Stuttgart: Thieme 1960.
Bevölkerungsbewegung in der Schweiz. Sterblichkeitstafeln 1876/80; 1929/32; 1931/41; 1939/44; 1941/50; 1948/53; 1951/60; 1958/63. Bern: Eidg. Statistisches Amt.
Bleuler, E.: Dementia praecox. In: Handbuch der Psychiatrie (*G. Aschaffenburg*, Hrsg.), Spez. Teil, 4. Abt., 1. Hälfte. Leipzig–Wien: Deuticke 1911.
Bleuler, M.: Krankheitsverlauf, Persönlichkeit und Verwandtschaft Schizophrener und ihre gegenseitigen Beziehungen. Sammlung psychiat. u. neurol. Einzeldarst. Stuttgart: Thieme 1941.
Bleuler, M.: Die spätschizophrenen Krankheitsbilder. Fortschr. Neurol. Psychiat. 15, 259–290 (1943).
Bleuler, M.: A 23-year longitudinal study of 208 schizophrenics and impressions in regard to the nature of schizophrenia. In: The Transmission of Schizophrenia (*D. Rosenthal, S.S. Kety*, Eds.), p. 3–12. Oxford: Pergamon Press 1968.
Bleuler, M.: Lehrbuch der Psychiatrie, 11. Aufl. Berlin–Heidelberg–New York: Springer 1969.
Bleuler, M.: Klinik der schizophrenen Geistesstörungen. In: Psychiatrie der Gegenwart (*H.W. Gruhle, R. Jung, W. Mayer-Gross, M. Müller*, Hrsg.), Bd. 2, Teil 1, S. 7–82, 2. Aufl. Berlin–Heidelberg–New York: Springer 1972.
Bleuler, M.: Die schizophrenen Geistesstörungen im Lichte langjähriger Kranken- und Familiengeschichten. Stuttgart: Thieme 1972.
Bremer, J.: A social psychiatric investigation of a small community in Northern Norway. Acta psychiat. scand., Suppl. 62 (1951).
Brown, C.W., Bone, M., Dalison, B., Wing, J.K.: Schizophrenia and social class. London: Oxford Univ. Press 1966.
Bruck, J., Heiss, W.D., Trappl, R.: Statistische Analyse chronisch schizophrener Verläufe bei mehrdimensionaler Diagnostik. Schweiz. Arch. Neurol. Neurochir. Psychiat. 102, 407–429 (1968).
Brun, O.: Schwere schizophrene Verläufe. Dissertation, Zürich 1956.
Bychowsky, G.: Schizophrenia in the period of involution. Dis. nerv. Syst. 13, 150–153 (1952).
Calanca, A.: La schizophrénie simple. Histoire et évolution d'un diagnostic. (*E. Gaspari*, Edit.). Forli/Italie. Thèse, Lausanne 1974.
Cancro, R.A., Sugerman, A.: Classification and outcome in process-reactive schizophrenia. Comprehens. Psychiat. 9, 227–232 (1968).
Cancro, R. M.D. (Ed.): Annual Review of the Schizophrenic Syndrome. New York–London: Butterworths 1972.
Chase, L.S., Silverman, S.: Prognostic criteria in schizophrenia – a critical survey of literature. Amer. J. Psychiat. 98, 360–368 (1941/42).
Ciompi, L.: Allgemeine Psychopathologie des Alters. In: Psychiatrie der Gegenwart (*H.W. Gruhle, R. Jung, W. Mayer-Gross, M. Müller*, Hrsg.), Bd. 2, Teil 2, S. 1001–1036, 2. Aufl. Berlin–Heidelberg–New York: Springer 1972.

Ciompi, L.: Le vieillissement des hystériques. Etudes catamnestiques. Encéphale 4, 287–335 (1966).

Ciompi, L., Eisert, M.: Etudes catamnestiques de longue durée sur le vieillissement des alcooliques. Psychiatrie sociale 6, 129–151 (1971).

Ciompi, L., Lai, G.: Dépression et viellesse. Etudes catamnestiques sur le vieillissement et la mortalité de 555 aciens patients dépressifs. Bern: Huber 1969.

Ciompi, L., Medvecka, J.: Mortalité comparative dans les maladies mentales (à paraître in: Schweiz. Arch. Neurol. Psychiat. 1976).

Ciompi, L., Medvecka, J.: Zum Problem der Messung der sozialen Anpassung im Alter. In: Gerontopsychiatrie 1 (*M. Bergener, C. Kulenkampff,* Hrsg.). Janssen Symposien, Bd. 5, S. 255–298. Düsseldorf: Janssen 1971.

Clark, M.L., Anderson, B.: Culture and Aging. Springfield/Ill.: Thomas 1967.

Cole, L.C.: The measurement of interspecific association. Ecology 30, 411–424 (1969).

Cooper, M.J.: Psychiatric aspects of care of the aged. Tex. St. J. Med. 50, 585–589 (1954).

Cornu, F.: Katamnestische Erhebungen über den Verlauf einfacher Schizophrenien. Psychiat. Neurol. 135, 129–175 (1958).

Cumming, E., Henry, W.E.: Growing Old. New York: Basic Books 1961.

Deming, W.E.: A recursion formula for the proportion of persons having a first admission as schizophrenic. Behav. Sci. 13, 467–476 (1968).

Deshaies, G., Morlon, C., Rivaille, Ch.: Traitement et prognostic des psychopathies chroniques. Ann. méd.-psychol. 113 (I), 558–604 (1955).

Deussen, J.: Methodisches zur Insulinschock-Therapie. Allg. Z. Psychiat. 106, 339 (1937).

Ehrentheil, O., Davis, E.T., Casey, T.M., Alsenberg, R.B.: Schizophrenic motor activity observed over thirty years. Arch. gen. Psychiat. 7, 266–276 (1962).

Eitinger, L., Laane, L.L., Langfeldt, G.: The prognosis value of the clinical picture and the therapeutic value of psychical treatment in schizophrenia and schizophreniform states. Acta psychiat. scand. 33, 35–58 (1958).

Ernst, K.: Die Prognose der Neurosen. Berlin–Göttingen–Heidelberg: Springer 1959.

Ernst, K.: Neurotische und endogene Residualzustände. Arch. ges. Neurol. Psychiat. 203, 61–84 (1962).

Ernst, K., Spring, L., Streiff, B.: Statistisches zum Übergang von Neurosen in Schizophrenien. Nervenarzt 38, 408–412 (1967).

Errera, P.: A sixteen-year old follow up of schizophrenic patients seen in an out-patient clinic. Arch. Neurol. Psychiat. (Chic.) 78, 84–88 (1957).

Essen-Moeller, E.: Untersuchung über die Fruchtbarkeit gewisser Gruppen von Geisteskranken. Acta psychiat. scand., Suppl. 8, 1–314 (1935).

Essen-Moeller, E.: Individual traits and morbidity in a swedish rural population. Acta psychiat. scand., Suppl. 100 (1956).

Eversen, J.: Recherches faites après la sortie sur environ 800 cas de démence précoce, traités à l'asile d'aliénés de Gaustad, durant les années 1915–1929. Acta psychiat. scand. 11, 799–816 (1937).

Ey, H.: Groupe des psychoses schizophréniques et des psychoses délirantes chroniques. (Organisation vésanique de la personnalité.) Encyclop. méd.-chirurgicale, Psychiatrie. Vol. 1: 37281 A 10, 1955. Paris: Ed. Techniques.

Ey, H., Igert, C., Rappart, Ph.: Psychoses aiguës et évolutions schizophréniques dans un service de 1930 à 1956. Ann. méd.-psychol. 115 (II), 231–240 (1957).
Faergeman, P.M.: Psychogenic psychoses. London: Butterworths 1963.
Favorina, V.N.: Late remission in schizophrenia. Zh. Nevropat. Psikhiat. 65/1, 8–87 (1965).
Fish, F.: Senile schizophrenia. J. ment. Sci. 106, 938–946 (1960).
Fish, F.: Schizophrenia. Bristol: Wright 1962.
Fleck, U.: Über Beobachtungen bei alten Fällen von Schizophrenie. Arch. Psychiat. Nervenkr. 85, 705–760 (1928).
Flegel, H.: Erfassung schizophrener Morbiditätsverläufe mit Gottschalks verbaler Stichprobe, verglichen mit Wittenborns Rating Scales und der BPRS. Z. Psychother. med. Psychol. 17, 186–194 (1967).
Frayhan, F.A.: Über die therapeutische Bedeutung langfristiger Schizophrenie-Beobachtungen. Nervenarzt 34, 274–276 (1963).
Freedman, A.M., Kaplan, H.I.: Comprehensive Textbook of Psychiatry. Baltimore: Williams and Wilkins 1967.
Fünfgeld, E.: Über atypische Symptomenkomplexe bei senilen Hirnkrankheiten und ihre Bedeutung für das Schizophrenieproblem. Mschr. Psychiat. Neurol. 85, 210–221 (1953).
Gamma, G., Attisani, N., Ferrio, I.: Considerazioni statistico-cliniche e psicopatologiche su un gruppo di schizofreniche pervenute ad età senile. G. Psichiat. Neuropat. 40, 767–824 (1962).
Garrone, G.: Etude statistique et génétique de la schizophrénie a Genève de 1901 à 1950. J. Génét. hum. 2, 89–219 (1962).
Gottlieb, B.S.: Prognostic criteria in hebephrenia. The importance of age, sex, condition and marital status. Amer. J. Psychiat. 97, 332 (1940).
Gregoretti, L., Pisseri, P., Caboara, F., Arnone, A., Bevilacqua, P.: Etude psycho-pathologico-clinique et socio-psychiatrique sur les modalités d'évolutions dans un groupe de schizophrènes chroniques. Riv. sperim. Freniatria (suppl.) 89, 405–483 (1965).
Gross, G., Huber, G.: Zur Prognose der Schizophrenien. Psychiat. clin. 6, 1–16 (1973).
Gross, G., Huber, G., Schüttler, R.: Verlaufs- und sozial-psychiatrische Erhebungen bei Schizophrenen. Nervenarzt 42, 292–299 (1971).
Hallgren, B., Sjögren, T.: A clinical and genetico-statistical study of schizophrenia and low-grade mental deficiency in a large swedish rural population. Acta psychiat. scand. 35, Suppl. 140 (1959).
Harris, A., Lubin, A.: The prognosis of the functional psychoses. Mschr. Psychiat. Neurol. 124, 126–145 (1954).
Harris, A., Norris, V.: Clinical signs, diagnosis and prognosis in functional psychoses. J. ment. Sci. 100, 727–731 (1954).
Hartmann, W.: Untersuchungen an langjährig hospitalisierten Schizophrenen. II. Daten aus der Zeit der Dauerunterbringung. Arch. Psychiat. Nervenkr. 215, 129–147 (1972).
Hartmann, W.: Untersuchungen an langjährig hospitalisierten Schizophrenen. III. Ein Querschnittsbild. Arch. Psychiat. Nervenkr. 217, 361–376 (1973).
Hedenberg, S.: Different forms of schizophrenia and psychological age. Allg. Z. Psychiat. 122, 232 (1934).

Heimann, H.: Typologische und statistische Erfassung depressiver Syndrome. Das depressive Syndrom, internat. Sympos. (*H. Hippius, H. Selbach,* Hrsg.). München–Berlin–Wien: Urban u. Schwarzenberg 1969.

Heimann, H., Heim, E., Sperling, E., Lehner, E.: „Prozeß" und „Reaktion" im Rahmen des schizoid-schizophrenen Formenkreises. Eine katamnestische Untersuchung. In: Schizophrenie und Umwelt (*H. Kranz, K. Heinrich,* Hrsg.), S. 9–19, 5. Bad Kreuznacher Symposium 1970. Stuttgart: Thieme 1971.

Henisz, J.: A follow-up study of schizophrenic patients. Comprehens. Psychiat. 7, 524–528 (1966).

Henisz, J.: Catamnestic studies on prognosis and social adaptation of patients with schizophrenia. Zdrow. publ. 3, 307–313 (1967).

Henry, W.E.: The theory of intrinsic disengagement. In: Age with a Future (*P.F. Hansen,* Ed.), p. 415–418. Kopenhagen: Munksgaard 1964.

Heston, L.L.: Psychiatric disorders in fosterhome reared children of schizophrenic mothers. Brit. J. Psychiat. 112, 819–825 (1966).

Hinterhuber, H.: Zur Katamnese der Schizophrenien. Eine klinisch-statistische Untersuchung lebenslanger Verläufe. Fortschr. Neurol. Psychiat. 41, 527–558 (1973).

Hirschmann, J.: Geriatric patients in Michigan state institutions for the mentally ill. J. Mich. med. Soc. 62, 491–494 (1963).

Hirschmann, J., Klages, W.: Konstitutionsspezifische Leitlinien bei den Psychosen des höheren Lebensalters. Arch. Psychiat. Nervenkr. 196, 254–264 (1957).

Hoffmann, H.: Schizothym – cyklothym. Z. ges. Neurol. Psychit. 82, 93–104 (1923).

Hollingshead, A.B., Redlich, F.C.: Social class and mental illness. New York: Wiley 1958.

Holmboe, R., Astrup, C.: A follow-up study of 255 patients with acute schizophrenia and schizofreniform psychoses. Acta psychiat. scand. 38, Suppl. 115 (1957).

Holt, W.L., Jr., Holt, W.M.: Long-term prognosis in mental illness; a thirty year follow-up of 141 mental patients. Amer. J. Psychiat. 108, 735–739 (1952).

Huber, G.: Zur Frage der Reversibilität im Verlauf von Psychosen. In: Situation und Persönlichkeit in Diagnostik und Therapie (*B. Pauleikhoff,* Hrsg.). Basel: Karger 1968.

Huber, H.U.: Statistische Untersuchungen über die Lebensverhältnisse späterer Schizophrener in ihrer Kindheit. Med. Diss., Zürich 1954.

Jansson, B., Alström, J.: The relation between prognosis, symptoms and background factors in suspected schizophrenic insufficiencies in young people. Acta psychiat. scand. 43, Suppl. 198 (1967).

Jantz, H.: Schizophrenie und Selbstmord. Nervenarzt 4, 126–133 (1951).

Janzarik, W.: Zur Problematik schizophrener Psychosen im höheren Lebensalter. Nervenarzt 28, 535–542 (1957).

Jaser, R.: Über den Einfluß des Greisenalters auf die Gestaltung schizophrener Prozesse. Allg. Z. Psychiat. 89, 1 (1928).

Johanson, E.: A study of schizophrenia in the male. A psychiatric and social study based on cases with follow-up. Acta psychiat. scand. 33, Suppl. 125 (1958).

Kalimann, J.J.: The genetics of schizophrenia. New York: Augustin 1938.

Kant, O.: Types and analyses of the clinical pictures of recovered schizophrenics. Psychiat. Quart. 14, 676–700 (1940).

Kant, O.: A comparative study of recovered deteriorated schizophrenic patients. J. nerv. ment. Dis. 93, 616–624 (1941a).

Kant, O.: Study on a group of recovered schizophrenic patients. Psychiat. Quart. 15, 262–283 (1941 b).

Kant, O.: The relation of a group of highly improved schizophrenic patients to one group of completely recovered and another group of deteriorated patients. Psychiat. Quart. 15, 779–788 (1941 c).

Kay, D.W.K., Beamish, P., Roth, M.: Old age mental disorders in Newcastle-upon Tyne. I. Brit. J. Psychiat. 110, 146–158 (1964).

Kay, D.W.K., Beamish, P., Roth, M.: Old age mental disorders in Newcastle-upon-Tyne. II. A study of possible social and medical causes. Brit. J. Psychiat. 110, 668–682 (1964).

Kety, S.S., Rosenthal, D., Wender, P.H., Schulsinger, F.: The types and prevalence of mental illness in the biological and adoptive families of adopted schizophrenics. In: The Transmission of Schizophrenia (*D. Rosenthal, S.S. Kety,* Eds.), p. 346–362. Oxford: Pergamon Press 1968.

Kety, S.S., Rosenthal, D., Wender, P.H., Schulsinger, F.: Mental illness in the biological and adoptive families of adopted schizophrenics. Amer. J. Psychiat. 128 (3), 302–306 (1971).

Klonoff, H., Hutton, G.H., Gundry, G.H., Coulter, T.T.: A longitudinal study of schizophrenia. Amer. J. Psychiat. 117, 348–353 (1960).

Kraepelin, E.: Psychiatrie. Leipzig: Barth 1913.

Kretschmer, E.: Körperbau und Charakter. 13. u. 14. Aufl. 1940. Berlin: Springer 1921.

Kringlen, E.: An epidemiological-clinical twin study on schizophrenia. In: The Transmission of Schizophrenia (*D. Rosenthal, S.S. Kety,* Eds.), p. 49–63. Oxford: Pergamon Press 1968.

Kringlen, E.: Schizophrenia in twins, an epidemiological-clinical study. In: Schizophrenia Bull. no. 1. Dec. 1969, Chevy-Chase, US dpt. of Health Education and Welfare, National Institute of Mental Health, p. 27–30 (also in: Psychiatry 29 (2), 172–184, 1966).

Kringlen, E.: Heredity and environment in the functional psychosis. London: Heinemann 1967.

Kringlen, E.: Beiträge der neuen Zwillingsforschung zur Frage der Ätiologie und Pathogenese der Schizophrenie. In: Die Entstehung der Schizophrenie (*M. Bleuler, J. Angst,* Hrsg.), S. 35–57. Bern: Huber 1971.

Laboucarie, J.: Le devenir des psychoses délirantes aiguës et le risque de leur évolution schizophrénique secondaire. Confrontations psychiatriques 2, 31–52 (1968).

Landoni, G., Ciompi. L.: Etudes statistiques sur l'age de predilection des troubles depressifs. Evolut. psychiat. 36, 583–605 (1971).

Langfeldt, G.: The prognosis in schizophrenia and the factors influencing the course of the disease. Acta psychiat. scand., Suppl. 13 (1937).

Langfeldt, G.: The prognosis in schizophrenia. Acta psychiat. scand., Suppl. 110 (1956).

Langfeldt, G.: The schizophreniform states. A catamnestic study based on individual re-examinations. Kopenhagen–London: Munksgaard 1939.

Lauter, H., Meyer, J.E.: Clinical and nosological concepts of senile dementia. In: Senile dementia (*C. Müller, L. Ciompi,*Eds.), p. 13–40. Bern: Huber 1968.

Lawton, P.: Schizophrenia forty-five years later. J. genet. Psychol. 121, 133–143 (1972).

Leyberg, J.T.: A follow-up study on some schizophrenic patients. Brit. J. med. Psychol. 111, 617–624 (1965).

Lidz, T.: Schizophrenia and family. Psychiatry 21, 21–27 (1958).
Lienert, G.A.: Testaufbau und Testanalyse. Weinheim: Beltz 1961.
Lindelius, R.: A study of schizophrenia. A clinical, prognostic and family investigation. Acta psychiat. scand., Suppl. 216 (1970).
Loewenthal, M.F., Berkmann, P.L.: Aging and Mental Disorders in San Francisco. San Francisco: Jossey-Bass Inc. 1967.
Luka, L., Ciompi, L.: Etude catamnestique sur l'évolution de la manie dans la vieillesse. Schweiz. Arch. Neurol. Psychiat. 107, 123–153 (1970).
Malzberg, B.: Mortality among patients with mental disease. New York: State Hospitals Press 1934.
Malzberg, B.: Further studies of mortality among patients with mental disease. Acta med. scand., Suppl. 277, 215–230 (1953).
Marinow, A.: Schizophrene „Endstadien". Klinik und Verlauf. Arch. Psychiat. Nervenkr. 215, 46–61 (1971).
Masterson, J.F.: Prognosis in adolescent disorders. Schizophrenia. J. nerv. ment. Dis. 124, 219–232 (1956).
Mauz, F.: Die Prognostik der endogenen Psychosen. Leipzig: Thieme 1930.
McAdam, W., Robinson, R.A.: Prognosis in senile deterioration. J. ment. Sci. 103, 821–823 (1957).
Meyer, H.: Besteht bei vererbbaren Geisteskrankheiten, insbesondere bei Schizophrenie und manisch-depressivem Irresein, ferner bei genuiner Epilepsie und Schwachsinn, eine erhöhte Sterblichkeit in dem Sinne, daß die Fortpflanzung der Kranken verringert wird? Allg. Z. Psychiat. 100, 46–61 (1933).
Michaux, L.: Psychiatrie. Paris: Flammarion 1965.
Minkowski, E.: Problèmes d'adaptation au cours de la vieillesse. Sem. Hôp. Paris 26, 2294–2295 (1950).
Minkowski, E.: Aspects psychologiques de la vieillesse. Evolut. psychiat. 1, 49–72 (1951).
Minkowski, E.: La schizophrénie, 2e éd. Paris: Desclée de Brouwer 1954.
Moll, A.E.: Suicide – Psychopathology. Canad. med. Ass. J. 74, 104–112 (1956).
Mosher, L.R., Gunderson, J.G.: Special report on schizophrenia: 1972. Schizophrenia Bull. No. 7, p. 12–52. Chevy Chase, US Dept. of Health, Education and Welfare, National Institute of Mental Health, April 1970.
Mosher, L.R., Feinsilver, D., Katz, M.M., Wienekowsk, L.A.: Special report on schizophrenia. US Dept. of Health, Education and Welfare, Health Services and Mental Health Administration, National Institute of Mental Health, Chevy-Chase April 1970.
Müller, C.: Schizophrenia in advanced age. Brit. J. Psychiat. 118, 347–348 (1971).
Müller, C.: Über das Senium der Schizophrenen. Basel: Karger 1959.
Müller, M.: Prognose und Therapie der Geisteskrankheiten. Stuttgart: Thieme 1949.
Müller, V.: Katamnestischer Erhebungen über den Spontanverlauf der Schizophrenie. Mschr. Psychiat. Neurol. 122, 257–276 (1951).
Nadsharow, R.A.: Die Kerngruppe der Schizophrenie und das Problem der Reversibilität. Psychiat. Neurol. med. Psychol. (Lpz.) 16/7, 262–264 (1964).
New York State Department of Mental Hygiene, Mental Health Research Unit: A mental health survey of older people. Utica: State Hospital Press 1961.
Nielsen, J.: Geronto-psychiatric period-prevalence investigation in a geographically delimited population. Acta psychiat. scand. 38, 307–330 (1962).

Niswander, G.D., Haslerud, G.M., Mitchell, G.D.: Changes in cause of death of schizophrenic patients. A cross-sectional and longitudinal study over a 60-year period. Arch. gen. Psychiat. 9, 229–234 (1963).

Niswander, G.D., Haslerud, G.M., Mitchell, G.D.: Differences in longevity of released and retained schizophrenic patients. Dis. nerv. Syst. 24, 348–352 (1963).

Niswander, G.D., Haslerud, G.M., Mitchell, G.D.: Effect of catatonia on schizophrenic mortality. Arch. gen. Psychiat. 9, 548–551 (1963).

Noreik, K., Astrup, C., Dalgrad, O.S., Holmboe, R.: A prolonged follow-up of acute schizophrenic und schizophreniform psychoses. Acta psychiat. scand. 43, 432–443 (1967).

Ødegaard, Ø.: Mortality in Norwegian mental hospitals 1926–1941. Acta genet. (Basel) 2, 141–173 (1951).

Ødegaard, Ø.: The excess mortality of the insane. Acta psychiat. scand. 27, 353–366 (1952).

Pilet, C.: Etudes catamnestiques sur la fréquence de la détérioration psycho-organique parmi les malades mentaux âgés. Schweiz. Arch. Neurol. Psychiat. 114, 367–396 (1974).

Pokorny, A.D.: Suicides rates in various psychiatric disorders. J. nerv. ment. Dis. 139, 499–506 (1964).

Pöldinger, W.: Die Abschätzung der Suizidalität. Bern: Huber 1968.

Pollin, W., Stabenau, J., Allen M.G.: Schizophrenia and adult stature: the absence of a relationship in a sample of 16.000 pair of male twins. Schizophrenia Bull., Chevy Chase, US Dept. of Health, Welfare and Education. Public Health Service, Dec. 1969, p.40–41.

Polonio, D.: Structural analysis of schizophrenia. Psychiat. Neurol. 133, 351–379 (1957).

Porot, M., Couadau, A., Aubin, B.: Aspects évolutifs actuels des schizophrénies. Confrontation psychiatriques 2, 53–75 (1968).

Post, F.: The development and progress of senile dementia in relationship to the functional psychiatric disorders of later life. In: Senile Dementia. Clinical and Therapeutic Aspects. (*C. Müller, L. Ciompi,*Eds.), p. 85–100. Bern: Huber 1968.

Post, F.: Depressive reactions in the elderly: a re-appraisal. Gerontologist 3, 156–159 (1963).

Post, F.: Mental health in old age. Publ. Hlth. (Lond.) 73, 412–415 (1959).

Primrose, E.J.R.: Psychological illness: a community study. London: Tavistock 1962.

Ramer, P.: Die präpsychotische Persönlichkeit schockresistenter Schizophrener. Schweiz. Arch. Neurol. Neurochir. Psychiat. 50, 93–107 (1943).

Rennie, C.: Analyses of 100 cases of schizophrenia with ricovery. Arch. Neurol. Psychiat. 46, 197 (1941).

Rennie, Th.C.: Follow-up study of 500 patients with schizophrenia admitted to the hospital from 1913 to 1921. Arch. Neurol. Psychiat. 42, 877–891 (1939).

Retterstöl, N.: Paranoid and paranoic psychoses. Springfield/Ill.: Thomas 1966.

Riemer, M.D.: A study of the mental status of schizophrenics hospitalized for over 25 years into their senium. Psychiat. Quart. 24, 309–313 (1950).

Roeder, E.: A prognosis investigation of female schizophrenic patients discharged from Sct. Hans Hospital, Dpt. D, during the decade 1951–1960. Acta psychiat. scand. 46, 50–63 (1970).

Romel, T.E.: The course of periodic schizophrenia according to the finding of long-term follow-up studies. Zh. Nevropat. Psikhiat. 70, 430–435 (1970).

Rosenthal, D.: The Genain quadruplets. New York: Basic Books 1963.
Rosenthal, D.: Problems of sampling and diagnosis in the major twin studies of schizophrenia. In: Schizophrenia Bill. no. 1 Dec. 1969, Chevy Chase, US Dept. of Health Education and Welfare, National Institute of Mental Health (also in: J. Psychiat. Res. 1, 116–134, 1961).
Rosenthal, D.: Two adoption studies of heredity in schizophrenic disorders. In: Die Entstehung der Schizophrenie (*M. Bleuler, J. Angst,* Hrsg.), S. 21–34. Bern: Huber 1971.
Rosenthal, D., Kety, S.S. (Eds.): The Transmission of Schizophrenia. Oxford: Pergamon Press 1968.
Roth, G.: Etude de la fertilité de 300 mères de schizophrenes. Genève: Thèse 1959.
Roth, M., Kay, D.W.K.: Affective disorders arising in the senium. II. Physical disability as an aetiological factor. J. ment. Sci. 102, 141–150 (1956).
Roth, M., Kay, D.W.K.: Psychoses among the aged. In: Medical and Clinical Aspects of Aging (*H.T. Blumenthal,* Ed.), p. 74–96. New York: Columbia Univ. Press 1962.
Ruemke, H.C.: Über alte Schizophrene. Schweiz. Arch. Neurol. Psychiat. 91, 201–210 (1963).
Saenger, G.: Factors in recovery of untreated psychiatric patients. Psychiat. Quart. 44, 13–25 (1970).
Sahli, H.R.: Übergänge manisch-depressiver und schizophrener Verläufe. Psychiat. Neurol. 138, 98–125 (1959).
Sheldon, I.H.: The social medicine of old age. Oxford: Univ. Press 1948.
Schimmelpenning, G.W.: Die paranoiden Psychosen der zweiten Lebenshälfte. Klinisch-katamnestische Untersuchungen. Basel: Karger 1965.
Schizophrenia Bulletin no. 1. Dec. 1969 (*L.R. Mosher, D.D. Swenson,* Eds.). Chevy Chase, US Dept. of Health Education and Welfare, National Institute of Mental Health.
Schmid, H.: Ergebnisse persönlich erhobener Katamnesen bei geheilten Dementia-praecox-Kranken. Z. ges. Neurol. Psychiat. 6, 125–195 (1911).
Schneider, K.: Psychischer Befund und psychiatrische Diagnose. Leipzig: Thieme 1939.
Schneider, K.: Primäre und sekundäre Symptome bei der Schizophrenie. Fortschr. Neurol. Psychiat. 25, 487–490 (1957).
Schneider, P.B.: La tentative de suicide. Neuchâtel: Delachaux et Niestle 1954.
Schneider, P.B., Chistoni, G.C., Guillem, P.: Troubles et statut socio-professionnel. A propos d'une classification „Psychiatrique" des professions. Arch. Suisses Neurol. Neurochir. Psychiat. 103, 355–375 (1969).
Schofield, W.: Prognosis factors in schizophrenia. J. cons. Psychol. 18, 155–166 (1954).
Schultz, J.H.: Das Endgültigkeitsproblem in der Psychologie des Rückbildungsalters. Z. ges. Neurol. Psychiat. 167, 117–126 (1939).
Schulz, B.: Sterblichkeit endogener Geisteskranker und ihrer Eltern. Z. menschl. Vererb.-u. Konstit.-Lehre 29, 338–367 (1949).
Schweiger, A.: Beginn der Schizophrenie und Lebensalter. München: Stiehl & Jehle 1937.
Sherman, L.J., Moseley, E.C., Ging, R., Bookbinder, L.C.: Prognosis in schizophrenia. Arch. gen. Psychiat. 10, 123–130 (1964).
Shields, J.: Concepts of heredity for schizophrenia. In: Die Entstehung der Schizophrenie. (*M. Bleuler, J. Angst,* Hrsg.), S. 59–75. Bern: Huber 1971.
Siegel, S.: Non-parametric statistics for the behavioral sciences. New York: McGraw-Hill 1956.

Siegfried, S.: Untersuchungen über Krankheitsverlauf und Familienbild bei schockresistenten Schizophrenen. Schweiz. Arch. Neurol. Psychiat. 50, 108–121 (1943).
Simon, W., Wirt, A.L., Wirt, R.D., Halloran, A.V.: Long-term follow-up study of schizophrenic patients. Arch, gen. Psychiat. 12, 510–515 (1965).
Simon, W., Wirt, R.D.: Prognostic factors in schizophrenia. Amer. J. Psychiat. 117, 887–890 (1961).
Simone, G. de: La catatonie pernicieuse existe-t-elle encore? Encéphale 51, 74–83 (1962).
Simone, G. de: A propos des biographies de schizophrènes chroniques. Psychiat. Neurol. 145, 345–355 (1963).
Sjögren, T., Larsson, T.: Microphthalmos and anophthalmos with or without coincident oligophrenia. A clinical and genetic-statistical study. Acta psychiat. scand, Suppl. 56 (1949).
Stephens, J.H.: Long-term courses and prognosis in schizophrenia. Sem. Psychiat. 2, 464–485 (1970).
Stephens, J.H., O'Connor, G., Wiener, G.: Long-term prognosis in schizophrenia using the Becker-Wittman Scale and the Phillips Scale. Amer. J. Psychiat. 126, 498–504 (1969).
Strömgren, E.: Epidemiology of old age psychiatric disorders. In: Processes of Aging (*R.H. Williams, C. Tibbitts, W. Donahue,* Eds.), vol. 2, p. 133–151. New York: Atherton Press 1963.
Sutter, J.M., Chabert, G.: Réflexions sur 80 schizophrénies remontant à plus de 10 ans. A la recherche de lignes de partage naturelles du groupe des schizophrènes. Encéphale 56, 439–458 (1967).
Syracuse: New York State Department of Mental Hygiene, Mental Health Research Unit: A mental health survey of older people. Utica: State Hospital Press 1961.
Taylor, M.A.: Schneiderian first-rank symptoms and clinical prognostic features in schizophrenia. Arch. gen. Psychiat. 26, 64–67 (1972).
Temoche, A., Pugh, T., MacMahon, B.: Suicide rate among current and former mental institution patients. J. nerv. ment. Dis. 138, 124–130 (1954).
Tienari, P.: Schizophrenia in monozygotic male twins. In: The Transmission of Schizophrenia (*D. Rosenthal, S.S. Kety,* Eds.), p. 27–36. Oxford: Pergamon Press 1968.
Vaillant, G.E.: The prediction of recovery in schizophrenia. J. nerv. ment. Dis. 135, 534–543 (1962).
Vaillant, G.E.: The natural history of the remitting schizophrenias. Amer. J. Psychiat. 120, 367–376 (1963).
Vaillant, G.E.: An historical review of the remitting schizophrenias. J. nerv. ment. Dis. 138, 48–55 (1964).
Vaillant, G.E.: Prospective prediction of schizophrenic remission. Arch. gen. Psychiat. 11, 509–518 (1964).
Vie, J.: Quelques terminaisons des délires chroniques; suspension et réintégration du délire; degrés divers de réadaptation sociale; processus de normalisation. Ann. méd.-psychol. 97 II, 461–494 (1939).
Vie, J., Queron, P.: La vieillesse de quelques déments précoces. Ann. méd.-psychol. 93 II, 190–207 (1935).
Vischer, A.L.: Das Alter als Schicksal und Erfüllung. Basel: Schwabe 1945.
Vischer, A.L.: Seelische Wandlungen beim alternden Menschen. Basel: Schwabe 1949.

Vischer, A.L.: Über Probleme des Alters und des Alterns. Schweiz. Arch. Neurol. Psychiat. 73, 392–406 (1954).

Wachsmuth, R.: Der Schizophrene im Alter. In: Geriatrie und Fortbildung. (*W. Doberauer,* Hrsg.), S. 383–392. Wien: Bergland-Druckerei 1960.

Wanklin, J.M., Fleming, D.F., Buck, C., Hobbs, G.E.: Discharge and readmission among mental hospital patients. Arch. Neurol. Psychiat. 76, 660–669 (1956).

Welner, J., Stromgren, E.: Clinical and genetic studies on benign schizophreniform psychoses based on a follow-up. Acta psychiat. scand. 33, 377–399 (1958).

Wenger, P.A.: A comparative study of the aging process in groups of schizophrenic and mentally well veterans. Geriatrics 13, 367–370 (1958).

Wiener, G., Mangrum, J.C., Shaffer, J.: Long-term prognosis in schizophrenia. Unpublished 1970.

Wing, J.K.: L'évolution et le prognostic de la schizophrénie. Confrontations psychiatriques 2, 77–85 (1968).

Wittmann, P.: Diagnostic and prognosis significance of the shut-in personality type as a prodromal factor in schizophrenia. J. clin. Psychol. 4, 211 (1948).

Wynne, L.C., Singer, M.T.: Thought disorder and family relations of schizophrenics. II. A classification of forms of thinking. Arch. gen. Psychiat. 9, 199–206 (1963).

Wyrsch, J.: Die Person des Schizophrenen. Bern: Haupt 1949.

Zak, N.N.: Contribution à l'étude du retentissement des modifications séniles. Sur l'évolution du processus schizophrenique. Ann. méd.-psychol. 1, 358 (1941).

Sachverzeichnis

Abbausymptom 111
–, psychoorganisches 198
Abhängigkeit, soziale 130
Abulie 90ff., 143ff., 185ff., 196, 219
Abwehrmechanismus 138ff.
Achsensyndrom 19
Adoptivkinderforschung 226
Ängstlichkeit 90
Aggressivität 91, 185ff., 219
Alkoholismus 59
Alter 209
Altern 222
Altersdemenz 111, 221
Alterseinfluß 80
Altersfaktor 208, 224
Altersheim 129
Altersverlauf 201
Ambivalenz 89, 190
Ambulanz, psychiatrische 212
Angst 91
Anpassung, berufliche 161ff.
–, soziale 128ff., 139, 143ff., 196, 201
–, sozio-familiäre 165ff., 222
Anstaltssyndrom 218ff.
Antipsychiater 2
Apoplexie 55
Assoziationskoeffizient 148
Asyl 218
Ausgangsmaterial 28, 31, 34
Auslesefaktor 23
Auswahlfaktor 29
Autismus 26, 89, 93ff., 185, 190

Behandlung 193ff.
Beobachtungsdauer 214
Beobachtungszeit 193
Beruf 162ff.
Beschäftigung 132, 205ff.

Besserung 99, 201
Besserungstendenz 69, 225
Bewußtseinstrübung 90ff., 196
Beziehungen, mitmenschliche 130
Blutsverwandte 10, 151
Bouffée délirante 26
Broken home 154, 217

Charakter, präpsychotischer 155ff.

Dauerhospitalisation 65, 69
Dauerstress 224
Dauerversorgung 215, 220
Dauerzustand 74
Deckelbad 218
Defekt 70, 85
Defektsyndrom 104
Dementia praecox 2, 26
Demenz 115
Denkstörung 185, 189ff.
Depersonalisationsphänomen 91
Depression 59
Desorientierung 185
Disengagement 140
Drittauskunft 37

Einheitspsychose 215
Einzelfallstudie 10
Elektroschock 180, 213
Elektroschocktherapie 195
Endgültigkeitsbewußtsein 209
Endzustand 70, 73ff., 85ff., 94, 102, 108, 144, 201, 223
Enquête de Lausanne 4, 22, 24, 34
Entwicklungstendenz 147
Epilepsie 213
Erbfaktor 170
Erblichkeit 218, 222

Erblichkeitsverhältnis 208
Ergotherapie 180
Erkrankungsalter 222
Erkrankungsbeginn 71, 86, 108, 171 ff., 176 ff., 196
Erregung 90
Erregungszustand 91
Erstaufnahme 33, 107, 174 ff.
Erstaufnahmealter 176
Ersthospitalisation 25, 48, 62, 180 ff., 196
Extremgruppe 33, 151

Familienmilieu 203
Familiensituation 201 ff.
Follow-up studies 14
Fragebogen 37
Fragenkatalog 8
Fürsorgerin 212

Ganztagsarbeit 205
Gesamteindruck 141
Gesamtverlauf 12
Geschlecht 168, 208
Geschlechtsfaktor 149
Geschlechtsverteilung 31
Gesundheit, körperliche 205
Gitterbett 218
Gleichgültigkeit 91
Globalbeurteilung 98
Globalentwicklung 97, 101, 105
Globalverlauf 141
Grundfaktor 165, 170, 209
Grundstörung 97, 224

Halluzination 76, 90 ff., 93, 143 ff., 185 ff., 196
–, olfaktive 217
–, optische 189
Hebephrenie 25, 183 ff.
Heilung 77, 79, 98, 201
Heimmilieu 203
Heredität 168
Homöostase 221
Hospitalisation 215
Hospitalisationsdauer 66, 107, 193

Hospitalisationsperiode 66
Hospitalisationszeit 66, 68
Hospitalismus 193, 218
Hypnotika 213
Hypochondrie 91
Hysterie 95

Ichstärke 163
Identifikationsmöglichkeit 224
Infektionskrankheit 52
Initialsymptomatik 222
Institution 139
Insulin 213
Insulinschockbehandlung 180
Insulintherapie 195
Intelligenz 159 ff., 168, 208, 218
Intelligenzdefekt 159
Intelligenzgrad 222
Interferenzerscheinung 127
Interview 37
Invalidität 215
Irritabilität 185 ff.

Kanton Waadt 24
Katamnesedauer 57, 214
Katastrophenschizophrenie 12, 83 ff., 216
Katatonie 25, 56, 183 ff.
–, perniziöse 48
Kerngruppe 27
Kernschizophrenie 223
Kindheitsverhältnis 154 ff., 168
Konstitution 149 ff., 168, 208
Kontakt, sozialer 130 ff.
Kontaktarmut 135, 143
Kontaktverlust 94
Krankengeschichte 4
Krankheitsfaktor 208
–, formaler 224
Krebs 214
Kreislauferkrankung 52
Kustodialfunktion 218

Längsschnittanalyse 66
Landflucht 212
Langzeitbetrachtung 70

Langzeitentwicklung 11, 146 ff.
Langzeitverlauf 107 ff., 208 ff.
Leptosom 149

Manierismus 90 ff.
Menopause 221
Methode 3
Milderung 97
Milieu 132, 226
Milieueinfluß 219
Milieutheorie 5
Mobilität, soziale 212
Mortalität 11, 20, 28, 40, 213
Mortalitätsberechnung 41
Mortalitätserhöhung 48
Mutismus 91, 190

Nachuntersuchung 107
Negativismus 91
Neuroleptika 180 ff., 213
Neurose 225

Oligophrenie 159

Paralyse, progressive 213
Persönlichkeit, prämorbide 155 ff., 222, 226
Persönlichkeitsfaktor 208, 224
Pflegebedürftigkeit 63, 66, 70
Primarschulbildung 161
Primärsymptom 27, 89, 93
Prognose 16, 198
Prognostik 223
Prozeß 7
Prozeßpsychose 27, 101
Prozeß-Schizophrenie 6
Psychopharmaka 12, 195
Pubertät 221
Puerperalpsychose 177, 179
Pykniker 149

Randschizophrenie 223
Realitätsveränderung 219
Reizbarkeit 91
Reliabilitätsprüfung 38
Reliabilitätsuntersuchung 71

Remissionspotential 177
Repräsentativität 22, 33
Residualsymptom 135
Residualzustand 96 ff., 104 ff.
–, unspezifischer 143
Resistenzverminderung 52
Risikofaktor 226

Scheidung 224
Schizophrenia simplex 25, 183 ff.
Schizophrenie, paranoide 25, 183 ff.
Schulbildung 159 ff., 168
Schwangerschaft 177
Sekundärsymptom 27
Sekundärsyndrom 93
Sekundarschulbildung 161
Seneszenz 102, 221
Situation, soziale 128 ff.
Sozialverhalten 129, 143 ff.
Spätbesserung 87
Spätschizophrene 19, 176
Spätschizophrenie 173 ff.
Spitalatmosphäre 216
Spitalaufenthalt 62, 132
Spitalmilieu 203
Spontanentwicklung 212
Spontanverlauf 195
Sterblichkeit 40
Stereotypie 90, 190
–, motorische 91
Strukturwandel 69
Stupor 90 ff.
Suizid 43
Suizidrate 54
Symptomatik 196
–, psychoorganische 193
Symptomverlauf 190
Syndrom, psychoorganisches 112 ff., 115 ff., 188 ff., 144

Teilzeitarbeit 205
Therapie 218
Therapieresultate 195
Tod 138
Todesfälle 28
Todesursache 11, 29, 40, 42, 50

Triebstruktur 125
Tuberkulose 41, 50, 55
Tuberkulosesterblichkeit 213
Tumor 41, 52

Überlebenserwartung 42
Universitätsbildung 161
Unterernährung 41
Untergruppe 102
—, diagnostische 183 ff.
Untersuchungsmaterial 22

Vererbung 152
Verheiratung 224
Verlauf 7
Verlaufsform 70, 108
Verlaufsforschung 3
Verlaufskurve 80, 86, 151
Verlaufstypus 73, 86, 191 ff., 196

Versandung 92 ff., 111
Verstärkerwirkung 219
Verwahrlosung 41
Verwirrtheitszustand 185
Vollremission 76
Vormund 212

Wahn 25, 90 ff., 143, 188 ff., 196
Wahnidee 76
Wohnbevölkerung 24
Wohnmilieu 203 ff.

Zelle 218
Zivilstand 165 ff., 201 ff.
Zukunft 138
Zwangsjacke 218
Zwangs-Symptom 91
Zwillingsforschung 226

Monographien aus dem Gesamtgebiete der Psychiatrie
Psychiatry Series

Herausgeber: H. HIPPIUS, W. JANZARIK, M. MÜLLER

1. Band: *K. Hartmann:* **Theoretische und empirische Beiträge zur Verwahrlosungsforschung.** Vergriffen

2. Band: *P. Matussek:* **Die Konzentrationslagerhaft und ihre Folgen.**
Mit *R. Grigat, H. Haiböck, G. Halbach, R. Kemmler, D. Mantell, A. Triebel, M. Vardy, G. Wedel.*
19 Abbildungen, 73 Tabellen. X, 272 Seiten. 1971. Gebunden DM 46,– ; US $ 18.90
ISBN 3-540-05214-3

3. Band: *A.E. Adams:* **Informationstheorie und Psychopathologie des Gedächtnisses.**
Methodische Beiträge zur experimentellen und klinischen Beurteilung mnestischer Leistungen.
12 Abbildungen. IX, 124 Seiten. 1971. Gebunden DM 59,–; US $ 24.20
ISBN 3-540-05215-1

4. Band: *G. Nissen:* **Depressive Syndrome im Kindes- und Jugendalter.**
Beitrag zur Symptomatologie, Genese und Prognose.
11 Abbildungen, 51 Tabellen. IX, 174 Seiten. 1971. Gebunden DM 70,–; US $ 28.70
ISBN 3-540-05493-6

5. Band: *A. Moser:* **Die langfristige Entwicklung Oligophrener.**
Mit einem Vorwort von *Chr. Müller.*
4 Abbildungen, 30 Tabellen. X, 102 Seiten. Gebunden DM 59,–: US $ 24.20
ISBN 3-540-05599-1

6. Band: *H. Feldmann:* **Hypochondrie.**
Leibbezogenheit – Risikoverhalten – Entwicklungsdynamik.
36 Abbildungen, 5 Tabellen. VI, 118 Seiten. 1972. Gebunden DM 59,–; US $ 24.20
ISBN 3-540-05753-6

7. Band: *S. Meyer-Osterkamp, R. Cohen:* **Zur Größenkonstanz bei Schizophrenen.**
Eine experimentalpsychologische Untersuchung.
Mit einem einführenden Geleitwort von *H. Heimann.*
5 Abbildungen. VII, 91 Seiten. 1973. Gebunden DM 53,–; US $ 21.80
ISBN 3-540-06147-9

8. Band: *K. Diebold:* **Die erblichen myoklonisch-epileptisch-dementiellen Kernsyndrome.**
Progressive Myoklonusepilepsien – Dyssynergia cerebellaris myoclonica – myoklonische Varianten der drei nachinfantilen Formen der amaurotischen Idiotie.
31 Abbildungen. IX, 254 Seiten. 1973. Gebunden DM 108,–; US $ 44.30
ISBN 3-540-06117-7

Preisänderungen vorbehalten.

9. Band: *C. Eggers:* **Verlaufsweisen kindlicher und präpuberaler Schizophrenien.**
3 Abbildungen. IX, 250 Seiten. 1973. Gebunden DM 87,–; US $ 35.70
ISBN 3–540–06163–0

10. Band: *M. Schrenk:* **Über den Umgang mit Geisteskranken.**
Die Entwicklung der psychiatrischen Therapie vom „moralischen Regime" in England und Frankreich zu den „psychischen Curmethoden" in Deutschland.
20 Abbildungen. X, 194 Seiten. 1973. Gebunden DM 108,–; US $ 44.30
ISBN 3–540–06267–X

11. Band: *Heinz Schepank:* **Erb- und Umweltfaktoren bei Neurosen.**
Tiefenpsychologische Untersuchungen an 50 Zwillingspaaren.
Unter Mitarbeit von *P.E. Becker, A. Heigl-Evers, C.O. Köhler, Helga Schepank, G. Wagner.*
1 Abbildung, 82 Tabellen. VIII, 227 Seiten. 1974. Gebunden DM 89,–; US $ 36.50
ISBN 3–540–06647–0

H. Tellenbach
Melancholie
Problemgeschichte – Endogenität – Typologie – Pathogenese – Klinik.
Mit einem Geleitwort von *V.E. v. Gebsattel.*
2. erw. Auflage. 3 Abbildungen. XII, 210 Seiten. 1974. Gebunden DM 46,–; US $ 18.90
ISBN 3–540–06631–4

W. Janzarik
Themen und Tendenzen der deutschsprachigen Psychiatrie
III, 75 Seiten. 1974. DM 12,–; US $ 5.00
ISBN 3–540–06387–0
(Geringfügig veränderte Fassung eines Beitrages aus Handbuch der forensischen Psychiatrie)

O. Benkert, H. Hippius
Psychiatrische Pharmakotherapie
Ein Grundriß für Ärzte und Studenten.
15 Abbildungen, 3 Tabellen. XIII, 252 Seiten. 1974. (Ein Kliniktaschenbuch)
DM 19,80; US $ 8,20
ISBN 3–540–07031–1

Lexikon der Psychiatrie
Gesammelte Abhandlungen der gebräuchlichsten psychopathologischen Begriffe.
Herausgeber: *C. Müller.*
6 Abbildungen. XII, 592 Seiten. 1973. Gebunden DM 98,–; US $ 40.20
ISBN 3–540–06277–7

Preisänderungen vorbehalten.

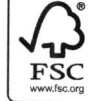

MIX
Papier aus verantwortungsvollen Quellen
Paper from responsible sources
FSC® C105338

If you have any concerns about our products,
you can contact us on
ProductSafety@springernature.com

In case Publisher is established outside the EU,
the EU authorized representative is:
**Springer Nature Customer Service Center GmbH
Europaplatz 3, 69115 Heidelberg, Germany**

Printed by Libri Plureos GmbH
in Hamburg, Germany